의료사고 사례분석

사고 유형별로 살펴본 마취·수술 분야 의료사고

의료사고 사례분석

권무일 지음

경희대학교 출판문화원
KYUNG HEE UNIVERSITY PRESS

들어가며

제가 관련기관들(법원, 검찰, 경찰 등)에서 의료사고에 관한 질의와 자문을 요청받고 그에 대한 회신서를 써온 지도 20년의 세월이 흘렀습니다. 회신서를 쓰면서 항상 느끼는 바는 사고가 발생하면 원인에 관계없이 환자와 가족 그리고 의사 모두에게 막대한 정신적, 신체적 고통과 시간적, 경제적 손실을 가져온다는 사실입니다. 따라서 이러한 고통과 손실을 줄이려면 의료사고가 발생하지 않도록 하는 것이 가장 좋은 방법이나, 실제 의료현장에서는 쉽지 않은 일입니다. 의사도 인간이므로 모든 진료에서 항상 완벽할 수는 없으며, 불가항력적인 원인으로 인한 의료사고도 적지 않으므로 의료행위가 계속되는 한 의료사고와 그에 따른 의사와 환자간의 분쟁은 피할 수 없는 것이 현실입니다.

그러나 의료사고의 다양한 원인들 가운데는 예방이 가능한 부분도 있습니다. 의사의 부주의나 과실, 또는 지식의 부족으로 발생한 사고들은 사례들을 모으고 분석하여 원인을 규명하고 대책 마련과 예방교육을 실시하면 사고 발생 빈도를 크게 줄일 수 있다고 생각합니다. 특히 마취 및 수술과 관련한 의료사고는 사망, 뇌손상, 심한 신체장애 등 심각한 결과를 초래할 수도 있으므로 예방이 무엇보다 중요합니다.

의료사고는 의료인 개개인이 직접 경험하지 않았을 때는 큰 관심사항이 아닐 수도 있으나 자신이 직접 의료사고를 만나 심한 정신적 부담과 경제적 손실을 겪은 후에는 의료사고 예방의 중요성을 절감하게 됩니다. 그리고 의료인이 일생을 통해 수십 년 동안 환자를 진료하면서 단 한 번의 의료사고도 만나지 않는 행운을 갖기도 쉽지 않은 것으로 생각합니다.

20년 전 의료사고 관련 질의에 대한 회신서를 처음 작성하면서, 이전의 사고 사례와 참고자료들을 찾아보았으나 국내에는 축적된 자료들이 많지 않음을 느끼고 능력의 부족함에도 불구하고 자료들을 모으고 내용을 분석하기 위해 나름대로 노력을 기울였습니다. 지난 20년간 수

백 건의 사례를 모으고 학술지에도 여러 차례 논문을 실었으며 세 차례에 걸쳐 서적으로도 출판을 했습니다. 또한 전국을 다니며 마취과 전공의뿐 아니라 외과계 전공의들에게도 의료사고 예방에 관한 강의를 하였습니다만 개인의 부족한 능력과 노력만으로는 한계가 있음을 느낍니다. 이제 저는 곧 퇴직을 눈앞에 두고 있으며 퇴직 후에도 이러한 일을 계속하기는 쉽지 않을 것으로 생각합니다. 저의 바람은 앞으로 이러한 분야에 여러 교수님들께서 관심을 가져 주시고 학회 차원에서도 지원을 해주시어 미국 마취과학회처럼 수만 건의 자료를 축적하여 그에 대한 종합적 분석을 통해 의료사고 예방을 위한 구체적 지침을 만들고 체계적인 교육을 실시하는 것입니다. 이러한 노력으로 예방 가능한 의료사고가 국내에서 획기적으로 줄어들기를 바랍니다.

이 책은 2011년 5월 『의료사고의 실제』를 발간할 때 싣지 못한 사례들과 그 이후 의뢰받은 새로운 사례들의 진료기록 감정 혹은 사실 조회 의뢰에 답변한 내용을 정리하고 사고원인별로 분류하여 앞서 발간된 책자 내용을 보완할 목적으로 만들었습니다. 저자는 이 책이 앞서 발간된 책자와 함께 마취 및 통증 관리 분야 의사들뿐 아니라 환자의 수면, 진정, 진통을 위해 마취약제를 사용할 기회가 있는 모든 분야 의사들에게도 사고 예방을 위해 조그만 도움이 되었으면 하는 바람입니다.

2014년 1월
권무일

책을 읽기 위한 도움말

이 책은 마취 및 통증 관리 분야에서 전문가로 일하는 마취통증의학과 의사들은 물론 환자의 수면, 진정, 진통을 위해 마취약제를 사용할 기회가 있는 다른 분야 의사들에게 사고 예방과 사고 후 대책을 위해 조그마한 도움을 주고자 만들었습니다. 이 책을 교과서처럼 처음부터 끝까지 모두 읽을 필요는 없으며, 참고서적으로 이용해주시기를 바랍니다. 의사 자신이 마취 및 통증 관리와 관련하여서나 수면, 진정, 진통을 위해 마취약제를 사용한 후, 환자에게서 문제가 발생하면 목차에 실린 사고원인별 분류 제목 중 문제의 원인과 가장 유사한 부분의 사례들을 찾아 읽어보면 도움이 되리라 생각합니다. 의료사고의 내용을 분석하여 원인별로 분류하면 유사한 사고들이 많습니다.

그리고 의료사고는 예방이 최선이나 불가피하게 발생하였을 경우에 대비한 대책도 필요합니다. 사고 내용에 관하여 법원(실제로는 사건 담당 변호사들)으로부터 받은 질문들을 자세히 읽어보면 상당한 수준의 의학지식을 갖고 의료행위 과정에서 문제가 될 수 있는 부분들을 집중적으로 질문하고 있으며, 답변서 작성 또한 객관적 사실에 근거하여 정확하게 하여야 하는 것은 당연한 것입니다. 진료기록 감정 부분은 진료기록부에 근거하여 답변하게 되므로 사고 발생 시 자기방어를 위하여서는 평소에 진료기록을 정확하게, 그리고 자세하게 기록하는 습관을 갖는 것이 매우 중요합니다. 사실 조회 부분도 객관적으로 인정된 의학지식(주로 의학교과서의 내용)을 근거로 답변하여야 하므로, 사고가 발생한다면 자신의 의료행위에 대한 객관성을 입증할 수 있는 자료의 준비가 필요합니다. 그리고 또 하나 중요한 것은 의사가 환자를 관리하는 동안 환자 곁을 떠나지 않고 지속적인 환자 감시를 하며 환자 상태 변화에 따라 최선의 대응을 하였다는 것을 보여주는 노력이 필요할 것으로 생각합니다. 이러한 사항들은 모두 의료사고 발생 시 자신을 변호해주는 가장 강력한 수단이 될 것입니다.

| 차례 |

1부

부위마취 수기 및 국소마취제 관련 사고

01 말초신경차단술 관련 사례

01

말초신경차단술 관련 사례

§ 사례1 이비인후과

I. 사건 개요

환자(49세 여자)는 평소 양쪽 코막힘과 콧물이 계속 흐르는 증상으로 개인의원에서 치료를 받던 중 2~3년 전부터 상기 증상이 심해져 2009년 1월 18일 청주 OO병원 이비인후과 외래를 방문하여 만성 비후성 비염 및 하비갑개 비후로 진단을 받고 수술적 치료를 위하여 입원함. 환자의 특별한 과거병력은 없었고 이학적검사 소견에서도 위의 증상 외에는 특별한 소견을 보이지 않았으며 외견상으로도 정상소견을 보였음.

환자는 2009년 1월 19일 13시 20분 수술 준비(심전도, 혈압, 맥박산소포화도 측정)를 하고 생체활력증후(vital signs : V/S)가 안정된 상태에서 수술 부위에 Bosmin gauze를 packing하고 환자에게 구두로 통증 여부를 확인한 후 epinephrine(1:100,000)이 함유된 lidocaine을 1cc씩 양쪽 코에 주입함(injection). 천천히 주입하면서 V/S이 안정될 때까지 기다린 후 환자에게 통증 여부를 확인하고 laser tip을 하비갑개 앞쪽 끝에 대고 일차 조사 후 환자에게 다시 통증 여부를 질문함. 환자가 '아니요'라고 대답한 후, laser 치료를 진행하려고 하는 순간 환자는 '어지러워요'라고 한마디 외치며 의식을 소실함. 의식 소실이 일어나자마자 담당의사가 'CPR'이라고 외침. 13시 35분 마취과 CPR팀이 도착하여 CPR을 시작함. 계속되는 CPR에도 호전 기미가 없어 심상내과에 연락하여 cardiac echo(심장초음파)를 시행한 후 심장박동이 느린맥이 지속되고 불안정하여 pacemaker를 삽입하기로 하고 angio실(심장조영실)로 환자를 옮겨 pacemaker 삽입함.

14시 50분 ICU로 옮겨 계속 CPR 시행하였으나 15시 40분경 환자는 사망하여 보호자 동의하에 환자를 영안실로 옮김.

Ⅱ. 서울 OO지방법원 제OO민사부 진료기록 감정 촉탁의뢰에 대한 회신

[사건 2009가합 00000 손해배상(의)]

감정사항

■ 국소마취제 주사 부분

1 국소마취제에는 아마이드(amide)형과 에스테르(ester)형 국소마취제가 있는데 아마이드형 국소마취제가 에스테르형 국소마취제에 비해 전신 중독반응이 잘 나타나는지, 그렇다면 그 이유는 무엇인지요?

▷ 에스테르형 국소마취제는 주로 pseudocholinesterase(혈장 cholinesterase)에 의해 대사되며 ester 가수분해는 매우 신속하고 수용성 대사산물은 소변으로 배설됩니다. 그러나 일부 에스테르 국소마취제(procaine, benzocaine)는 p-aminobenzoic acid(PABA)로 대사되어 allergy 반응과 관계가 있으며 유전적으로 비정상 pseudocholinesterase를 가진 환자들은 대사가 느려져 독성작용이 발생할 위험이 증가합니다.

아마이드형 국소마취제는 간에서 microsomal p-450 효소들에 의해 대사되며 대사 속도는 약제들마다 차이가 있으나 전체적으로 에스테르 가수분해보다 속도가 많이 느립니다. 간기능이나 간혈류의 감소는 대사율을 감소시켜 환자에게 전신 독성작용을 일으킬 수 있습니다.

국소마취제의 전신 중독증상 발현의 위험은 환자의 전신 상태, 사용농도와 용량, 사용부위가 더 큰 영향을 미치므로 따라서 어느 형의 국소마취제가 전신 중독증상의 위험이 더 크다고 일률적으로 말할 수는 없습니다.

2 망 장OO(이하 '환자'라 합니다)에게 사용된 국소마취제는 리도카인(lidocaine)으로 아마이드형 국소마취제에 해당하는지요?

▷ 리도카인은 아마이드형 국소마취제입니다.

3 국소마취제의 부작용으로는 무엇이 있는지요?

▷ 국소마취제의 부작용으로는 다음과 같은 증상들이 있습니다.

중추신경계 증상으로는 초기에는 어지러움, 이명, 혼돈 등이 있고 흥분기에는 경련 발생, 억제기에는 무의식, 중추신경계의 전반적 억제, 호흡정지까지 나타날 수 있으며 심혈관계 증상으로는 초기에는 고혈압, 빠른맥이 나타나고, 중기에는 심근억제와 저혈압, 말기에는 심한 저혈압, 느린맥, 심실부정맥, 순환계 붕괴(심정지)가 일어날 수 있습니다.

4 국소마취제의 중독반응이란 무엇인지요?

▷ 고농도의 국소마취제가 과량투여되거나 혈관이나 지주막하로 많은 양이 흡수될 경우에

발생할 수 있는 위에 열거한 전신 부작용들을 나타내는 것을 말합니다.

5 국소마취제 중독반응의 흔한 원인과 이를 예방하기 위해 국소마취제 주입 시 주의해야 할 사항은 무엇인지요?

▷ 중독반응의 흔한 원인은 고농도로 사용하거나 부적절하게 많은 용량이 투여될 때이며(특히 혈관이 발달한 부위거나 지주막하 투여의 경우) 예방은 적절한 해부학적 위치에 알맞은 용량을 사용하는 것이 중요하며 주입 시에는 주입속도의 조절과 혈관 내로 들어가지 않도록 혈액의 흡인 여부를 관찰할 필요가 있습니다.

6 국소마취제 주사 시 혈관 내 흡수는 주사부위의 혈관성(vascularity)에 영향을 받는지, 흡수에 영향을 주는 요인은 무엇인지요?

▷ 주사 부위가 혈관이 발달한 부위일수록 국소마취제의 혈관 내 흡수가능성이 높다고 볼 수 있으며 주입 속도와 용량이 혈관 내 흡수에 영향을 줄 수 있습니다.

7 하비갑개의 경우, 비갑개 중 가장 크고 독립된 뼈로 구성되어 있으며, 덮고 있는 점막이 두껍고 많은 정맥총(venous plexus)을 포함하고 있어 혈관 분포가 매우 풍부한 조직인지요?

▷ 문항에서 기술한 대로 하비갑개는 혈관 분포가 매우 풍부한 조직입니다.

8 하비갑개 전방부 끝단 점막 바로 아래 부위는 해부학적으로 좁은 특성상 주사 시 풍선처럼 점막이 부풀어 올라 저항이 심한지요? 이러한 부위에 일시에 다량의 마취제가 혈관으로 흡수될 가능성은 다른 몸의 일반적인 부위들과 비교하여 어느 정도인지요?

▷ 하비갑개에 주사를 하면 어느 정도 점막이 부풀어 오르나 저항이 느껴질 정도는 아닙니다. 또한 그렇다고 다량의 마취제가 혈관으로 흡수되는 것은 아닙니다. 일반적으로 하비갑개는 국소마취로 많은 수술이 행해지는 부위이고 마취약의 흡수로 인해 전신적인 부작용이 일어나는 경우는 매우 드뭅니다.

9 일시에 마취제가 다량으로 주입되어 점막이 부풀어 오르면 환자가 통증을 호소하여 치료 자체를 진행하기가 어려운지요? 그래서 의사가 일시에 다량의 마취제를 부분마취한 환자의 하비갑개 점막에 주사하기 어려운지요?

▷ 마취제가 주입되어 점막이 부풀어 오른다고 환자가 심한 통증을 호소하는 경우는 별로 없습니다. 초반에 약간의 통증을 느끼다가 곧 주입된 마취제로 인해 순간적으로 마취가 되므로 통증 때문에 시술을 진행하기가 어려운 경우는 없습니다. 하비갑개 전체를 마취하는데도 약 2~3㎖ 정도의 희석된 마취제만이 사용되므로 부분마취한 하비갑개 점막에 다량의 마취제를 다시 주입할 필요도 없다고 생각합니다.

10 통상적으로 부분마취의 경우 환자가 정상적인 의식이 있는 상태에 있기 때문에 의사가 환자의 얼굴을 마주보며 환자의 통증 및 불편한 증상을 바로 직접 환자에게 질문하고 전신 생체반응을 체크해가며 진

행하게 되는지요?

▷ 부분마취의 경우는 수술 의사가 직접 마취를 시행하는 경우가 많으며 수술 부위에 따라 환자의 얼굴을 마주볼 수도 있고 그렇지 않을 수도 있으나 환자에게 통증이나 불편한 증상을 질문하고 전신 생체반응을 체크하며 수술을 진행하는 것은 사실입니다.

11 국소마취제의 혈관 내 주입을 예방하기 위해 어떠한 주의를 기울여야 하는지요?

▷ 문항5에서 답한 것처럼 국소마취제의 주입 전 주사기로 흡인(aspiration)을 해보는 것이 필요합니다(특히 혈관이 많이 분포된 부위에서는 흡인이 반드시 필요함).

12 국소마취제 주입 시 초기 중독증상은 무엇인지요?

▷ 문항3의 답변을 참조하시기 바랍니다.

13 마취과학 교과서에 의하면 국소마취제 주입 시 중독증상을 예방하기 위한 방법 중의 하나로 초기 중독증상을 파악하여 더 흡수되는 것을 막기 위해 초기 중독증상인 이명이나 어지러움 여부를 질문하면서 천천히 주입해야 한다고 되어 있는데 맞는 내용인지요?

▷ 맞는 내용입니다.

14 집중관찰기록지, 수술기록지, 2009-1-19자 진료기록에 의할 때 의사 오OO이 환자에게 질문한 내용은 무엇인지요?

▷ epinephrine 1:100,000이 섞인 리도카인 2cc를 수술 부위에 주사하고 laser를 한번 사용 후 통증을 느끼는지 여부를 질문하였습니다.

15 의사 오OO이 이명이나 어지러움을 물어보면서 주사하였다는 내용이 있는지요? 또한, 지속적으로 흡인을 시행하여 혈액의 역류 여부를 확인하면서 주입한 내용이 있는지요?

▷ 환자에게 이명이나 어지러움을 물어본 기록은 없으나 환자가 어지럽다고 말한 것은 기록되어 있습니다. 흡인 시행 여부는 진료기록부상에서는 확인할 수 없으나 시행하였더라도 국소마취하 소수술을 시행하는 경우 일반적으로 이런 내용까지 상세하게 기록하지는 않을 것으로 생각합니다.

16 집중관찰기록지, 수술기록지, 2009-1-19자 진료기록에 나타나는 통증에 관한 질문은 국소마취제의 독성반응을 판단하기 위한 것인가요? 아니면 마취가 제대로 되어 laser 시술에 대한 통증을 느끼는지 여부를 판단하기 위한 것인가요?

▷ 통증에 관한 질문은 마취가 제대로 되어 laser 시술에 대한 통증을 느끼는지 여부를 판단하기 위한 것입니다.

■ 심폐소생술 부분

1 진료기록 중 집중관찰기록지, 수술기록지, 2009-1-19자 의사기록에 의하면, 13시 20분경 수술 준비

시작, 의사 오OO이 13시 30분경 환자에게 리도카인 주입, 환자가 13시 35분이 되기 전에 어지럽다고 하면서 의식을 소실하자 의사 오OO이 'CPR'이라고 외친 사실, 13시 35분경 혈압이 측정되지 않은 각 사실이 있는지요?

▷ 위 문항의 내용이 모두 기재되어 있습니다.

2 CPR의 의미는 무엇이며 일반적으로 의사 면허를 가진 의료인의 경우, CPR 상황인지 아닌지를 판단할 수 있는지요?

▷ CPR(Cardiopulmonary Resuscitation : 심폐소생술)은 환자의 심혈관기능이나 폐기능이 갑자기 정지되었을 때 심폐기능을 다시 돌아오게 하는 응급처치술을 말하며 환자의 상태가 CPR을 시행할 상황인지 아닌지를 판단할 능력은 의사라면 누구나 기본적으로 갖추어야 할 능력입니다.

3 수술 당일 13시 25분경부터 환자가 Angio실에 간 14시 15분경까지 환자의 혈압과 맥박의 상태는 어떠하였는지요? (시간에 따른 구체적인 수치와 그 의미를 기재하여 주시기 바랍니다.)

▷ 수술 시작 전인 13시 25분에는 혈압이 130/76㎜Hg, 맥박이 81회/분으로 정상이었고, 13시 30분에도 혈압, 맥박 모두 정상이었습니다. 환자 상태가 이상해진 직후인 13시 35분에는 자발호흡은 있었으나 심실조기수축과 느린맥이 나타났으며 간접측정에 의한 혈압(BP cuff를 사용한 혈압 측정)은 측정되지 않는 것으로 기록되어 있습니다. 이때부터 심폐소생술이 시작되었으며 간접측정 혈압은 계속 측정되지 않은 것으로 기록되어 있으나 13시 50분경 동맥삽관을 시행하여 직접 혈압을 측정한 후부터 14시 15분까지는 혈압이 41~73/24~44 사이를 유지한 것으로 기록되어 있습니다. 수축기혈압이 60㎜Hg 이하로 떨어지면 간접측정 방법으로는 혈압이 측정되지 않는 경우가 많으므로 13시 35분부터 13시 50분 사이에 혈압이 측정되지 않은 것이 실제 순환이 정지되었던 때문인지 너무 혈압이 낮아 측정되지 않았던 것인지는 명확하지 않습니다. 즉 동맥 삽관 이후 혈압이 측정된 것이 epinephrine, dopamine 같은 혈압상승제의 투여에 의한 것인지 여부는 알 수 없습니다.

4 환자에게 발생한 혈압하강, 의식소실의 발생시간과 그 원인은 무엇인지요?

▷ 혈압하강과 의식소실 발생시간은 13시 30분에서 13시 35분 사이로 추정됩니다. 원인은 리도카인의 주사 직후 발생한 현상이기 때문에 원인 약제로 리도카인을 의심할 수 있으나 리도카인에 의한 전신 중독현상으로 보기엔 투여된 약제의 용량이 너무 적다고 생각됩니다. 1:100,000 epinephrine이 함유된 리도카인은 임상에서 부위마취 시에 가장 흔히 사용되는 국소마취제이고 또한 안전한 약제로 알려져 있습니다. 2cc 정도의 소량 투여로(설사 혈액 내로 주입되었다 할지라도) 위와 같은 증상이 나타나고 신속한 심폐소생술의 시행에도 불구하고 환자가 한 차례도 정상상태로 회복하지 못하고 사망한 것으로 볼 때 환자의 특수체질에 따른 리도카인에 의한 아나필락시스성 쇼크(anaphylatic shock)가 아닌가 의심은 되나 정확한 원인은 알 수 없습니다.

5 마취과학 교과서(『마취통증의학』, 대한마취과학회 저, 여문각, 275쪽)에 의하면 순환정지가 15초 이상 경과되면 의식이 소실되고, 3~5분 이내에 뇌에 혈류가 다시 통하지 않게 되면 비가역적인 뇌손상에 빠지는 것으로 나와 있습니다. 맞는 내용인지요?

▷ 맞는 내용입니다.

6 저관류(저혈압, 쇼크) 상태에 관한 질문입니다.

① 저관류란 혈관계와 혈관 내 혈액량의 불균형으로 인하여 조직 관류와 대사요구량과의 불균형을 초래하는 급성순환부전을 의미하고, 구체적으로 수축기혈압이 90㎜Hg 미만 또는 평균동맥압이 60~65㎜Hg 미만이거나 평소 혈압의 40㎜Hg 이상 감소한 경우를 의미하는 것인지요?

② 저관류(저혈압, 쇼크) 상태가 발생했을 경우 의료진이 취해야 할 조치와 그와 같은 조치는 언제 시작해야 하는지요?

③ 환자의 경우 저관류(저혈압, 쇼크) 상태에 있었다고 볼 수 있는지요? 있었다면 그와 같은 상태는 언제 시작되었는지요?

▷ ① 마취과학 교과서에 의하면 수축기혈압이 90㎜Hg 미만 또는 평균동맥압이 60㎜Hg 미만이거나 평소 혈압의 40㎜Hg 이상 감소한 경우를 저혈압(hypotension)으로 정의하고 있고 저혈압의 발생 시 저관류(hypoperfusion)가 발생하는 것이 일반적입니다. 그러나 환자의 상태에 따라 수축기혈압이 90㎜Hg 이하, 평균동맥압이 60㎜Hg 이하이더라도 말초혈관의 확장으로 혈류가 충분히 공급될 경우에는 저관류 현상이라고 할 수 없습니다(이때는 피부가 따뜻하고 건조하며, 수술 부위의 혈액색갈이 붉고 맥박이 세차고 규칙적임). 반대로 같은 혈압을 유지하더라도 혈관수축으로 피부가 차고 푸른색을 띄고 맥박이 빠르고 약하며 수술 부위의 혈액 색깔이 검으면 저관류 상태라고 할 수 있기 때문에 혈압의 수치만으로 저관류 여부를 결정할 수 없는 경우도 있습니다.

② 저혈압 상태가 발생하였을 경우에는 발견 즉시 산소 투여 및 호흡 관리, 충분한 수액 공급, 혈압상승제의 사용 등의 조치를 취하여 혈압을 정상으로 올리도록 하여야 합니다.

③ 이 환자의 경우는 약제 주입 직후 갑자기 어지러움과 의식소실을 일으킨 데 이어 혈압하강이 뒤따르고 저관류 상태로 들어갔을 것으로 추정되므로 13시 35분경에는 저관류 상태가 시작되었을 것으로 생각합니다.

7 13시 42분 49초경 동맥혈가스분석 결과에 의하면 pH 7.24, pCO_2 66, pO_2 73, HCO_3 28.3으로 측정되어 있는데, 위 검사 결과가 의미하는 바와 그 원인은 무엇인지요?

▷ 환자가 불충분한 환기(호흡)로 인해 혈액 내 CO_2가 축적되어 호흡성산증을 일으킨 것으로 판단됩니다.

8 피고 병원 의료진이 기도 삽관, 승압제 등을 투여하기 시작한 시간은 언제인지요?

▷ 진료기록부상에는 13시 40분경에 기도 삽관과 심장마사지를 하였고 13시 45분에 epinephrine, dopamine 등의 혈압상승제를 투여한 것으로 기록되어 있습니다.

9 저산소증 상태가 교정되지 않은 상태로 대사 작용이 진행되면 심근수축력이나 심폐소생술에 사용되는 약물에 어떤 영향을 주는지요?

▷ 저산소증 상태가 진행되면 대사성산증이 초래되고 주요 장기들(뇌, 심장 등)에 저산소성 손상을 가져올 수 있으므로 이때는 심근수축제나 혈압상승제(epinephrine, dopamine 등)를 투여하더라도 심혈관계의 반응이 늦어지거나 충분하지 않을 수 있습니다. 즉 약제의 효과가 떨어질 수 있습니다.

10 응급상황에 대한 처치가 지연되면 어떤 위험이 발생하는지요?

▷ 처치의 지연 정도에 따라 결과가 달라질 수 있으며 심정지나 호흡정지가 발생한 경우에는 수 분내에(4~5분) 적절한 처치가 이루어지면 회복의 가능성이 높으나 처치의 시작시간이 늦으면 늦을수록 회복가능성이 낮아집니다.

11 ① 심폐소생술은 심장과 폐의 활동이 멈추어 호흡이 정지되었을 경우에 실시하는지요?

② 심정지나 호흡정지 외에 심한 저혈압이나 쇼크 상태로 뇌 등을 포함한 중요 장기에 충분한 산소나 혈액공급이 이루어지지 않을 때에도 심폐소생술이 필요한 것인지요?

▷ ① 심폐소생술은 심폐정지가 발생하였을 때 주로 실시하나 심한 저혈압이나 저관류 상태로 인해 중요 장기에 충분한 산소와 영양공급이 되지 않는다고 판단될 경우에도 실시할 수 있습니다.

② 심한 저혈압이나 쇼크 상태로 뇌 등을 포함한 중요 장기에 충분한 산소나 혈액공급이 이루어지지 않을 때에도 심폐소생술이 필요합니다.

12 ① 환자의 경우 증상발현 초기에는 피부색의 변화 및 의식소실이 나타났으나 자발호흡이 유지되고 심박동이나 혈압이 유지되는 상태였기 때문에, 피고 병원 의료진은 심폐소생술을 곧 바로 실시하지 아니하고 우선 기도유지를 하면서 100% 산소를 투여하였고, 심전도상 심실 조기수축과 빠른맥의 증상이 있으며 혈압 저하가 나타나기 시작하자 곧바로 흉부 압박과 기관 내 삽관 등 심폐소생술을 시행하였는지요?

② 진료기록에 의하면 혈압이 13시 50분경 52/35, 14시 10분경 49/35, 14시 13분경 47/28, 14시 15분 경 41/24까지 측정되어 있는 반면, 13시 35분경과 13시 40분경 'BP 안 재어짐'이라고 기재되어 있는지요?

③ (만약에 그렇게 기재되어 있다면) 13시 35분경, 13시 40분경 혈압이 측정 가능했던 41/24 보다 낮은 상태였기 때문에 재어지지 않은 것으로 볼 수 있는지요? 혈압이 41/24보다 낮은 상태라면 혈압이 유지되는 상태라고 볼 수 있는지요?

▷ ① 진료기록부 내 집중관찰기록지의 기록을 볼 때 문항의 내용대로 시행한 것으로 보입니다. 다만 이때 심전도상에서는 빠른맥이 아니라 느린맥이 발생한 것으로 기록되어 있습니다.

② 문항의 내용대로 기록되어 있습니다.

③ BP cuff에 의한 간접 혈압측정 시에는 수축기 혈압이 매우 낮은 경우(예 : 60㎜Hg 이하인

경우) 혈압이 측정되지 않을 가능성이 높으며 52/35처럼 세분된 수치로 혈압을 측정하는 것은 불가능합니다. 13시 50분경부터 혈압이 52/35, 49/35, 47/28, 41/24로 측정된 것은 동맥 내(주로 요골동맥을 사용)에 직접 카테터를 삽입하여 측정된 혈압, 즉 감시 장치에 숫자로 나타난 혈압으로 생각됩니다(기록에 13시 50분에 동맥에 카테터를 삽입하였다고 되어 있음). 따라서 간접 측정으로 혈압이 측정되지 않았다고 하여 반드시 41/24 이하였다고 말할 수는 없으나 혈압이 41/24보다 낮은 상태라면 뇌나 심장 등 주요 장기에 충분한 관류가 이루어지지 않아 장기들이 저산소증으로 손상을 받을 가능성이 높습니다.

13 국내 임상의학 분야에서 통용되는 응급처치의 기준에 비추어 볼 때, 피고 병원 의료진이 심폐소생술을 지체하였는지요?

▷ 환자가 어지럽다고 말하며 의식을 소실한 직후 담당의사가 바로 CPR이라고 외치며 마취과에 연락하였고 마취과 의사의 도착 시(13시 35분) 환자는 자발호흡을 하고 있었고 심전도상에 심실조기수축(Premature Ventricular Contracture : PVC)과 느린맥(50회/분)을 보였습니다. 따라서 이때는 아직 심정지가 발생하지는 않았다고 볼 수 있으며, 곧 기관 내 삽관을 시행하고 혈압상승제(epinephrine, dopamine)와 atropine을 투여하면서 계속 간접 측정방법으로 혈압이 측정되지 않자 심장마사지를 시행한 것으로 보아(실제로는 흉부압박법을 시행한 것으로 보임) 응급소생술의 시행이 지체되었다고 볼 수는 없습니다.

■ 심폐소생술 시행 중 약물 투여와 전해질 부분

• Bivon과 전해질

1 진료기록상 Bivon으로 투여된 약물은 무엇이고 그 효능은 무엇인지요?

▷ Bivon은 sodium bicarbonate($NaHCO_3$)의 약어로서 심폐정지 중 발생한 대사성산증을 교정하기 위하여 투여하는 약물이며 작용은 대사성산증을 일으키는 hydrogen ion(H^+)과 결합하여 혈액내 hydrogen ion의 농도를 감소시켜 대사성산증을 교정하여 줍니다.

2 저칼슘혈증이 sodium bicarbonate 투여의 금기증인지, 저칼슘혈증 상태에서 sodium bicarbonate를 투여할 경우 발생되는 문제점은 무엇인지요?

▷ 저칼슘혈증이 sodium bicarbonate 투여의 금기라고 할 수는 없으나 alkalosis 상태가 혈장 내 calcium ion 농도를 감소시키기 때문에 저칼슘혈증이 있는 환자에서 sodium bicarbonate를 투여할 때는 주의를 하여야 합니다. 저칼슘혈증 상태가 심해질 경우 심혈관계 이상(느린맥, 부정맥, 저혈압, 심정지 등의 증상)과 신경근 이상(근무력, 근육연축, 후두경련, 발작, 강직증, 감각이상 등)이 나타날 수 있습니다.

3 피고 병원 이온화칼슘의 참고치와 환자의 시간경과에 따른 이온화칼슘의 수치는 각 얼마인지요?

▷ 병원기록지에 전체 칼슘(total calcium)의 참고치는 8.4~10.2(㎎/dℓ)로 되어 있으나 이온화칼슘의 참고치는 찾을 수 없었습니다. 그러나 이온화칼슘의 참고치는 전체 칼슘의 절반

인 4.2~5.1㎎/㎗ 으로 보는 것이 일반적이며 이것을 mmol/ℓ 단위로 바꾸면 이온화칼슘의 정상치는 1.1~1.3mmol/ℓ입니다.

환자의 시간 경과에 따른 이온화칼슘의 수치는 13시 42분에 0.95, 13시 51분에 4.24, 14시 3분에 1.17, 14:59에 1.16(단위 mmol/ℓ)으로 기록되어 있습니다.

4 저칼슘혈증 상태에서 sodium bicarbonate를 투여한 사실이 있는지요?

▷ sodium bicarbonate의 투여 시기는 13시 45분에 3amp, 13시 57분에 2amp, 14시 5분에 2amp, 14시 15분에 3amp을 투여한 것으로 되어 있습니다.

5 13시 51분 10초경 동맥혈가스분석 검사 결과 혈중 이온화칼슘 농도는 얼마인지요? 위와 같은 농도는 심장 기능에 어떤 영향을 주는지요? 이온화칼슘 농도가 높은 상태라면 그 원인은 무엇인지요?

▷ 13시 51분에는 4.24mmol/ℓ로 기록되어 있으며 이온화칼슘 농도가 높으면 심장기능에 심허혈, 부정맥, 느린맥, P-R과 Q-T간격의 연장을 일으킬 수 있습니다.

이 환자에서 이온화칼슘의 수치가 13시 42분의 0.95mmol/ℓ에서 13시 51분에 4.24mmol/ℓ로 증가된 원인은 진료기록부상으로는 알 수 없습니다. 참고로 이온화칼슘 농도를 증가시키는 원인으로는 부갑상선기능항진증, 장기간의 immobilization(부동), 과도한 비타민D 섭취, 갑상선 중독증, granulomatous disease(육아종성질환) 등이 있습니다.

6 sodium bicarbonate 투여로 저칼륨혈증이 발생할 수 있는지요?

▷ 대사성산증이 존재할 때 sodium bicarbonate의 정맥 내 투여는 K-ion의 세포 내 흡수를 촉진시켜 15분 안에 혈장 내 K-ion을 감소시킬 수 있으므로 고칼륨혈증 시에 sodium bicarbonate는 치료제로 사용됩니다. 즉 sodium bicarbonate 투여는 혈장 내 칼륨 농도를 떨어뜨리기 때문 저칼륨혈증이 발생할 수 있습니다.

7 피고 병원 혈중 칼륨 농도의 참고치와 환자의 수술 시작 전 혈중 칼륨 농도, 수술이 진행되면서 측정된 칼륨 농도는 각 얼마인지요? 저칼륨혈증이 발생하였다면 그 원인은 무엇인지요?

▷ 혈중 칼륨 농도의 참고치는 3.5~5.5(mEq/ℓ)이며 환자의 수술 전 혈중 칼륨 농도는 4.2였고, 수술 시작 이후 측정된 농도는 13시 42분에 3.9, 13시 51분에 3.5, 14시 03분에 2.7, 14시 59분에 2.8이었습니다. 저칼륨혈증의 발생 원인은 매우 다양하나(과도한 신장으로의 소실, 위상관을 통한 소실, 세포외액에서 세포내액으로의 이동, 불충분한 섭취 등) 이 경우에서는 sodium bicarbonate의 투여에 따른 세포외액에서 세포내액으로의 K-ion의 이동이 원인일 것으로 추정됩니다.

8 검사 결과에 의하면, 14시 3분 7초경 혈중 칼륨 농도가 2.7이었는데 혈중 칼륨 농도를 교정할 필요가 있었는지, 필요했다면 칼륨 농도를 교정하기 위한 투약이 있었는지요?

▷ 일반적으로 고칼륨혈증은 심장기능에 미치는 심각한 위험 때문에 신속한 교정을 필요로 하는데 반하여 저칼륨혈증의 경우엔 지속적 심전도 검사, 전해질 측정 등으로 환자의 상

태 변화를 관찰하면서 저칼륨혈증으로 인해 장기의 기능에 심한 영향이 나타날 때 교정을 해줍니다. 임상에서 환자의 칼륨 농도가 2.7mEq/ℓ일 경우에는 즉시 교정을 하기보다는 심전도를 통해 심장기능의 변화(부정맥, S-T분절의 변화 등)를 주의 깊게 관찰하면서 칼륨의 투여 여부를 결정하는 것이 일반적입니다. 이것은 칼륨 투여에 따른 고칼륨혈증 발생 위험이 크기 때문입니다. 특히 이 환자의 경우처럼 심폐소생술을 시행하는 상황에서는 대사성산증의 발생가능성이 크고 대사성산증은 칼륨 농도를 증가시킬 수 있기 때문에 칼륨의 투여에 따른 위험이 더 클 수도 있습니다. 진료기록부에서 칼륨(주로 Kcl)을 투여한 기록은 찾지 못했습니다.

9 위 14시 3분 7초경부터 망인이 사망한 15시 40분경까지 약 1시간 30분 동안 혈중 칼륨 농도가 정상범위로 교정되지 않았다면 위와 같은 저칼륨혈증이 심폐소생술이 시행되는 환자의 심장기능에 어떤 영향을 주는지요?

▷ 14시 3분에 칼륨 농도가 2.7이었고, 14시 59분에 2.8이었는데 이 정도의 저칼륨혈증이 심폐소생술이 시행되는 동안 환자의 심장기능 회복에 큰 부정적 영향을 주었을 것으로는 생각되지 않습니다. 심폐정지가 발생된 응급상황에서 심폐소생술을 시행하는 도중 칼륨치가 2.7이라 하여 칼륨을 추가로 투여할 필요는 없을 것으로 생각합니다만 더 자세한 내용은 심장내과 전문의에게 문의하시기 바랍니다.

10 환자의 경우, 정상범위였던 혈중 칼륨 농도(13시 51분 10초경 동맥혈가스분석 결과 3.5)가 12분 사이(14시 3분 7초경 동맥혈가스분석 결과 2.7)에 저칼륨혈증 상태로 되었다면 칼륨 농도의 급격한 변동이 있었다고 볼 수 있는지요?

▷ 칼륨 농도가 3.5에서 2.7로 떨어진 것을 급격한 농도 변화가 있었다고 하기는 어려울 것으로 생각합니다.

11 위와 같은 칼륨 농도의 변화 정도와 시간을 고려할 때 심장기능에 영향을 줄 수 있는지요?

▷ 위의 변화가 심장기능에 갑작스런 영향을 주었을 것으로는 생각하지 않습니다. 임상에서는 칼륨 농도를 급속히 하강시키는 원인이 없다면, 즉 지속적 하강이 없다면 2.7mEq/ℓ 정도의 농도에서는 적극적인 교정(칼륨의 투여 등)보다는 심전도 등으로 환자의 심장기능의 변화를 보며 환자의 전신 상태를 관찰하는 것이 일반적입니다. 이러한 이유는 저칼륨혈증보다는 고칼륨혈증이 심장기능에 더 큰 위험을 일으킬 수 있고 투여 과정에서의 과량투여 가능성도 배제할 수 없으며, 특히 심폐소생술을 시행하는 상황에서 발생하는 대사성산증은 고칼륨혈증을 더 악화시킬 수 있기 때문입니다.

12 『해리슨 내과학 교과서』에 의하면 심실부정맥, 심근허혈 등이 있는 환자에서 저칼륨혈증이 위험을 증가시킨다고 되어 있습니다. 환자의 경우 저칼륨혈증이 처음으로 나타난 시간인 14시 3분 7초부터 사망에 이르기까지 심근허혈과 심실부정맥이 있었다고 볼 수 있는지, 있었다면 위와 같은 상태에서 환자에게 발생한 저칼륨혈증이 위험을 증가시키는지요?

▷ 『해리슨 내과학 교과서』의 내용대로 심실부정맥, 심근허혈이 있는 환자에서 저칼륨혈증이 위험을 증가시킨다는 것은 사실입니다. 이 환자의 경우는 알 수 없는 원인에 의해 이미 13시 35분경에 의식이 소실되고 심한 혈압하강과 심실부정맥이 발생한 상태였으며 의료진은 응급으로 심폐소생술을 시행하던 단계(이때 측정한 potassium 수치는 정상범위였음)였기 때문에 환자에게서 심근허혈이나 심실부정맥이 있었다고 볼 수 있습니다. 그러나 이러한 상태에서 저칼륨혈증 자체가 환자에게 얼마나 위험을 증가시켰는지는 알 수 없습니다.

13 ① 응급 상황에서는 혈액의 pH, 칼슘, 칼륨 수치를 최적의 상태로 유지하는 것은 현실적으로 불가능하며, 모든 vital 수치를 최악의 상황에 이르지 않도록 관리하는 게 급선무이지요?
② 수술장에는 혈액의 pH와 칼슘, 칼륨 등 전해질을 교정할 수 있는 약물이 준비되어 있어야 하는지요? 그렇다면 그 이유는 무엇인가요?

▷ ① 환자에서 갑자기 심폐정지가 발생하였을 경우 응급 심폐소생술의 기본원칙은 첫째, 산소 투여와 함께 환기를 유지하면서, 둘째, 흉부압박법의 시행과 함께 혈압상승제와 심장수축제의 투여 및 심실제세동기의 사용으로 심장기능을 빨리 회복시키는 것이 가장 중요하며, 필요에 따라(대사성산증이 심할 경우) sodium bicarbonate 등의 약제를 투여합니다. 따라서 칼슘이나 칼륨 수치(특히 저칼륨 상태인 경우)의 정상회복보다 우선적으로 모든 vital sign을 정상으로 회복시키는 것이 더욱 중요합니다.
② 수술장에는 혈액의 pH를 교정하기 위해(주로 대사성산증 교정을 위해) sodium bicarbonate를, 칼슘의 투여가 필요할 경우를 위해 calcium chloride나 calcium gluconate를, 칼륨 투여를 위하여는 potassium chloride 등을 비치하고 있으며 이유는 긴급한 필요시에 투여를 위해서입니다.

14 진료기록상 피고 병원 의료진이 약물들을 사용함에 있어서 혈액의 pH, 칼슘, 칼륨 수치가 정상 범위에서 벗어나는지를 확인해가며 약물들의 투여량을 조절하였는지요? 특히 피고 병원 의료진은 반복적인 동맥혈 검사로 적정수준의 칼륨 농도를 벗어나는지 확인해가며 비본을 사용하였는지요?

▷ 진료기록상 13시 42분, 13시 51분, 14시 3분, 14시 15분, 14시 25분, 14시 59분에 동맥혈가스분석 검사를 실시하여 환자의 pH를 계속 측정하였으며 13시 42분, 13시 51분, 14시 3분, 14시 59분에 전해질 농도를 계속 측정한 것으로 보아 pH, 칼슘, 칼륨 농도가 정상범위를 벗어나는지를 확인하였을 것으로 생각합니다. 그러나 환자의 대사성산증을 교정하기 위하여 sodium bicarbonate를 투여한 것은 기록되어 있으나 적정수준의 칼륨 농도를 벗어나는지를 확인해가며 sodium bicarbonate(비본)를 사용하였는지 여부는 진료기록부만으로는 확인할 수 없습니다.
참고로 환자가 의식소실과 호흡정지, 그리고 혈압의 현저한 하강에 이어 심정지가 발생한 응급상황의 경우에 치료원칙은 문항13의 ①에서 답변한 것처럼 vital signs(생체활력증후들)의 정상회복이 가장 급선무이므로 산소투여와 함께 환자의 환기유지, 흉부압박법(흉곽이 열렸을 때는 직접 심장마사지)의 시행, 혈압상승제, 심근수축제의 투여, 심실세동이 발생하였을 경우 심실제세동기의 사용 등이 환자소생술의 우선순위이며 칼슘이나 칼륨 등 전해질의 교정은 전해질의 이상상태가 소생술에 큰 지장을 줄 범위가 아니라면 생체활력증후가 어느 정도 회복된 후 교정할 수 있다고 생각합니다.

• 에피네프린과 도파민 투여 부분

1 에피네프린과 도파민은 카테콜아민이라고 불리는 물질로 알칼리성 제재와 함께 투여하면 불활성화(inactivation)되는지요?

▷ 에피네프린은 알칼리성 제제와 함께 섞어 정주할 경우 불활성화될 수 있습니다.

2 sodium bicarbonate는 알칼리성 제제입니까?

▷ sodium bicarbonate는 알칼리성 제제입니다.

3 에피네프린이나 도파민 등의 카테콜아민류와 알칼리성 제제가 섞이지 않도록 하기 위해서는 다른 정맥로(separate intravenous line)를 이용하거나 카테콜아민과 알칼리성 제제를 주입하는 중간에 생리식염수를 주입하는 방법 등을 사용해야 하는지, 나아가 혼합을 방지하기 위한 다른 방법으로는 어떤 것이 있는지요?

▷ 대부분 다른 정맥로를 이용하나 같은 정맥로를 이용하더라도 한 약제의 투여 후 이어 충분한 수액을 투여하여 약제들이 혼합되는 것을 피한 후 다음 약제를 투여하면 문제가 발생하지 않을 것으로 생각합니다.

4 진료기록상 피고 병원 의료진은 비본을 도파민 및 에페드린과 다른 정맥로를 사용하여 주입하였는지요?

▷ 진료기록부상으로 비본을 도파민이나 에페드린과 다른 정맥로를 사용하여 투여하였는지 여부는 알 수 없습니다.

5 집중관찰기록지의 14시 15분경 투약 및 비고란의 기재에 의하면 Bivon 3ⓐ ivs & epi 100㎍ ivs로 기재되어 있는바, 이는 비본과 에피네프린을 함께 혹은 연속으로 주사하는 방식으로 투여한 것인지요?

▷ 위의 기록은 bivon과 epinephrine을 투여하였다는 사실을 기록한 것이며 이 기록만으로는 투여방법(bivon과 epinephrine을 함께 혹은 연속으로 투여하였는지 시간 간격을 두고 투여하였는지)에 대해서 명확하게 알 수 없습니다.

6 위 문항5의 답변이 긍정일 경우 위와 같은 방법으로 투여했다면 투여된 에피네프린이 불활성화되는지요?

▷ 위 문항1의 답변을 참조하시기 바랍니다.

■ 기타

1 임상현실에서 국소마취제 사용 시 불가항력적으로 야기될 수 있는 합병증 또는 환자의 특이체질로 우

발적 사고가 발생할 수 있음을 설명하고 있는지요?

▷ 임상에서 국소마취제의 사용 시 불가항력적으로 합병증이 발생할 가능성은 항시 존재하며 환자의 특이체질로 인해 발생할 수 있는 심각한 합병증(사망이나 뇌손상 등)은 그 발생빈도는 매우 낮지만 발생 시 환자의 생명을 위협할 수 있습니다. 즉 사용 약제의 종류(예 : bupivacaine은 같은 amide형 국소마취제인 lidocaine에 비해 심장 독성작용 발생률이 높음), 농도, 용량, 효능(potency), 사용부위에 따라 드물게 약제에 의한 전신 중독작용이 나타나는 경우가 있습니다. 그러나 약제의 과량투여나 혈액으로의 흡수 등에 의한 중독현상은 대부분 초기에 발견되어 적절한 치료를 시행하면 회복될 가능성이 높으나 환자의 특이체질에 의한 과민반응으로 아나필락시스성 쇼크(anaphylactic shock)가 발생할 경우에는 신속한 응급처치에도 환자가 소생하지 못하는 사례들도 있습니다.

2 위 불가항력적인 사고나 특이체질로 인한 우발적 사고에 사망가능성이 포함되는지요?

▷ 사망가능성이 포함됩니다.

3 국소마취 시에 전신마취에 준하는 감시체계를 갖추는 것이 필요한지, 필요하다면 그 이유는 무엇인지요?

▷ 발생빈도는 매우 낮지만 위와 같은 사고가 발생할 가능성에 대비하여 심전도, 혈압측정기, 맥박산소포화도 측정기 같은 기본 감시 장비는 항상 준비해두는 것이 필요하며 그 이유는 지속적으로 환자의 상태 변화를 관찰하고 문제 발생 시 즉각적인 처치를 시행할 수 있게 하기 위함입니다.

2부

마취·수술 중 환자 관리 문제 혹은 원인불명에 의한 사고

01 정맥마취제 투여량 혹은 병합투여 관련 사례

02 전신마취하 수술 중 발생한 사례

03 척추 및 경막외마취하 수술 중 발생한 사례

01

정맥마취제 투여량 혹은 병합투여 관련 사례

§ 사례1 정형외과

Ⅰ. 사건 개요

환자(21세, 남자)는 오른손 다섯 번째 손가락이 골절되어 종합병원 정형외과에서 비관혈적 정복술과 K-강선으로 내부고정술을 받기 위하여 OO병원 정형외과에 입원하였음. 환자는 얼굴마스크로 전신마취를 시행받는 과정에서 프로포폴(propofol)로 마취유도를 한 직후 갑자기 산소포화도가 떨어지고 이어 심폐정지가 발생하여 곧 심폐소생술을 시행하였으나 저산소성 뇌손상을 받음. 환자는 중환자치료실로 옮겨져 치료를 받다가 강북 OO병원으로 옮겨짐.

Ⅱ. 서울OO지방법원 제OO민사부 진료기록 감정촉탁에 대한 회신

[2009가합 000000 손해배상(의)]

감정사항

1 전신마취를 시행하는 과정에서 프로포폴을 투여하였는바, 프로포폴이 적정량과 투여방법은 어떠한지요?

▷ 프로포폴의 사용량은 마취유도 목적으로는 정맥으로 한번에 1~2.5㎎/㎏을 투여하고 마취유지를 위해서는 50~200㎍/㎏/min, 진정효과를 위해서는 25~100㎍/㎏/min을 점적주입

(infusion drip) 방법으로 투여합니다.

2 프로포폴의 과용량의 투여로 인하여 발생할 수 있는 악결과는 무엇인지요?

▷ 프로포폴은 과용량이 투여될 경우 호흡에 미치는 영향은 심한 호흡억제를 일으킬 수 있고 마취유도 시 일시적인 무호흡(30~90초)을 유발할 수 있으며, 심혈관계에는 심혈관 억제작용을 일으켜서 평균동맥압을 30% 정도 감소시킬 수 있는데, 이는 심근에 대한 직접적인 억제와 전신혈관 저항의 감소에 기인하며, 따라서 노인환자나 저혈량증 환자의 마취유도 시에는 특별한 주의가 필요합니다.

3 프로포폴 투여 전후에 의료진이 확인해야 할 사항이나 준비해야 할 사항은 무엇이 있는지요?

▷ 환자의 안전한 마취 관리를 위한 일반적인 원칙으로는 첫째, 사용하려는 마취약제와 사용방법에 대한 충분한 지식과 경험이 필요하며 둘째, 마취 및 수술 중에는 환자 상태에 대한 직접 관찰(시진, 청진, 촉진)과 더불어 심전도, 혈압기, 맥박산소포화도 측정기를 이용하여 지속적으로 환자의 생체활력증후 변화를 감시하는 것이 중요합니다. 그리고 응급상황에 대비하여 즉시 산소를 투여할 수 있는 기구(산소 마스크, 기관 삽관에 필요한 도구 등)와 응급약제들(ephedrine, phenylephrine 같은 승압제, atropine 같은 항콜린성 약제)의 비치도 필요합니다. 프로포폴 투여 시에도 이러한 원칙이 적용됩니다.

4 저산소성 뇌손상이란 무엇이며, 어떠한 기전에 의하여 발생하게 되는지요(평균적으로 산소공급이 어느 정도 중단되는 경우에 발생하는지요)?

▷ 저산소성 뇌손상이란 뇌에 산소공급이 부족하여 뇌대사에 장애를 가져와 뇌의 일부, 혹은 전체기능에 이상이 생기는 것을 말하며 평균적으로 4~5분 이상 산소공급이 중단될 때 나타날 수 있습니다.

저산소증에 의한 뇌손상의 기전은 매우 다양해서 여러 인자들이 관여하는데, 혐기성대사 증가, adenosine triphosphate(ATP) 감소, 저혈당증, 고젖산혈증(lactic acidemia) 등과 같은 대사 인자들, 흥분성 아미노산 증가, 칼슘결합 단백질의 이상기능, 산화질소 합성의 활성, 산소 자유기 합성 등과 같은 생화학적 인자들, 뇌혈류량의 이상조절(심한 저혈압 혹은 심정지 상태)과 같은 순환 인자들이 관여합니다.

대사 인자들에 의한 뇌손상 기전에 대해 추가로 설명하면 산소는 인체 내 모든 조직이

〈산소공급이 부족할 때의 대사 과정〉	〈산소공급이 부족할 때의 대사 과정〉
무산소 대사(anaerobic pathway) Glucose(포도당) ⇩ Pyrubic acid(피루빈산) ⇩ Lactic acid+2mol of ATP (이용 가능한 생성 에너지는 67kJ)	산소 대사(aerobic pathway) Glucose(포도당) ⇩ Pyrubic acid(피루빈산) ⇩ CO_2+H_2O+38mol of ATP (이용 가능한 생성 에너지는 1270kJ)

나 장기의 생명과 기능을 유지하기 위해서 절대적으로 필요하며 인체 내 주요 에너지원인 glucose를 고에너지로 전환시키는 데 필요불가결한 요소로서 인체 내 조직이나 장기가 정상적으로 산소공급을 받을 때와 산소가 부족할 때의 에너지 생성의 공식은 위와 같습니다.
따라서 산소공급이 부족하거나 중단될 때 에너지원(glucose)으로부터 생성되는 에너지가 부족하여 조직과 장기가 기능이나 생존을 유지하기가 힘들어집니다.

5 수술실 안에는 신속한 응급처치가 시행될 모든 준비(기구, 약물, 의료진)가 갖추어져 있다고 할 수 있는 바, 프로포폴과 같은 호흡정지를 유발할 수 있는 약물을 투여 시에 확인해야할 사항이 있다면 무엇인지요?

▷ 프로포폴 투여 전에는 환자의 전신 상태(심폐질환, 뇌혈관질환, 저혈량 상태 등의 유무)를 확인하고, 프로포폴 투여 후에는 일시적인 무호흡상태나 호흡억제가 발생하였을 때를 대비하여 즉시 산소를 인위적으로 투여해줄 수 있는 기구들을 준비하여야 합니다.

6 프로포폴 투여 직후에 호흡정지가 발생한다면 저산소성 뇌손상을 예방하기 위하여 어떠한 조치를 취하여야 하는지요?

▷ 즉시 bag-mask 방법을 사용하거나 기관 내 삽관을 시행하여 100% 산소를 투여하는 것이 가장 중요합니다.

7 호흡정지가 발생하고 저산소성 뇌손상이 발생하는 데까지 걸리는 시간은 어느 정도인지요(통상적으로 호흡정지가 발생하고 심정지, 저산소성 뇌손상이 발생하는 데까지 걸리는 시간)?

▷ 호흡정지가 발생한 후 즉각적인 처치가 이루어지지 않는다면 수분내 심정지가 발생할 수 있고 5분 이상 무호흡 상태가 지속되면 저산소성 뇌손상이 발생할 위험이 높습니다.

8 마취기록지에 의하면 프로포폴 투여 후 산소포화도가 저하되었다고 기록되어 있는 바, 프로포폴의 투여용량, 투여방법은 무엇이라 기록되어 있는지요.

▷ 프로포폴 100㎎을 정맥으로 투여한 것으로 기록되어 있습니다.

9 골절환자의 수술 및 마취 중 원인불명의 산소포화도 저하가 생길 수 있는 원인은 어떤 것들이 있으며, 원인을 밝혀내기 전까지 통상적인 대처방법은 무엇인지요?

▷ 일반적으로 수술 및 마취와 관련하여서 산소포화도가 떨어지는 경우(저산소증)는 ①마취약제의 고농도 혹은 과량투여로 호흡과 순환기능이 억제될 때, ②여러 원인들(저산소농도 흡입, 식도 내 삽관, 기관지 경련, 기관지 내 삽관 등)로 환자에게 산소공급이 충분하지 않을 때, ③수술 중의 심한 출혈이나 수술 조작에 의한 심혈관계 억제 및 반사작용, ④환자가 원래 갖고 있던 심폐혈관 질환의 영향, ⑤매우 드물지만 치명적인, 약제에 의한 과민반응(anaphylaxis 혹은 anaphylactoid 반응) 등이 있으며 골절 수술환자에서는 골반이나 장골수술의 경우에 발생 가능한 합병증인 지방색전증(fat embolism) 혹은 혈전색전증

(thromboembolism)과 폐색전증(pulmonary embolism) 발생 시에도 산소포화도가 갑자기 떨어질 수 있습니다.
통상적인 대처방법은 ① 100% 산소를 투여하고(가능하면 기관 삽관을 시행하여 양압환기법으로 투여), ② 혈압하강, 느린맥 발생 시에는 승압제(ephedrine, phenylephrine, epinephrine 등), 항콜린성 약제(atropine 등), 수액(생리식염수, Ringer 용액 등)을 투여하고, ③ 원인에 따른 치료를 해주어야 합니다.

10 프로포폴 투여 후 산소포화도가 저하되는 기전은 무엇인지요?

▷ 프로포폴 투여 후 산소포화도가 저하되는 가장 흔한 원인은 호흡억제나 무호흡 상태 같은 호흡 관련 문제이나 이러한 문제가 배제될 경우 심혈관계 문제(심혈관계 질환, 아나필락틱 반응 등)도 고려될 수 있습니다.

11 프로포폴 투여 직후부터 호흡 이상이 발생하였다면 호흡정지나 심정지가 발생하는 것을 예방하기 위하여 어떠한 조치를 취하여야 하겠는지요?

▷ 문항6에서 답한 것처럼 즉시 bag-mask 방법을 사용하거나 기관 내 삽관을 시행하여 100% 산소를 투여하여 저산소증으로의 진행을 막아주는 것이 가장 중요합니다.

12 수술실이었음을 감안, 마취과 의료진이 상주하고 있었다면 즉시 어떠한 조치를 취하여야 하겠는지요(응급처치, 투약 등)?

▷ 튜브가 삽관되어 있지 않았다면 즉시 기관 삽관을 시행하여 100% 산소를 투여하고 산소포화도의 변화와 심혈관계 반응(혈압하강, 느린맥, 부정맥 등)을 관찰하면서 환자 상태 변화에 따라 응급약제들을 투여하고 환자의 상태를 지속적으로 관찰하여야 합니다.

13 수술실에서 발생할 수 있는 아나필락시스(anaphylaxis 또는 anaphylactoid reaction)의 원인에는 어떤 것들이 있는지요. 이러한 반응들은 사전에 예측하거나 예방가능한지요?

▷ 수술실에서 발생할 수 있는 아나필락시스(anaphylaxis)의 원인으로는 고무장갑(latex), 항생제(penicillin, cephalosporines, sulfonamides), 소독제(disinfectants), 국소마취제(procaine) 등이 있고 아나필락시스 모양 반응(anaphylactoid reaction)의 원인으로는 아편유사제(morphine, meperidine), 수면제(thiopental, propofol), 근이완제(curare, succinylcholine, atracurium), 비스테로이드성 소염제(nonsteroidal antiinflammatory drugs), protamine, dextran, steroid 등의 약제가 있습니다. 그러나 실제 이들 물질이나 약제들에 의한 anaphylaxis 또는 anaphylactoid 반응의 발생을 사전에 예측하여 예방하기는 어렵습니다. 실제로 임상마취에서 anaphylaxis 반응이나 anaphylactoid 반응을 일으키는 빈도가 매우 낮은 모든 마취약제나 물질들을 대상으로 마취와 수술 전에 반응 검사를 통상적으로 실시하는 것은 어렵습니다.

14 이 건에서 환자의 갑작스런 산소포화도 저하의 원인이 아나필락시스일 가능성은 어느 정도인지요? 마

취제 과다투여 등의 마취상 과실로 인하여 발생하는 결과와 아나필락시스 반응으로 인한 결과가 증상 등의 면에서 어떠한 차이를 보이는지, 이 건의 마취 경위, 환자의 증상 등을 고려할 때 어느 쪽의 가능성이 더 높다고 보이는지요?

▷ 마취기록지에 의하면 정맥마취제인 propofol 100㎎을 정맥투여하였는데 이 용량은 마취 유도 시에 사용되는 정상용량으로 환자에게 마취제가 과량투여되었다고 볼 수는 없습니다. 그리고 산소포화도가 떨어진 즉시 기관 내 삽관을 하고 100% 산소를 투여하였는데도 산소포화도가 증가하지 않은 것으로 보아(마취기록지 기타 사항 참조) propofol에 의한 호흡억제로 산소포화도가 떨어진 것은 아닌 것으로 판단됩니다(propofol의 과량투여로 인한 호흡억제 때문에 산소포화도가 떨어졌다면 산소를 투여한 즉시 산소포화도는 상승하였을 것입니다).

Propofol에 의해 아나필락시스가 발생하였다면 마취 중의 임상증상으로 혈압하강, 부정맥(심혈관계 증상), 기관지 경련, 폐부종, 저산소증(호흡기계 증상)이 나타나는 것이 일반적입니다. 이 환자의 경우 심폐소생술을 시행할 정도로 상태가 급속히 악화된 사실과 steroid, aminophylline 같은 기관지 경련 치료제를 투여한 것을 볼 때 산소포화도 하강의 원인이 프로포폴에 의한 것보다는 아나필락시스 반응 때문이었을 가능성이 더 높다고 생각합니다.

15 만약 아나필락시스 반응이 이 사건 사고의 원인으로 생각될 수 있다면 대처방법이 적절하였다고 할 수 있는지요?

▷ 마취기록지를 보면 마취 의사는 산소투여에도 불구하고 맥박산소포화도가 상승하지 않자 아나필락시스 반응을 의심하고 epinephrine, atropine을 주입하며 심폐소생술을 시행하였고 또 폐색전증 가능성도 염두에 두고 치료를 한 것으로 보아 대처방법은 적절하였다고 판단합니다.

참고로 아나필락시스 반응이나 아나필락시스 모양 반응 발생 시 치료방법은 다음과 같습니다.

· 원인으로 의심되는 약제투여를 즉시 중단함
· 100% 산소를 투여하고 필요하면 기관 삽관이나 기도 절개 시행
· epinephrine 투여(0.01~0.5㎎을 정맥 혹은 근육 주입)
· 충분한 수액공급(1~2ℓ의 lactated Ringer 용액 주입)
· 항히스타민제인 diphenhydramine 투여(50~75㎎ 정맥 주사)
· 스테로이드인 hydrocortisone(200㎎ 이상 정맥 투여) 혹은 methylprednisolone(1~2㎎/kg) 투여

16 마취기록지의 그래프에는 산소포화도는 일시적으로 80%가 체크되고 모두 100%의 산소포화도를 보이고 있으며 심정지는 발생하지 않았는데, 기타 사항에는 심폐소생술이 시행되었다고 기록되어 있는바, 이러한 차이가 발생하는 이유는 무엇인지요?

▷ 마취기록지의 생체활력증후 기록에는 혈압(100~150/50~70mmHg)과 맥박(50~70회/분)이 모

두 기록되어 있으나 기타 사항에는 심폐소생술을 시행한 것으로 되어 있는 것은 마취기록지의 5분 간격 기록양식 때문이 아닌가 생각되며 그 사이에 심정지가 발생하였으나 심폐소생술을 시행하여 빨리 순환이 회복되고 산소포화도도 정상으로 상승한 것으로 해석할 수 있습니다. 심폐소생술 시작 시간과 각 처치 시간, 처치 내용은 기타 사항에 번호를 매겨 순서대로 기록한 것으로 보입니다.

17 통상적인 마취기록지의 최소 단위시간은 얼마인지요(몇 분이 최소 단위인지요)?

▷ 대부분의 마취기록지는 5분 간격으로 환자의 생체활력증후 변화를 기록하게 되어 있습니다.

18 마취기록지의 최소 단위시간의 장단에 따라 이러한 차이가 발생할 수 있는지요?

▷ 마취기록지의 생체활력증후 측정 간격이 길어지면 측정시간 사이에서 발생할 수 있는 환자 상태 변화를 놓칠 수 있기 때문 5분 간격으로 측정하는 것이 합리적이라 판단되어 모든 마취기록지는 5분 단위로 환자의 생체활력증후 변화를 기록하게 되어 있습니다. 다만 환자 상태가 고위험도의 환자군이거나 수술 자체가 환자의 상태 변화에 큰 영향을 줄 수 있는 대수술의 경우에는 동맥혈압의 변화를 지속적으로 관찰하고 동맥혈가스분석을 자주 하기 위하여 동맥 내 카테터 삽관을 시행합니다.

19 동맥혈가스분석 검사가 시행된 시점은 언제인지요?

▷ 검사결과지에 의하면 2008년 11월 11일 17시 16분에 시행한 것으로 기록되어 있습니다.

20 2008년 11월 11일 17시 16분 시행한 것으로 기록된 동맥혈가스분석 결과에 대한 질문입니다.

① 동맥혈가스분석 검사는 심폐소생술이 시행된 이후의 검사 결과라 할 수 있는지요(그렇다면 그 이유는 무엇인지요)?

② 이산화탄소분압은 저하되어 있고 산소분압은 상승해 있음에도 pH는 저하되어 있는 이유는 무엇인지요?

▷ ① 동맥혈가스분석 검사는 심폐소생술이 시행된 이후의 검사결과로 보입니다. 이유는 환자가 오른손 다섯 번째 손가락 골절로 K-강선을 박아 뼈를 고정시키는 비교적 간단한 수술(internal fixation with K-wire)을 받을 예정이었기 때문 산소포화도 감소(저산소증)와 심폐정지가 발생하기 이전에는 동맥혈가스분석을 할 필요가 없었을 것이고 검사결과 수치도 심한 대사산증을 보이는 것으로 보아 심폐소생술 시행 이후의 검사결과로 생각합니다.

② 이 가스분석 결과는 환자에게서 저산소증이 발생한 후 기관 삽관, 100% 산소로 환기 등의 심폐소생술 시행으로 충분한 산소투여와 환기가 이루어져 산소분압은 상승되고 이산화탄소분압은 하강하였으나 심정지 기간 중 저산소증에 의해 발생한 대사산증(metabolic acidosis)은 아직 교정되지 않았기 때문에 나타나는 현상으로 생각합니다.

21 기록 시각과 관련하여, 검사기계에서 시행한 검사 결과가 전산프로그램으로 자동 전송되는 시스템에서 독립된 각각의 검사기계에 입력되어 있는 시간(갑 제5호증 21~26 참조)과 전산 프로그램에 입력되어 있는 시간(을 제2호증 참조)의 차이가 발생할 수도 있는지요?

▷ 진료기록부 내용 중 갑 제5호증 21~26에 나와 있는 동맥혈가스 검사 결과 수치와 을 제2호증에 나와 있는 동맥혈가스분석 검사 수치를 비교해 보니 같은 결과가 서로 다른 시간대에 검사를 한 것으로 되어 있습니다. 이를 구체적으로 보면 다음과 같습니다(검사 시간 다음 괄호 안의 수치는 pH와 동맥혈 산소분압을 말합니다).

즉 검사실에서 기록된 검사 시각이 의사가 받아본 검사결과지에 적힌 검사 시각보다 20~30분 정도 늦게 기록된 것 같습니다. 그러나 이러한 차이가 발생하는 이유는 관련 병원의 검사실에 직접 질의하는 것이 타당할 것이라 생각합니다.

검사 결과	갑 제5호증 21～26 (의사가 받아본 검사결과지의 검사 시각)	을 제2호증 (검사실에서 기록된 검사 시각)
(7.232－136)	(2008.11.11.) 17:16	(같은 날) 17:37
(7.359－302)	가려져 시간을 볼 수 없었음	18:04
(7.338－85.7)	17:48	18:10
(7.315－55.7)	18:07	18:31
(7.286　173.3)	18:45	19:18
(7.328－122.4)	19:56	20:26

22 이 건이 발생한 기관에서는 표준시간이 세팅된 전산 프로그램의 시각(을 제2호증)을 기준으로 삼는다고 하는데 이를 따르는 것이 합당한지요?

▷ 심폐정지 상태의 환자에게 심폐소생술을 시행하는 상황에서는 환자 상태가 순간순간으로 변하기 때문에 보내진 동맥혈의 검사 시각은 검사실에서 기록된 검사 시각이나 검사결과지에 적힌 시간이 같아야 한다고 생각합니다. 동일한 혈액의 검사 실시 시간에 차이가 나는 이유는 알 수 없으며 더 자세한 사항은 관련 병원 검사실에 질의하는 것이 타당할 것으로 생각합니다.

23 2008년 11월 11일 전해질 검사에서 칼륨이 2.38로 저하되었는데 그 원인은 무엇이라 보이는지요?

▷ 2008년 11월 11일 18시 49분(검사실 검사 시각)에 기록된 전해질분석 결과에서 칼륨(potassium)치가 2.38mEq/ℓ로 떨어진 것은 심폐정지 중 발생한 대사산증을 교정하기 위하여 투여된 sodium bicarbonate의 영향 때문이었을 것으로 추정됩니다.

§ 사례2 산부인과

I. 사건 개요

환자(34세 여자)는 성욕 감퇴와 소실의 원인이 음핵의 구조적 이상과 G-spot 감각 이상이라는 진단을 받고 OOO산부인과의원에서 포폴을 사용한 감시마취관리(Monitored Anesthetic Care, 일명 수면마취)하에 음핵수술과 G-spot 보강술을 받은 직후 혈압과 맥박이 잘 측정되지 않고 호흡곤란 소견이 나타나 응급소생술(기관 튜브 삽관, Ambu bag으로 산소투여, 심장마사지, epinephrine 투여 등)을 받았으나 의식이 소실되고 생체활력징후(혈압, 맥박, 호흡)와 심전도 소견이 불안정하여 OO대학병원으로 이송되었음. OO대학병원에서는 환자의 상태가 저산소성 뇌손상을 받아 혼수상태인 것으로 판단하고 응급실과 중환자실에서 계속 치료하였으나 환자는 현재 혼수상태에서 이름을 부르면 눈을 뜨고 손가락을 움직일 정도임.

II. 서울OO지방법원 제OO민사부 진료기록 감정 촉탁에 대한 회신

[2010가합 00000 손해배상(의)]

감정사항

▪ OOO 산부인과 진료 경과 관련

1 2009년 12월 18일 환자가 OOO 산부인과에서 수술을 받기 이전, 저산소성 뇌손상 등 특별한 이상소견이 있었는지요?

▷ 환자가 수술 전 의료진과 수술 내용에 대해 자세한 상담을 한 것으로 보아 의식상태가 명료하였을 것으로 생각되며 저산소성 뇌손상 등의 이상소견은 없었다고 판단합니다.

2 의료진이 2009년 12월 18일 환자에게 수술 전 내린 진단명, 진행한 수술 내용은 무엇인지요?

▷ 환자의 주 불편사항(chief complaint)인 성욕 감퇴나 소실의 원인이 음핵의 이상구조와 G-스팟(G-spot)의 감각 이상으로 진단되었고 수술은 음핵수술과 G-spot 보강술을 시행한 것으로 기록되어 있습니다.

3 2009년 12월 18일 환자에 대한 마취를 시작한 시각, 수술을 시작한 시각은 각 언제인지요?

▷ 15시 30분에 수술 준비를, 15시 40분에 수술을 시작한 것으로 기록되어 있으며 마취를 시작한 시간은 정확하게 기록되어 있지 않으나 수술 시작 직전이었을 것으로 생각합니다.

4 의료진이 2009년 12월 18일경 환자에게 마취를 위해 투약한 것으로 보이는 포폴 약물과 관련하여, ①포폴 약물의 분류 ②효능 및 효과 ③심장, 혈관계, 호흡기계 이상반응 혹은 부작용 ④포폴 약물의 이상반응 혹은 부작용의 위험성에 대비하기 위해 투약 전후 갖출 필요성이 있는 인력이나 시설의 정도

⑤포폴 약물 투약 전반의 과정에서 환자에 대해 감시해야 할 필요가 있는 사항은 무엇인지요?

▷ ① 포폴(일명 propofol)의 분류 : 최근에 소개된 정맥마취제로 thiopental과 유사한 작용을 가진 진정 최면제이고 alkyl phenol 유도체입니다.

② 포폴의 효능, 효과 : 최면효과 이외에도 진정효과, 일시적 기억상실을 일으킬 수 있으며 뇌압, 뇌관류압, 뇌대사율, 안압을 감소시킵니다.

③ 호흡에 미치는 영향 : thiopental(pentothal sodium)과 마찬가지로 과량투여 시 심한 호흡억제를 일으킬 수 있고 마취유도 시에 일시적인 무호흡(30~90초)을 유발하며 발생빈도는 thiopental과 유사합니다.

심혈관계에 미치는 영향 : thiopental보다 심한 억제작용을 일으키며 평균 동맥압을 30% 정도 감소시키는데, 이는 심근에 대한 직접적인 억제와 전신혈관 저항의 감소에 기인하며 따라서 노인환자나 저혈량증 환자의 마취유도 시에는 특별한 주의가 필요합니다.

④ 인력이나 시설 : 수술 의사외에 마취 중 마취용량을 조절하고 마취에 따른 환자 상태의 변화를 감시할 수 있는 인력(간호사도 교육을 받았고 의사의 지시에 따라 환자 관리를 한다면 가능함)과 삼시 장비(자동혈압기, 심전도, 맥박산소포화도 측정기 등의 기본 장비), 그리고 응급상황에 대비한 약제들(산소, 승압제, 항콜린성 약제 등)과 기구들(환자에게 산소를 투여할 수 있는 bag과 얼굴 마스크, 기관 삽관을 위한 후두경과 기관튜브, 1회용 주사기 등)이 갖추어져 있으면 충분하다고 생각합니다.

⑤ 포폴의 사용량 : 마취유도 용량은 정맥투여 시 1~2.5㎎/kg이고 마취유지를 위해서는 50~200㎍/kg/min, 진정효과를 위해서는 25~100㎍/kg/min의 범위에서 사용하나 반드시 환자의 호흡상태, 심혈관계 상태 변화를 면밀히 관찰하면서 용량을 적절히 조절하여야 합니다.

혼합투여할 때는 각 약제들의 상승효과(synergy effect)로 인하여 호흡과 순환억제가 발생할 가능성이 높기 때문에 약제의 용량을 줄여 사용하는 것이 원칙이며 적정용량은 환자의 생체활력징후(호흡, 혈압, 맥박 등)의 변화에 따라 조절하여 결정하여야 합니다. 약제가 과다 투여될 때는 물론 마취유지를 위한 용량을 사용할 때도 환자의 상태(탈수, 저혈량 상태 등)에 따라 호흡억제와 순환억제 발생가능성이 있으므로 마취 중에는 항상 환자의 상태를 지속적으로 관찰하면서 기도확보, 호흡 관리, 순환 관리에 유의하는 것이 환자의 안전관리를 위해 매우 중요합니다.

5 의료진이 환자에 대해 시행한 마취방법은 어떤 방법이었는지요?

▷ 정맥마취제인 포폴을 사용하여 전신마취 방법의 일종인 감시마취관리(monitored anesthetic care, 일명 수면마취라고도 함)를 시행한 것으로 판단합니다.

6 수술 종료 시각 및 마취 종료 시각은 언제인지요?

▷ 16시 10분 수술을 완료한 것으로 기록되어 있으나 마취 종료 시각은 정확하게 기록되어 있지 않습니다. 그러나 대부분 수술이 끝날 무렵 마취도 끝내는 것이 일반적인 순서입니다.

7 마취 시작부터 마취 종료 시각까지 환자의 '혈압, 맥박, 호흡수, 의식정도, 산소포화도' 등에 대해 기록된 마취기록지 등의 기록이 있는지요?

▷ 보내온 OOO 산부인과의원의 진료기록부에서는 마취기록지를 찾지 못하였으나 수술 준비에서 혈압, 맥박수, 심전도, 산소포화도측정기를 부착하였다고 기록된 것으로 보아 수술 중 환자 상태에 대한 감시는 이루어진 것으로 보이며 수술 중 활력징후 정상이라고 2회 기록되어 있습니다.

8 2009년 12월 18일 환자에게 활력징후상 이상소견을 처음으로 발견한 시각은 언제이고, 처음으로 발견된 이상소견은 무엇이었는지요?

▷ 수술 완료 직후 혈압 체크를 시도하였으나 체크가 잘 안 되었다고 기록된 것으로 보아 이 시점에서 환자의 이상소견을 처음 발견한 것으로 보입니다. 처음 발견된 이상소견은 혈압이 잘 측정되질 않았고 이어 거친 호흡소견과 맥박측정도 잘 되지 않은 것으로 기록되어 있습니다.

9 심폐소생술의 개념 및 구체적인 방법과 순서

▷ 심폐소생술은 환자가 호흡기능이 정지되어 폐를 통한 자발적인 산소섭취와 외부로 CO_2 배출을 할 수 있는 능력을 잃거나, 순환기능이 정지되어(심정지 상태) 조직으로의 산소운반 능력을 상실하였을 때 인위적으로 산소를 공급해주고 순환이 이루어지도록 해주어 신체 내의 저산소증이나 저산소혈증을 방지해주는 소생술을 말합니다. 인체 내 장기 중 특히 뇌는 4~5분 이상 산소공급이 중단될 경우 치명적이며 비가역적 뇌손상을 입게 되므로 심폐기능 정지 시에는 신속한 심폐소생술의 실시가 필요합니다.

구체적 방법과 순서는 환자에게 호흡정지가 발생하였을 때는 ① 먼저 기도를 유지시키고(Airway keep), ② 산소와 앰부 백(Ambu bag), 기도 삽관에 필요한 기구들이 준비되어 있을 때는 이러한 기구들을 사용하여 환자에게 산소를 투여하며, 산소와 기구들이 없을 때는 구강 대 구강, 구강 대 비강의 방법으로 소생술 시행자의 호기가스를 환자에게 투여해주며(Breathing), ③ 동시에 심정지가 발생하였을 때는 흉곽 및 심장마사지, 제세동기(defibrillator)의 사용, 승압제(epinephrine, norepnephrine, dopamine 등) 등 약제들을 사용하여 심장기능을 회복시켜주어야 합니다(Circulatory support).

10 심실세동이나 심실빈맥은 무엇이고, 심실세동이나 심실빈맥이 발견되었을 때의 심폐소생술 과정에서 제세동 혹은 심장율동전환을 시도하는 것이 더 효과적이라고 하는데 어떤 의미이며, 제세동 혹은 심장율동전환의 방법은 무엇인지요?

▷ 심실세동(ventricular fibrillation)은 심기능 정지의 한 형태로서 갑작스런 심장마비의 가장 흔한 원인입니다. 심실의 불규칙하고 지속적인 연동운동으로 심장이 혈류를 각 조직으로 박출하지 못하는 상태로 QRS군을 전혀 볼 수 없는 진동하는 듯한 특징적인 심전도 소견을 보이며 심근의 저관류 부분에서 주로 호발합니다. 심실세동 발생 시에는 즉각적인 심폐소생술(특히 defibrillator를 사용한 defibrillation 처치)을 시행하지 않으면 환자가 뇌손상

을 받거나 사망할 수 있습니다.

심실빈맥(ventricular tachycardia)은 심실세동의 가장 흔하고 위험한 유발인자로서, 심박수의 빠르기에 따라 맥박을 촉지할 수도 촉지 못할 수도 있는데 의식이 없거나 맥박을 촉지할 수 없다면 심실세동에 준하는 응급소생술을 바로 시행하여야 합니다.

제세동(defibrillation)은 심실세동이나 심실빈맥 발생 시 제세동기(defibrillator)의 전극을 환자의 흉부에 부착하여 심장에 전기적 충격을 가하여 심장의 리듬(rhythm)을 정상 리듬으로 바꾸어 주는 심폐소생술의 한 방법을 말하며, 심장율동전환(cardioversion) 역시 심방 세동(atrial fibrillation), 심방 조동(atrial flutter) 시 빠른 심실 반응으로 저혈압이나 심박출량의 감소 등 혈류역학 장애가 초래될 때의 가장 좋은 치료방법으로 심장에 전기적 자극을 가하여 심부정맥을 정상 리듬으로 바꾸어주는 심부정맥 치료의 한 방법입니다.

다시 말해 제세동이나 심장율동 전환은 같은 의미로 사용되고 있으며 심한 심부정맥의 주요 치료방법입니다.

11 이 사건 환자에게는 심실세동이나 심실빈맥이 있었는지요?

▷ 심전도 모니터상 심실빈맥(ventriculat tachycardia, 일명 V-tac)이 나타난 것으로 기록되어 있습니다.

12 심폐소생술 중 기관 내 삽관과 관련하여, 기관 내 삽관의 이유는 무엇인지요?

▷ 기관 내 삽관은 환자가 자발적으로 호흡을 하지 못할 때 인위적으로 환기를 시켜주기 위하여 기도 내에 튜브를 삽입하는 방법으로 구강 대 구강 환기법이나 bag-mask 환기법에 비해 환기를 효과적으로 시행할 수 있고 고농도의 산소를 환자에게 투여할 수 있는 장점이 있습니다.

13 『해리슨 내과학 교과서』 등에 따르면, 저산소성 허혈성 뇌병증(hypoxic-ischemic encephalopathy)은 저혈압이나 호흡부전 때문에 뇌로 산소운반이 부족하여 일어나고, 혈액순환이 3분에서 5분 이내에 되돌아오면 완전히 회복되지만 3분에서 5분 이상 저산소-허혈이 지속되면, 어느 정도 영구적인 뇌손상을 받는 것이 통례라고 하는바, 이러한 의학적 사실이 타당한지요?

▷ 심폐기능의 부전 내지 정지로 체내로의 산소공급이 3~5분 이상 중단되면 뇌로 가는 산소공급의 부족으로 뇌가 비가역적이며 영구적인 손상을 받는 것은 사실입니다.

14 기관 내 삽관 시 튜브를 식도로 삽입하면 산소공급과 관련하여 발생할 수 있는 문제는 무엇인지요?

▷ 식도 내로 기관튜브가 삽입되면 폐환기가 전혀 되지 않는 무호흡 상태가 발생합니다(체내로의 산소공급이 전혀 이루어지지 않음).

15 2009년 12월 18일자 OOO 산부인과 진료기록부(외래)에 따르면, 'inotropics 없어 혈압 지속적으로 관찰함'이라는 기재 부분이 있는 바, 어떤 의미인지요?

▷ 아마 inotropics(심근 수축제)를 사용하지 않고서도 혈압이 유지되어 혈압을 지속적으로

관찰하였다는 의미인 것으로 생각됩니다. 즉 'inotropics 없어'가 아니라 'inotropics 없이'라고 기록한 것으로 보입니다. Inotropics이 없어 사용을 못하였다는 의미는 아니라고 생각하는 것은 심폐소생술 시행 시에 inotropics를 사용한 기록이 있기 때문입니다(epinephrine 사용).

16 OO대학병원으로 전원하기 직전 환자의 의식 상태는 어떠하였고, 혼수상태였다면 그 이유는 무엇인지요?

▷ 환자의 의식 상태는 혼수상태였던 것으로 판단되며 이유는 환자가 이미 뇌손상을 받았기 때문인 것으로 생각합니다.

17 응급의학 교과서 등에 따르면 '산소포화도가 적절하면 바로 환기도 적절히 되고 있다는 것은 잘못된 임상 개념이며 특히 보충적인 산소를 투약 받고 있는 환자에서는 매우 위험하다'고 하는 바, 이러한 의학적 사실이 타당한지요?

▷ 위에 기술된 내용의 의미는 환자에게서 환기가 적절히 유지되고 있지 못하더라도 완전히 호흡이 정지된 상태가 아닌 경우에는 고농도의 산소(100% 산소)가 투여되면 일시적으로 산소포화도가 정상범위 내에서 유지될 수 있으므로 산소포화도 만으로 환자의 환기의 적절성 여부를 판단하여서는 안 된다는 것으로 의학적으로 타당한 내용입니다.

■ OO대학병원 진료경과 관련

1 환자가 2009년 12월 18일 OO대학병원 응급실에 도착한 시각은 언제인지요?

▷ 2009년 12월 18일 16시 55분으로 기록되어 있습니다.

2 환자가 2009년 12월 18일 OO대학병원에 응급실에 도착하였을 당시 주 증상, 의식 상태, 신체검진 혹은 신경학적 이상소견, 임상병리학적 이상소견 등 임상 양상은 어떠하였는지요?

▷ 응급실 도착 당시 환자의 의식은 혼수상태였고 심전도상에서 심박수는 110회/분이었으며 맥박은 촉지되어 심폐소생술은 시행할 필요가 없었으며 저산소성 뇌손상을 받은 것으로 의심된다고 기록되어 있습니다.

3 환자가 2009년 12월 18일 OO대학병원에 도착하였을 당시 초기에 시행된 동맥혈가스분석 검사 시각 및 검사 결과, 혈장 젖산 검사 시각 및 검사 결과는 어떠하고, 이와 같은 검사 결과는 환자의 어떤 상태를 반영하는 것이며, 이와 같은 이상 검사 결과가 나타난 이유는 무엇인지요?

▷ 첫 동맥혈가스 검사 시각은 17시 7분이었고 검사 결과는 pH 7.07, pCO_2 35.5mmHg, pO_2 98.7mmHg, BE-B -18.4mmol/l, HCO_3^- 10.4mmol/l였으며, 혈장 젖산 검사 시각은 17시 36분이었고 검사결과는 12.2mmol/l이었습니다. 위의 검사 결과(pH, BE-B의 심한 하강, 젖산의 심한 상승)로 볼 때 환자는 심한 대사산증(metabolic acidosis)을 나타내고 있는 것으로 보이며 이유는 체내 산소공급 부족으로 인해 체내에서 포도당의 무산소대사(anaerobic pathway)가 일어난 결과인 것으로 생각합니다.

4 OO대학병원 의료진이 위와 같은 환자의 초기 임상 양상 및 검사 결과들을 바탕으로 내린 추정 진단 내용 및 향후 치료 계획은 무엇인지요?

▷ 환자가 저산소성 뇌손상을 받은 것으로 추정하고 초기의 치료계획으로는 환자에 대한 정밀 관찰(close observation), 심근수축제(inotropics)의 투여, 호흡 관리(ventilator care), 혈당 관리, 수액의 투여량/배설량 균형(intake/output balance) 유지, 저산소성 뇌손상에 대해 신경과에 자문을 의뢰하고 수술 상처 관리를 위해서는 산부인과에 자문을 의뢰할 계획이라고 기록되어 있습니다.

5 OO대학병원 의료진이 위와 같은 환자의 초기 임상 양상 및 이후 입원기간의 임상 양상을 함께 고려하여 내린 진단 내용은 무엇인지요?

▷ 환자가 저산소성 뇌손상을 입어 혼수상태에 있는 것으로 진단하고 장기간 입원치료가 필요할 것으로 판단한 것으로 보입니다.

6 의료진은 2009년 12월 18일 환자에 대한 뇌 CT 검사를 시행한 것으로 보이는 바, 뇌 CT검사를 시행한 목적, 시행한 뇌 CT 검사에서 의심되는 이상소견은 무엇인지요?

▷ 뇌 CT 검사를 시행한 목적은 저산소증으로 인한 뇌의 손상부위와 정도를 알아보기 위해서이며 CT 검사소견은 양측 대뇌반구(cerebral hemosphere)에 광범위한 저밀도(diffuse low density) 음영소견을 보여 허혈성 뇌손상을 의심한다고 기록되어 있습니다.

7 환자는 OO대학병원 입원 당시 뇌파 검사를 받은 것으로 보이는바, 뇌파 검사를 받은 일자 및 그 검사 결과는 무엇인지요?

▷ 2009년 12월 20일 검사에서 뇌파 검사(EEG) 판독 결과는 비정상적 뇌파를 보이며 전체적인 대뇌기능 장애를 보인다고 기록되어 있습니다.

8 환자는 2009년 12월 18일 이후 강남 OOOO병원의 중환자실 입원기간 동안 주로 어떤 처치를 받게 되었는지요?

▷ 생체활력징후(vital signs)의 주기적 측정(순환, 호흡, 의식 상태 측정), 인공기도 관리(산소 투여, 기도 내 분비물 흡인 등), 피부장애의 위험 관리(환자 자세를 수시로 바꾸어 욕창 방지), 항생제 투여에 의한 감염 관리(폐렴, 요로염 등의 방지), 낙상 예방 관리, 고체온 관리, 환자 위생 관리, 통증치료, 비위관(nasogastric tubc) 관리, 도뇨관(foley catheter) 관리, 영양 관리, 혈당 관리 등을 해준 것으로 기록되어 있습니다.

9 환자는 OO대학병원 입원 당시 기관절개술을 받은 것으로 보이는바, 일반적으로 기관절개술과 기관 삽관술의 차이점, 이 환자에서 기관절개술이 시행된 일자 및 그 이유는 무엇인지요?

▷ 기관절개술은 장기간 기도확보 및 호흡 관리를 위하여 선택적으로 시행하는 방법이나 드물게는 기관 삽관술이나 윤상갑상막 절개술(cricothyrotomy)이 실패하였거나 불가능할 때 응급으로 기도확보를 위하여 실시하는 방법이며 시술 시에 시술자의 능숙한 수기가 필요

하고 시간이 걸리는 방법입니다.

기관 삽관술도 1차적인 기도확보와 호흡 관리를 위하여 기관 내에 튜브를 삽입하는 방법으로 전신마취 시에는 대부분 기관 삽관을 시행하며 심폐정지 등의 응급상황에서도 기도확보를 위하여 기관 삽관술을 시행하는 경우가 대부분입니다. 그러나 장기간(3주 이상) 환자의 호흡 관리가 필요한 경우에는 기관 내 합병증 발생가능성, 분비물 제거의 어려움 등으로 인해 기관절개술로 대체하고 있습니다.

기관절개술 시행일자는 2009년 12월 30일이며 시행된 이유는 환자가 장기간의 호흡 관리를 필요로 한다고 판단하였기 때문인 것으로 생각합니다.

10 환자의 의식 상태 및 운동기능은 입원기간 동안 어떠하였고, 그 이유는 무엇인지요?

▷ 2010년 1월 4일의 간호기록에 의하면 환자의 의식은 혼수상태였으나 이름을 부르면 눈을 크게 뜨는 상태였고 운동기능은 왼쪽 두 번째 손가락을 지속적으로 움직이는 양상을 보이는 것으로 기록되어 있습니다.

11 OO대학병원 의료진의 환자에 대한 처치 과정에 임상 증세를 악화시킨 부적절한 점이 있는지요? 있다면 어느 부분인지요?

▷ OO대학병원의 진료기록부를 검토한 결과 의료진의 환자에 대한 처치 과정에서 부적절한 점은 없었던 것으로 판단합니다.

▪ 환자의 저산소성 뇌손상과 관련

1 환자의 저산소성 뇌손상의 주된 발생 시점은 언제인지요?

▷ 수술 완료(16시 10분) 직후 혈압과 맥박측정이 잘 안 되고 거친 호흡소견을 보였다는 기록으로 보아 이때부터 호흡과 순환기능에 이상이 발생한 것으로 추정됩니다. 호흡과 순환기능에 이상이 발생하였을 때는 즉각적인 처치를 해주지 않으면 체내 산소섭취와 조직으로의 산소운반에 장애를 가져와 저산소성 뇌손상을 유발할 가능성이 높습니다.

2 환자의 저산소성 뇌손상의 주된 발생 원인은 무엇인지요?

▷ 이 환자에서 저산소성 뇌손상의 발생 원인은 갑자기 발생한 심폐기능의 장애에 의한 것으로 추정되나 상세한 마취기록지가 첨부되지 않아 환자의 심폐기능이 갑자기 악화된 정확한 이유를 알 수 없습니다. 마취제인 포폴의 유도용량은 총 10cc(100mg)로 성인 환자의 마취유도를 위해 사용한 용량으로서는 적정하다고 할 수 있으며 추가로 투여된 용량(5DW500cc IV+포폴 1A mix IV 4~5gtt)은 용량이 몇 mg짜리인 ample을 섞은 것인지를 정확히 알지 못하여 사용량의 적정 여부에 대해서는 판단하기 어렵습니다('OOO 산부인과 진료 경과 관련' 문항4의 답변 내용을 참고하시기 바랍니다). 수술 직후 갑자기 발생한 심폐기능 장애의 추정할 수 있는 원인으로는 ①약제의 작용 자체로 인한 심폐기능 억제, ②환자가 원래 가졌으나 수술 전에 발견되지 않았던 심폐질환, ③매우 드물지만 포폴에 의한 아나필락틱 반응(anaphylactic reaction) 등이 있습니다만 보내온 자료만으로는 정확한 발

생 원인을 알 수 없습니다.

3 환자의 저산소성 뇌손상을 초래할 만한 후천적 질환이 있었는지요?

▷ OO대학병원에서의 검사기록에 의하면 ①심초음파에서 심장기능은 좌심실은 전체적으로 정상적인 수축기능을 가졌으며 좌심방은 크기가 작다고 되어 있고 좌심실에 혈액이 차는 양상(LV filling pattern)에서 이완 장애(relaxation abnormality)를 보이는 것으로 되어 있으나 각 심장판막(cardiac valve) 기능은 모두 정상으로 기록되어 있으며, ②흉부 방사선 소견에서 폐는 정상으로 기록되어 있습니다.

이상으로 볼 때 환자에서 저산소성 뇌손상을 초래할 만한 후천적 심폐질환은 없었던 것으로 판단됩니다.

Ⅲ. 서울OO지방법원 제OO민사부 사실 조회서에 대한 회신

[2010가합 00000 손해배상(의)]

사실 조회사항

1 피고 전OO(이하 "피고")은 마취유도를 위해 포폴 4cc, 4cc, 2cc를 10초 간격으로 정맥주사하고, 이후 500cc의 포도당에 포폴 20cc를 섞은 후 4gtt(1gtt는 시간당 16cc가 들어가는 속도)로 마취 유지를 위한 정맥주사를 하였는데 이는 마취사고를 일으킬 수 있는 과도한 용량인지 아니면 수술 시에 통상적으로 사용될 수 있는 용량인지요?

▷ 환자의 마취유도를 위해 투여한 포폴 10cc(100㎎)는 마취유도 용량으로서는 적정용량의 범위에 들어가며 마취유지를 위해 500cc의 포도당에 포폴 20cc를 섞은 후 시간당 64cc의 속도로 주입한 것(1,000cc에 포폴 40cc(400㎎) 함유, 1cc=0.4㎎이므로 시간당 주입량은 0.4㎎×64=25.6㎎=25,600㎍, 환자의 체중을 50kg으로 가정할 때 8.53㎍/kg/min으로 계산됨)은 통상적으로 진정효과를 위해 사용될 수 있는 용량입니다.

참고로 포폴의 사용량은 마취유도 시에는 정맥으로 1~2.5㎎/kg(체중)의 범위에서 투여하고 마취유지를 위해서는 50~200㎍/kg/min., 진정효과를 위해서는 25~100㎍/kg/min.의 범위에서 사용하나 반드시 환자의 호흡 상태, 심혈관계 상태 변화를 면밀히 관찰하면서 용량을 적절히 조절하여야 합니다.

2 피고는 음핵수술 시 혈압과 맥박수, 심전도, 산소포화도를 계속적으로 측정할 수 있도록 YM-6000이라는 장비를 사용했는데 동 장비에 대해 알고 있는지요? (알고 있다면) 동 장비는 활력징후에 이상소견이 있을 경우에는 알람이 울려 의사에게 경고한다고 하는데 사실인지요?

▷ YM-6000은 현재 병원이나 의원에서 사용하고 있는 환자감시 장비의 한 종류로 국내 OO의료기회사에서 Mediana란 상표로 제조, 판매하고 있습니다. 이 환자감시 장비는 혈압, 맥박수, 심전도, 산소포화도를 지속적으로 측정할 수 있는 기능과 활력징후에 이상소견이 있을 경우 경고음을 내는 경고 장치를 갖고 있는 것으로 알려져 있습니다.

3 피고가 음핵수술을 할 당시에 다른 간호조무사가 YM-6000 장비를 통해서 환자의 활력징후를 계속 관찰하였는데 반드시 의사가 하지 않았더라도 개인의원의 현실적인 여건상 숙련된 간호조무사가 수술 당시 지속적인 모니터링을 하였다면 큰 문제는 없는지요?

▷ 개인의원에서 숙련된 간호조무사가 수술과 마취 중에 의사의 지시에 따라 환자의 활력징후를 지속적으로 감시하였다면 문제가 되지는 않는다고 생각합니다.

4 피고가 음핵수술 완료 직후 환자의 혈압측정이 잘 안되고 통상적으로 보이는 통증에 반응이 미약하였는데 이러한 경우 가장 흔한 원인은 무엇으로 볼 수 있는지요?

▷ 혈압측정이 잘 안 되는 것은 순환계에 장애가 발생하여 심한 혈압하강이 일어났을 가능성을 가리키며, 순환계 장애의 원인으로는 ①마취 중 환자에서 저산소(혈)증의 발생 ②마취제의 과용량 사용 ③수술에 의한 과다 출혈 ④외과적 시술에 따른 기계적 장애에 의한 심혈관계 억제나 반사반응 ⑤과도한 전처치제의 사용 ⑥환자가 원래 갖고 있던 심혈관계 질환의 영향 ⑦마취에 앞서 사용한 치료약제들(항고혈압제, 진정제 등)의 영향 ⑧환자의 갑작스런 자세 변화 등이 있습니다.
통증에 대한 반응이 미약한 경우는 마취상태에서 충분히 회복되지 못하였을 경우를 생각할 수 있으며 불충분한 회복 원인으로는 ①과탄산혈증, 저산소혈증, 저혈압, 저혈당증, 전해질 불균형, 대사성 장애 ②마취 전부터의 혼수, ③마취 전 투약의 잔류효과 ④저체온 ⑤뇌손상 ⑥각 개인의 체질적 차이 등이 있습니다. 그러나 이 환자에서 발생한 소견(혈압측정이 잘 안되고 통증반응이 미약함)의 원인이 무엇인지는 판단하기 어렵습니다.

5 피고 이OO은 환자 상태가 거친 호흡소견을 보이고 맥박 체크가 분명하지 않자 바로 기관 내 삽관을 통해 기도를 확보하기로 하고 기관 내 삽관과 동시에 에피네프린 1앰플을 정맥주사하고 앰부백을 통한 산소공급과 심장마사지를 시행하면서 동시에 119에 연락하였는데 이러한 조치는 적절하다고 볼 수 있는지요?

▷ 심폐소생술의 기본 원칙을 충실히 지켰으며 환자 상태의 호전을 위하여 최선의 조치를 시행하였다고 생각합니다.

6 피고 이OO은 기관 내 삽관을 하고 피고가 청진을 하였는데 튜브가 식도로 들어간 것을 확인하고 바로 재삽관을 하여 정상적으로 삽입된 것을 확인하였는데, 기관 삽관 시 튜브가 식도로 들어가는 경우가 있을 수 있는지요? 설사 그렇더라도 곧 바로 재삽관에 성공하면 큰 문제는 없는지요?

▷ 기관 내 삽관 시 튜브가 식도로 들어가는 경우는 간혹 발생할 수가 있습니다(특히 기관 내 튜브 삽관이 어려운 상기도의 해부구조를 가진 환자의 경우). 이때 가장 중요한 것은 식도 내에 삽입된 것을 즉시 발견하고 신속히 기관 내 재삽관을 시행하여 환기중단 시간을 최소화 하는 것이므로 곧바로 재삽관에 성공하였으면 문제가 없을 것으로 판단합니다.

7 당시 심전도 모니터상으로는 심실빈맥 소견을 보였는데 그 이유는 무엇인지요?

▷ 심실빈맥은 심실세동의 가장 흔하고 위험한 유발인자로서, 심박수의 빠르기에 따라 맥박

을 촉지할 수도 있고 촉지 못할 수도 있는데 환자의 의식이 없거나 맥박을 촉지할 수 없다면 심실세동에 준하는 응급소생술을 바로 시행하여야 합니다. 심실빈맥의 발생은 관상동맥질환을 포함한 기존의 심장질환, 저산소혈증, 심한 저혈압(쇼크 상태)이 주요 원인일 수 있습니다.

8 피고 이OO은 119 도착 시까지 지속적으로 앰부백을 통한 산소공급과 심장마사지를 시행하였는데 환자 상태는 처음에는 빠른맥과 고혈압 소견을 보이다가 나중에는 혈압 70/40mmHg, 맥박수 50~60회로 서하된 소견을 보였는데 그 이유는 무엇인지요?

▷ 처음에 보인 빠른맥과 고혈압 소견은 승압제(에피네프린)투여와 심장마사지에 의한 심기능 항진효과로 생각되며 나중에 느린맥과 저혈압 소견을 보인 것은 심장마사지의 중지와 승압제 효과의 소실 때문(이때 맥박을 촉지하였으나 아주 미약하거나 불확실하다고 기록되어 있음)인 것으로 추정됩니다 .

9 피고 이OO은 에피네프린 1앰플 추가 후 심장마사지와 앰부백을 통한 산소공급을 지속하면서 119가 도착하기를 기다렸는데 이는 당시 정황상 적절한 조치였나요?

▷ 119 구급차가 도착할 때까지 개인의원에서의 응급소생술 처치로서는 적절한 조치였던 것으로 판단합니다.

10 119 구급차는 처음 호출 시로부터 30여 분이 경과한 때에 도착했는데 119 구급차가 좀 더 빨리 도착했더라면 환자의 상태가 지금과는 달랐을 가능성도 있는지요?

▷ 119 구급차가 30분보다 더 빨리 도착하였을 경우 환자의 상태가 달라졌을 가능성은 환자의 예후에 영향을 미칠 수 있는 여러 변수들(구급차 도착 시의 환자 상태, 구급차 심폐소생술 시행 인력의 전문성 여부, 심폐소생술 시행에 필요한 충분한 약제들과 제세동기 등 장비의 비치 여부)을 고려하여야 하기 때문에 보내준 기록만으로는 판단하기가 어렵습니다. 참고로 저산소증 상태가 5분 이상 지속될 경우 뇌는 비가역적 손상을 받을 가능성이 크며 이러한 손상을 받았을 경우 의식의 회복이 어려울 수 있습니다.

§ 사례3 성형외과

I. 사건 개요

(1) 망 소OO(35세 여자)은 (사)한국OO협회의 정회원(예명 : OO)으로 활동하여 오던 중이던 2010년 10월 18일경 원고(빈OO)가 운영하는 OO성형외과병원에 내원하여 얼굴 부위에 대한 성형수술(듀얼리프팅, 코 부위 및 이마 부위 주름제거술 등)을 받기로 결정하였습니다.

(2) 원고측(원고 또는 진료보조원 조OO)은 2010년 10월 19일 11시경 망인에 대한 성형수술을 하기 위한 수면마취시술을 행함에 있어, 마취전문의의 참여 없이 원고가 지켜보는 가운데 간호사인 조OO로 하여금 망인(체중 55~60㎏)에게 정맥마취제인 포폴 50㎎과 마약성 진통제인 케타민 50㎎을 약 1~2분에 걸쳐 투여하도록 했습니다(첨부서류 중 원고측 진료기록부 참조).

(3) 그런데, 원고는 망인에게 포폴과 케타민을 투약한 직후에 망인이 갑작스런 호흡기능 마비 및 심정지 증세를 일으키자, 약 30분 동안 독자적으로 응급처치를 하다가, 같은 날 11시 52분경에 119 구급대에 신고하였습니다(첨부서류 중 구급활동일지 참조).

(4) 119 구급대는 같은 날 11시 59분경에 현장에 도착하였는데, 그 무렵에는 망인은 이미 의식을 잃은 상태였을 뿐만 아니라, 동공의 반응이 측정되지 않는 상태였습니다(첨부서류 중 구급활동일지 참조).

(5) 119 구급대의 구급반장은 망인을 OO성형외과병원에서 가장 가까운 곳에 위치한 OOO대학교병원으로 이송할 것을 권유하였으나, 원고는 망인을 OO대학교병원으로 이송하여 줄 것을 요구하였습니다.

(6) 이에 119 구급대 구급반장은 원고의 요구에 따라 망인을 OO대학교병원 응급실로 이송하였으나, 119 구급대 차량이 OO대학교병원의 중환자실에 도착한 2010년 10월 19일 12시 14분경에는 망인은 이미 혼수(coma)상태에 빠져 있었고, 망인은 그 이후부터 약 40일 동안 혼수상태에서 OO대학교병원 중환자실에서 보전적 치료만을 받다가 2010년 11월 30일 14시경에 사망하였는데, 선행사인으로는 저산소성뇌손상, 중간 선행사인으로는 급성심부전, 직접사인으로는 급성호흡곤란증후군이었던 것으로 확인되었습니다(첨부서류 중 사망진단서 참조).

Ⅱ. 서울OO지방법원 제OO민사부 진료기록 감정촉탁서에 대한 회신 (1)

[2010가합 000000 채무 부존재 확인]

감정사항

■ 포폴과 케타민의 투여방법의 적정성 여부, 호흡기능 마비 및 심정지의 발생 원인 관련

원고는 '2010년 10월 19일 11시경 망인에 대한 수면마취를 위하여 포폴(propofol) 50㎎과 케타민(ketamin) 50㎎을 정맥으로 투여하였는데, 마취제 투여 직후 갑자기 망인은 맥박산소계측기상 산소포화도가 감소되면서 심박수가 측정이 안 되며 심정지가 발생하였다'는 취지로 주장하고 있습니다.

1 원고가 망인에게 투여한 포폴과 케타민의 사용법 및 위 각 약물의 투여 시 주의사항으로는 어떠한 것이 있는지요?

▷ ① 포폴과 케타민의 사용법과 적정 사용량은 다음과 같습니다.

	사용 목적	투여방법	적정 사용량
포폴(프로포폴)	마취유도	정맥주사	1~2.5㎎/㎏

포폴(프로포폴)	마취유지	정맥 점적주입	50~200㎍/kg/min
	진정	정맥 점적주입	25~100㎍/kg/min
케타민	마취유도	정맥주사	1~2㎎/kg
		근육주사	3~5㎎/kg
	마취유지	마취유도 용량의 1/2 내지 1/3 정도를 환자의 반응을 관찰하면서 추가 투여	

② 약제의 작용과 사용 시 주의점

· 포폴 : 정맥마취제로 흔히 사용되는 진정, 최면작용을 가진 약제로 정상 범위 내 사용 시에도 호흡억제(일시적인 무호흡 포함)와 순환억제(혈압하강 등)를 일으킬 수 있으므로 이 약제의 투여 시에는 반드시 환자의 생체활력징후 변화를 지속적으로 관찰하여야 함.

· 케타민 : 중추신경계의 특정 부위에 작용하여 탁월한 진통효과를 나타내며 해리성 마취 상태를 보이는 특성을 가지고 있고 환각 상태와 관계가 있음. 호흡에 미치는 영향은 다량 투여 시 기도폐쇄나 호흡억제가 나타날 수 있음. 심혈관계에 미치는 영향은 교감신경계를 자극하여 혈압을 상승시키고 심박수를 증가시키나 심근을 직접 억제시키는 효과도 있기 때문에 cathecholamine 분비가 감소된 환자들에서는 오히려 혈압을 떨어뜨릴 수 있으므로 사용 시에 환자의 생체활력징후 변화를 계속 관찰하는 것이 필요함.

2 망인의 경우 성형수술 시 체중이 55~60㎏ 정도였는데, 이러한 경우 포폴과 케타민의 각 1분당 또는 1시간당 적정 투여량은 어느 정도인지요?(특히, 포폴과 케타민을 함께 투여하는 경우의 각 약물의 1분당 적정 투여량은 어느 정도인지요?)

▷ 문항1의 답변을 바탕으로 하여 계산하면(60㎏ 기준), 포폴은 마취유도 시에는 정맥으로 60~150㎎(투여시간은 1분 이내), 마취유지 시에는 정맥을 통한 점적주입(drip infusion)으로 3~12㎎/min, 180~720㎎/hr입니다. 그러나 환자의 전신 상태에 따라 투여용량의 차이가 크므로 항상 환자의 상태를 관찰하면서 투여용량을 조절하여야 합니다.

케타민은 마취유도를 목적으로 정맥투여 시에는 60~120㎎(투여시간은 1분 이내), 근육으로 투여 시에는 180~300㎎ 범위에서 투여할 수 있으나 역시 환자의 전신 상태에 따라 투여용량의 차이가 크므로 항상 환자의 상태를 관찰하면서 투여용량을 조절하여야 합니다.

포폴과 케타민을 함께 투여할 경우에는 두 약제의 길항효과(상승효과)가 나타날 수 있기 때문에 약제의 용량을 줄여 사용하는 것이 원칙이며 두 약제 모두 유효 최저용량을 기준으로 계산하면 마취유도 목적으로 정맥으로 투여 시에는 포폴 60㎎, 케타민 60㎎ 정도의 용량을 사용할 수 있으나 환자마다의 차이가 클 수 있기 때문에 분당 사용량을 정확히게 계산하기는 어렵습니다.

3 원고는 포폴 50㎎과 케타민 50㎎을 1~2분 사이에 한꺼번에 망인에게 투여하였는데, 이러한 투여량 및 투여방법이 적정하였다고 볼 수 있는지요?

▷ 포폴이나 케타민 모두 소량을 사용하였기 때문에 투여량이나 투여방법에서는 문제가 없다고 생각합니다만(문항2의 답변 내용 참조) 이때도 환자의 활력징후 변화에 대한 지속적 관찰은 필요합니다.

4 원고의 주장에 따르면, 원고가 망인에게 포폴 50㎎과 케타민 50㎎을 투여한 때로부터 약 1~2분 사이에 망인의 산소포화도가 감소하면서 심박수가 측정이 안 되며 심정지가 발생하였다는 셈이 되는데, 포폴과 케타민의 투여 직후에 호흡기능 마비증세 및 심정지가 동시에 오는 경우가 일반적인지, 아니면 호흡기능 마비증세가 먼저 발생한 후 심정지가 오는 경우가 일반적인지요?

▷ 마취약제의 사용에 따른 부작용으로 환자에게 문제가 발생하였을 시 일반적으로 호흡억제 내지 호흡마비가 먼저 나타나는 경우가 많으나 호흡마비와 순환정지(심정지)가 동시에 나타날 수도 있습니다.

5 문항4에 관련하여, 호흡기능 마비증세 및 심정지가 동시에 오는 경우가 일반적이라면 호흡기능 마비증세 및 심정지가 동시에 오는 원인은 무엇이라고 볼 수 있는지요?

▷ 환자에서 마취약제에 의한 아나필락시스 반응(anaphylaxis reaction)이 발생한 경우 호흡기능과 심기능이 동시에 심하게 억제되거나 정지될 수 있습니다. 아나필락시스 반응이 아닌 다른 원인들(약제의 과량 사용 때, 또는 적정용량 사용했더라도 약제에 의한 순간적인 무호흡상태, 기도폐쇄 발생 시)에 의한 호흡이나 순환장애 시에는 호흡억제나 호흡마비가 먼저 발생하고 이어 심정지가 발생하는 것이 일반적입니다.

6 문항4 관련, 호흡기능 마비증세 발생 후 심정지가 오는 경우가 일반적일 때의 질문입니다.

① 통상적으로 호흡기능 마비증세가 발생한 때로부터 어느 정도의 시간이 지난 후에 심정지가 발생하는지요?

② 호흡기능 마비증세가 발생한 때로부터 일정 시간이 지난 후에 심정지가 발생하는 경우, 그 심정지의 발생 원인으로는 어떠한 것들이 있는지요?

▷ ① 호흡기능이 마비되어 체내에 환기를 통한 산소공급이 중단되면 주요 장기들이 저산소성 장기손상을 받게 됩니다. 특히 뇌조직은 저산소증에 민감하여 4~5분간 산소공급이 중단되면 비가역적 뇌손상을 받게 되고 심장도 정상적인 심근수축(심박동)을 유지하기 위한 산소소모량이 크기 때문에(관상동맥을 통해 운반된 산소량의 70%를 사용) 체내 산소공급이 중단되면 심근경색이 발생하고 이어 심정지가 초래됩니다. 호흡마비 시점에서 심정지까지의 시간은 환자에 따라 차이가 있을 수 있으나 5분 이상의 무호흡상태(산소공급 중단상태)가 지속되면 심정지가 초래될 수 있습니다.

② 산소공급의 중단으로 심장근육으로 운반되는 산소량이 부족하여 심장근육이 활동을 유지하기 위한, 즉 수축을 할 수 있는 에너지를 확보하지 못하기 때문입니다.

7 포폴에 대한 사용설명서상의 '사용상 주의사항'에는 "수술 및 진단 시 의식하 진정 목적으로 투여할 때 환자에게 저혈압, 무호흡, 기도폐쇄, 산소불포화가 있는지 지속적으로 관찰되어야 한다"라고 기재되어

있는 점에 비추어 볼 때, 포폴과 케타민은 통상적으로 심정지까지 유발하는 약물은 아닌 것으로 보이는데, 포폴과 케타민에 의하여 심정지까지 유발된 경우가 있는지요?

▷ 포폴과 케타민은 임상마취에서 자주 사용하는 마취약제로서 사용방법, 사용량에 주의하고 환자 활력징후 변화를 지속적으로 관찰하면서 사용하면 안전한 마취약제입니다. 따라서 포폴과 케타민에 의한 심정지 발생빈도는 매우 낮습니다. 그러나 약제의 과량 사용이나 약제투여 후의 일시적인 무호흡, 기도폐쇄, 저혈압 발생 시에 빨리 발견하여 적절한 대처를 하지 못할 경우에는 저산소증이 발생하고 이어 심정지기 발생할 수도 있습니다.
또 하나의 원인으로는 극히 드물기는 하나 특정 환자에서 약제에 대해 아나필락시스 반응(anaphylaxis reaction)을 일으킬 경우에는 갑자기 호흡마비와 심정지가 발생할 수도 있습니다.

8 이 사건 망인의 경우, 호흡기능 마비증세 및 심정지가 동시에 발생한 것으로 보이는지, 아니면 호흡기능 마비증세가 발생한 후 어느 정도의 시간이 지난 후에 심정지가 발생한 것으로 보이는지요?

▷ 진료기록부 중 마취와 관련한 기록을 보면 환자의 마취 전 활력징후는 모두 정상이었으나(혈압 120/80mmHg, 심박수 75회/분, 호흡수 17회/분, 산소포화도 100%) 프로포폴과 케타민 투여 직후 맥박이 만져지질 않고, 청색증이 나타나고, 산소포화도가 떨어지고, 심정지(심장 무수축)가 발생한 것으로 보아 호흡정지와 심정지가 동시에 발생한 것으로 추정됩니다.

9 이 사건 망인에게 호흡기능 마비증세와 심정지가 동시에 또는 순차적으로 발생한 직접적인 원인은 무엇인지요?

▷ 정확한 원인은 알 수 없으나 사용한 마취약제의 용량은 정상용량 범위 내였고 마취약제 투여 즉시 호흡과 심장기능이 동시에 정지된 것으로 보아 환자에서 마취약제에 대한 아나필락시스 반응이 나타난 것으로 추정합니다.

10 포폴에 대한 사용설명서상의 '사용상 주의사항'에는 "이 약은 진단자나 수술시행자에 의해 투여되어서는 안 된다"라고 기재되어 있는데, 포폴을 수술시행자로 하여금 투여하지 못하도록 하고 있는 이유는 무엇인지요?

▷ 포폴은 마취유도와 마취유지에 사용되는 정맥마취제이고 약제가 호흡억제와 심혈관기능억제를 초래할 수 있기 때문에 마취 시작에서부터 끝날 때까지 환자 생체활력징후의 변화에 대한 지속적인 감시가 필요합니다. 따라서 수술시행자가 환자의 수술과 환자 상태 감시를 동시에 시행할 수는 없기 때문에 환자의 안전한 마취관리를 위하여 수술 의사는 수술에만 전념하고 마취는 마취과 의사에게 맡기는 것이 원칙이기 때문입니다.

■ 호흡기능 마비 및 심정지가 발생한 후 원고가 취한 조치의 적절성 관련

원고는 '망인에게 포폴과 케타민을 투여한 때(11시경)로부터 1~2분 정도 지난 후에 바로 심장마사지를 시행하면서 앰부배깅으로 인공호흡을 하기 시작함과 동시에 심장을 뛰게 하고 혈압

을 상승시키기 위하여 에피네프린과 아트로핀이라는 약물을 즉시 주입하였으며, 계속해서 심장마사지와 앰부배깅을 시행하면서 11시경 기관 내 삽관을 실시하였고, 환자의 호흡과 맥박이 돌아올 때까지 에피네프린과 아트로핀을 일정 간격을 두고 정맥 주입하였으며, 망인은 11시 30분경 자가호흡이 돌아왔고, 심전도 상심박동수가 회복되며 산소포화도가 97% 이상으로 유지되기 시작하였다'는 취지로 추정하고 있습니다.

1 통상적으로 수면마취제 등(포폴과 케타민)의 투여 직후에 환자에게 호흡기능 마비증세 및 심정지가 발생하였을 경우에 즉각적으로 취하여야 할 조치들로는 어떠한 것이 있는지요?

▷ 환자에게 호흡과 순환장애가 발생한 것을 인지한 즉시 환자의 기도확보와 유지, 인공환기를 통해 100% 산소투여, 수액 및 승압제의 투여, 흉부압박법 시행(일종의 심장마사지), 심실제세동기의 사용 등의 적극적인 심폐소생술을 시행하여 환자의 호흡과 순환기능을 회복시키는 것이 중요합니다.

2 원고의 주장에 따르면, 망인의 경우에는 호흡기능 마비증세 및 심정지가 발생한 때로부터 약 28~29분 동안에 걸친 원고의 응급처치 후에 망인의 자가호흡이 돌아왔고, 심박동수가 회복되며 산소포화도 97% 이상으로 유지되기 시작하였다는 셈이 되는데, 통상적으로 환자에게 수면마취제 투여 후 호흡기능 마비증세 및 심정지가 발생하였을 때, 그 직후부터 저산소성 뇌손상을 막기 위해서는 최소한 어느 정도의 이상의 산소포화도를 유지하여야 하는지요?

▷ 산소포화도는 대기를 호흡하는 건강한 사람의 경우 97~98%가 정상이며 일반적으로 95% 이상을 정상으로, 90~95% 까지를 경미한 저산소증으로 간주하며 90% 이하일 때는 저산소증으로 간주하여 신속한 산소공급을 필요로 합니다. 따라서 저산소성 뇌손상을 방지하려면 95% 이상의 산소포화도를 유지하도록 하는 것이 바람직합니다.

3 환자에 대한 수면마취를 시도하다가 호흡기능 마비증세가 발생하는 경우, 저산소성 뇌손상을 막을 수 있는 정도의 산소포화도를 유지시키기 위해서는 구체적으로 어떠한 조치들을 취하여야 하는지요?

▷ 약제의 추가 투여를 중지한 후 먼저 기도를 확보하고(필요할 경우 기관 내 삽관을 시행), 인공환기로 100% 산소를 체내에 투여해주며 심혈관 기능에 이상이 있을 경우(혈압하강, 느린맥 내지 심정지 등) 수액, 승압제 투여, 흉부압박법, 심실제세동기 사용 등으로 혈압과 맥박을 정상으로 유지시켜 주어야 합니다.

4 이 사건의 경우, 원고가 망인의 호흡기능 마비증세 및 심정지를 발견한 후에 즉각적으로, 그리고 효과적으로 강제호흡을 시켰더라면 저산소성 뇌손상을 막을 수 있는 정도의 산소포화도를 유지시킬 수 있었을 것으로 보이는지요?

▷ '호흡기능 마비 및 심정지가 발생한 후 원고가 취한 조치의 적절성 관련'의 문항1에서 답한 것처럼 호흡기능 마비증세 및 심정지를 발견한 후에 즉시 100% 산소로 효과적인 인공호흡을 실시함은 물론 수액 및 승압제의 투여, 흉부압박법 시행(일종의 심장마사지), 심실제세동기의 사용 등의 적극적인 심폐소생술을 시행하여 호흡과 심장기능이 빨리 회복되

었을 때 환자의 저산소성 뇌손상을 막을 수 있는 정도의 산소포화도 유지가 가능할 것으로 생각합니다.

5 원고의 주장에 따르면, 망인은 호흡기능 마비증세 및 심정지가 발생한 때로부터 약 28~29분 동안에 걸친 원고의 응급처치 후에야 비로소 망인의 자가호흡이 돌아왔고, 심박동수가 회복되었으며, 산소포화도가 97% 이상으로 유지되기 시작하였으나, 결국 망인은 혼수상태(coma)에 빠지고 말았는데, 그 당시의 원고의 응급처치에도 불구하고, 망인이 혼수상태에 빠지게 된 직접적인 원인은 무엇이라고 볼 수 있는지요?

▷ 환자가 심폐소생술 이후에 혼수상태에 빠진 직접적인 이유는 알 수 없으나 첫째, 환자의 호흡기능 마비와 심정지가 발생한 시점을 늦게 발견하여 심폐소생술을 최초 시작한 시기가 늦었거나 둘째, 빨리 심폐소생술을 시작하였더라도 효과적인 심폐소생술, 즉 체내 각 조직에 충분한 산소를 공급하여 심폐기능이 즉시 회복할 수 있을 정도의 효율적인 소생술이 이루어지지 않았거나 셋째, 환자의 상태가 급속히 나빠져 효과적인 심폐소생술 시행에도 반응하지 않았을 가능성을 모두 배제할 수 없습니다.

6 원고가 망인의 호흡기능 마비증세를 발견한 직후에 즉각적으로, 그리고 계속적으로 산소를 공급하는 등의 조치를 취하였다면, 망인이 혼수상태에 빠지지 않도록 할 수 있었을지요?

▷ 환자에서 호흡기능 마비증세를 발견한 직후에 즉각적으로, 그리고 계속적으로 산소를 공급하는 등의 조치와 함께 심기능 회복을 위한 조치(승압제와 수액 투여, 흉부압박법 시행, 심실제세동기의 사용 등)를 동시에 취하였다면, 환자가 혼수상태에 빠지지 않았을 가능성도 배제할 수는 없습니다만, 대학병원이 아닌 개인의원에서 예상치 못한 호흡과 심정지 상태가 발생한 경우 심폐소생술에 필요한 약제와 기구, 장비의 부족, 특히 소생술에 참여하는 경험 있는 인력의 부족으로 완벽한 소생술을 시행하여 환자를 정상으로 회복시키기가 매우 어려운 것은 사실입니다.

마취와 관련한 기록으로 볼 때 환자에서 호흡과 심정지가 발생한 직후 이 의원에서 시행한 심폐소생술은 전체적으로 심폐소생술 시행원칙에 따라 적절하게 시행되었다고 판단합니다.

7 위 감정사항 사항과 관련된 참고할 만한 의학자료가 있다면, 사본하여 첨부하여 주시기 바랍니다.

▷ 참고서적으로는 Peter Safar 저, 김용라 번역의 『심폐-뇌소생술(Cardiopulmonary cerebral resuscitation)』(의학문화사, 2000)을 추천합니다.

Ⅲ. 서울OO지방법원 제OO민사부 진료기록 감정촉탁서에 대한 회신 (2)

[2010가합 000000 채무 부존재 확인]

감정사항

1 환자는 피고의원에서 유방확대술(2004년), 지방주입술(2005년)을 시술받았던 환자로 이전 수술 시 전신마취나 수면마취 시행 시 별다른 문제가 없었습니다. 특히 2005년 지방주입술 당시에는 본 건 수술에서 사용한 것과 동일한 약물과 용량, 투여방법으로 수면마취를 시행하였는데, 처음 마취 당시에는 아무런 부작용이 발생하지 않다가 본 건 시술에 이르는 기간 동안 환자에게 특이한 병적소견이나 정신적, 신체적 상태에 큰 변화가 없었음에도 불구하고 본 시술 시 약물(프로포폴과 케타민)을 투여한 직후 호흡부전, 심부전이 발생하였습니다.

① 환자가 특이한 부작용이 발현되지 않았던 동일한 약물에 대하여 그동안 정신적, 신체적 상태에 특이한 변화 소견이 존재하지 않음에도 불구하고 호흡정지, 심정지와 같은 급격한 부작용이 발현된 사례가 존재하는지요?

② 본 시술에서 환자에게 호흡정지, 심정지가 발생한 원인은 무엇이라고 추정할 수 있는지요?

▷ ① 환자가 어떤 특정 약제에 대해 용량에는 관계없이 1차 노출(1st exposure)때는 증상은 없이 감작상태(sensitization state)에 있다가 2차 노출(2nd exposure 혹은 challenge)때에 아나필락시스 반응(anaphylaxis reaction) 같은 심각한 증상(호흡정지, 심정지)이 나타나는 경우가 있을 수 있습니다.

아나필락시스(anaphylaxis)는 과민반응(hypersensitivity reaction)에 의해 중재되는, 특정 알레르기 물질(allergen), 즉 약제나 음식, 효소, 독성물질 등에 대한 과도한 반응을 말하며 발생 시 호흡기는 기관지 경련, 폐와 후두부종, 호흡곤란, 저산소증을 일으키고, 순환기는 저혈압, 빠른맥, 부정맥, 심정지까지 일으킬 수 있습니다.

② 환자에게 투여한 마취약제의 용량(프로포폴과 케타민 각각 50㎎)이 두 약제를 동시에 투여한 점을 고려하더라도 약제의 과용량 사용에 의한 호흡과 순환정지라고 보기는 어렵고, 약제 투여 즉시 호흡정지와 심정지가 발생하였던 점으로 볼 때 약제에 대한 아나필락시스 반응(anaphylaxis reaction)이 발생하였을 가능성을 추정합니다. 그러나 정확한 원인은 알 수 없습니다.

2 본 시술의사는 환자에게 투여될 약물 및 용량을 직접 확인한 후 의사가 지켜보는 가운데 간호사에게 위 약물을 정맥으로 주입하도록 지시한 바, 성형외과 개원의원인 담당의사의 이러한 조치가 수면마취의 일반 원칙을 어긴 부적절한 처치라고 볼 수 있는지요?

▷ 의사가 환자에게 투여될 약물 및 용량을 직접 확인한 후 지켜보는 가운데 간호사에게 위 약물을 정맥으로 주입하도록 지시한 것을 수면마취의 일반 원칙을 어긴 부적절한 조치라고 볼 수는 없을 것 같습니다. 원칙은 정맥주사는 의사가 직접 투여하도록 되어 있으나 대학병원에서도 의사의 감독과 지시하에 간호사가 약제를 투여하는 것은 일반적으로 시행되는 행위입니다. 다만 환자의 상태에 대한 관리와 주의 의무는 의사에게 있다고 생각합니다.

3 약물 투여 직후 환자에게 맥박산소측정기의 산소포화도 감소, 청색증, 무맥이 관찰되자 의료진은 즉시 앰부배깅(산소마스크를 통한 산소공급과 함께) 및 심장마사지를 시행하였고, 에피네프린과 아트로핀 투여, 기관 삽관 등의 응급처치를 시행하였는바, 당시 응급상황에 비추어 보았을 때 이러한 피고의원의

처치가 부적절하였다고 볼 수 있는지요?

▷ 이 상황에서 의사가 시행한 위의 조치는 모두 적절하였다고 판단합니다.

§ 사례4 성형외과

I. 사건 개요

환자(여자, 21세)는 2010년 2월 23일경 서울 OO구 OO동 소재 OO성형외과에서 프로포폴과 케타민을 사용한 수면마취를 하고 종아리 축소술을 받던 중 갑자기 호흡정지와 심정지가 발생하여 자세를 엎드린 자세에서 똑바로 누운 자세로 바꾼 후 기도 삽관 및 흉부압박, 승압제 투여, 심실제세동기 사용 등의 심폐소생술을 받았으나 소생되지 않아 119 구급대에 연락하여 OO대학병원 응급실로 후송되었으며, 동 병원에서도 계속 심폐소생술을 시행하였으나(40분) 결국 소생하지 못하고 사망함.

II. 서울OO지방법원 제OO민사부 진료기록 감정촉탁서에 대한 회신 (1)

[2010가합 000000 손해배상(의)]

감정사항

1 2010년 2월 23일경 이 사건 시술 당시 피고의원 측의 마취 과정 및 절차는 어떠하였는지요?(특히, 진료기록 및 첨부한 CCTV 녹화화면을 근거로 마취과 의사가 환자에게 시행한 마취방법 및 절차, 마취 과정에서 투여된 약제 및 용량, 마취 전 및 마취 이후 상황별 마취과 의사의 조치 등을 CCTV 화면상 시간대별로 구체적으로 특정하여 회신하여 주시기 바랍니다.)

▷ 진료기록부의 마취기록지 내용과 CCTV 화면에 대한 기술 내용에 시간 차이가 있어 마취기록지 내용과 CCTV 화면 내용을 분리하여 답변하겠습니다.

①마취기록지

12:30	환자에게 ketamine 50㎎과 propofol 60㎎이 투여되었으며 이때 마스크로 환자에게 산소를 공급함.
12:40 ~ 12:45	심정지(cardiac arrest)가 발생한 것으로 기록되어 있고, 같은 시간대에 atropine 0.5㎎, ephedrine 10㎎을 투여하고 환자의 자세를 엎드린 자세(prone position)에서 똑바로 누운 자세(supine position)로 바꾸었음. 이어 기관 내 삽관(endotracheal intubation)과 심폐소생술을 시행함.
12:45	atropine 0.5㎎, ephedrine 20㎎을 투여함.
12:50	심장 무수축증(asystole : 심정지의 일종)이 발생하였고 epinephrine이 1ample(1㎎)씩 두 번 투여되었고 심장 자동제세동기(auto-dofibrillator)를 사용함.
13:00	환자를 타 병원으로 이송함.

②CCTV 장면에 대한 기술(마취와 관련된 부분만 요약)

11:35～11:39	환자가 엎드린 자세(prone position) 취함.
11:44～11:48	마취과 의사가 수술실에 들어와 주사주입(항콜린성 약제이며 마취 전 투약제로 사용되는 robinul을 투여한 것으로 추정됨) 및 기계 조작.
11:48～11:52	마취과 의사는 환자 감시 장치인 심전도를 작동시키고 환자에게 산소를 주입함.
12:04～12:08	마취과 의사가 suction으로 환자의 입안의 분비물을 제거하고 약제 주입(항콜린성 약제인 atropine을 투여한 것으로 추정됨).
12:08～12:12	환자의 자세를 엎드린 자세에서 똑바로 누운 자세로 바꾸고 수술의와 마취의가 계속 모니터를 관찰함. 의사가 환자 손가락을 만져봄(아마 맥박산소포화도가 떨어져 맥박산소포화도 측정기의 감지기(sensor)를 점검하였던 것으로 추정됨). 간호사가 환자에게 약제 주입(dopram으로 추정됨).
12:12～12:16	다른 의사(피고의원 원장)가 수술장에 들어오고 간호사가 약제 주입(ephedrine을 투여한 것으로 추정됨). 마취과 의사가 기관 내 삽관을 시행함.
12:16～12:21	기관 내 삽관 확인(피고의원 원장), 간호사가 여러 차례 환자에게 약제를 투여함(ephedrine을 투여한 것으로 추정됨).
12:21～12:26	pen light로 환자의 동공반사 확인. 간호사 주사 주입(ephedrine을 투여한 것으로 추정됨).
12:26～12:43	간호사가 여러 차례 환자에게 약제를 주입하고(ephedrine과 atropine을 투여 한 것으로 추정됨) 마취과 의사와 함께 모니터를 관찰함.
12:43～12:52	마취과 의사가 환자의 가슴을 두 차례 주먹으로 치고(chest thump, 흉부타격법), 수차례 흉부 압박(chest compression)을 시행함(이것은 심정지가 발생한 환자에서 심장박동을 돌아오게 하기 위한 심폐소생술의 한 방법임).
12:47:21	119에 사고 접수됨.
12:52～13:01	마취 의사와 수술 의사가 흉부압박법과 흉부타격법을 계속 시행함.
13:01～13:06	심폐소생술을 시행하는 중 119 구급대원이 도착함.
13:06～13:09	119 대원이 제세동기를 작동시키고 흉부압박법을 시행함. 튜브로 기도 삽관(이미 기관 삽관이 이루어진 상태였을 텐데 다시 기관 삽관을 하였다는 내용은 이해되지 않음), 산소연결. 기관 삽관 튜브를 ambu bag에 연결하여 인공환기를 하면서 환자를 타 병원으로 이송한 것으로 보임.

위에서 언급한 것과 같이 마취기록지와 CCTV 내용이 시간이 맞지 않는 것은 어느 한 쪽의 시간기록이 잘못된 것으로 보입니다.

2 이 사건 시술과 같은 종아리 축소술 시행 시 마취 과정에서 의료준칙상 요구되는 조치와 절차(마취약물의 선택, 용량, 마취 전후의 조치, 마취방법 등)는 어떠한 것이 있는지요?

▷ 이 환자의 경우 수면마취(monitored anesthesia care : MAC, 감시하 환자마취관리법이라고도 함)를 시행한 것으로 보이는데 수면마취의 경우 마취약제의 선택, 사용량도 중요하나 더욱 중요한 것은 마취와 수술 중 환자의 생체활력징후 변화를 전신마취 시에 준하여 지속적으로 정밀하게 관찰하고 문제 발생 시 신속하게 대응하는 것이 필요합니다.

3 이 사건 시술과 같은 경우와 마취와 관련하여 의료준칙상 요구되는 조치와 절차와 비교할 경우 피고의원의 마취 과정은 어떠한 차이점이 있는지요?(피고의원에서 시행한 마취약물의 선택, 용량, 마취 전 검사, 마취 이후의 조치 등 마취에 관련된 제반절차가 의료준칙상 마취과 의사에게 요구되는 절차와 조치를 취한

것으로 볼 수 있는지요?)

▷ 마취약물의 선택과 사용량(ketamine 50㎎, propofol 60㎎)에는 아무 문제가 없으며 마취 전 검사로서는 특별한 검사를 한 기록은 없으나 문진기록지를 볼 때 이전에 수술을 받은 경험, 현재 앓고 있는 질환이나 복용약제, 약물에 대한 알레르기나 특이체질은 없는 것으로 확인되었습니다. 환자의 연령이나 전신 건강 상태, 마취방법(수면마취) 및 수술의 종류(소수술)를 고려할 때 더 이상의 검사는 필요하지 않을 수도 있다고 생각합니다.

마취 이후의 조치 문제에 대해서는 마취기록지상에 혈압과 맥박은 기록되어 있으나 산소포화도의 변화에 대한 기록은 없으며(CCTV상으로는 맥박산소포화도 측정기를 부착한 것으로 보입니다) 환자에게서 문제(호흡억제 및 심기능 장애)가 발생한 시점부터 환자가 대학병원으로 이송될 때까지 환자에 대한 심폐소생술은 여러 의사들에 의해 시행된 것으로 보이나 심폐소생술이 효과적으로 적절하게 이루어졌는지 여부는 마취기록지와 CCTV 녹화 내용만으로는 정확하게 판단할 수 없습니다.

4 이 사건 시술 시 마취 상태에서의 환자의 생체활력징후는 진료기록 또는 CCTV상 어떠한 상태였는지 시간대별로 구체적으로 판단 요망합니다.

▷ 마취 상태에서의 환자의 생체활력징후를 가장 정확하게 알 수 있는 방법은 마취기록지를 살펴보는 것입니다. 이 환자의 마취기록지의 경우 마취약제 투여 후 20분간(12시 30분~12시 50분)의 혈압과 맥박의 변화만 기록되어 있는데, 혈압이 하강한 기록(12시 30분에 90/60㎜Hg, 12시 40분에 80/50㎜Hg, 12시 45분에 60/50㎜Hg, 12시 50분 60/50㎜Hg)은 있으나 심정지가 발생한 것으로 표시된 12시 40분~12시 50분 사이에도 혈압이 기록된 것으로 보아 환자의 상태를 시간별로 정확하게 기록하지 못한 것 같습니다. 이것은 환자가 약제투여 후 짧은 시간내에 심한 혈압하강 내지 심정지가 발생하여 의료진이 심폐소생술에 몰두하느라 기록을 정확하게 하지 못하였을 수도 있습니다.

CCTV상으로는 의료진의 행동은 알 수 있으나 CCTV가 환자 감시 장치의 화면을 정확하게 비추지를 않아 생체활력징후 변화를 관찰할 수는 없었습니다.

5 부검 결과에 따르면 망 방OO(환자)의 사인은 그 이유를 알 수 없는 아나필락시스 증상이라고 판정하고 있습니다. 마취제에 의한 아나필락시스 반응은 구체적으로 어떠한 증상이며, 그 추정적 원인은 무엇인지, 또한 위와 같은 이상증상을 마취 전에 미리 예방하거나 예측할 수 있는 검사방법이나 조치가 있는지요?

▷ 아나필락시스 반응으로 나타나는 증상은 심혈관계는 저혈압, 빠른맥, 부정맥, 순환계 허탈이 나타나며, 호흡기계는 호흡곤란, 기관지 경련, 폐부종, 후두부종, 저산소증의 증상을 보이고 피부과적으로는 가려움증, 안면부종, 두드러기 등의 증상을 나타냅니다. 그 원인은 어떤 약제의 특정 항원(allergen)에 대한 환자의 과도한 반응(과민 반응)에 의하며, 이와 같은 이상증상을 마취 전에 미리 예방하거나 예측할 수 있는 검사방법이나 조치로는 환자가 과거 특정 약물에 대한 과민반응을 일으킨 병력이 있는지 여부를 묻는 방법과 병력이 있을 시 피부반응 검사나 항체검사(IgE radioimmunoassay)를 할 수도 있으나 이것도

완전한 예방법은 아니며 특히 병력이 없는 경우에는 특별한 검사방법이 없는 것으로 알고 있습니다.

6 피고의원측으로서 이 사건 시술과 관련된 마취 시 아나필락시스 반응을 미리 예견하거나 회피할 수 있었는지요?

▷ 이 환자는 과거력에서 마취약제에 대한 과민반응을 일으킨 병력이 없기 때문에(이전에 마취를 시행 받은 적이 없음) 마취 전에 아나필락시스 반응을 미리 예견하거나 회피하기는 어려웠을 것으로 생각합니다.

7 CCTV 화면상으로 마취 당시 환자인 방OO의 머리 쪽에 위치한 마취과 의사에 의해 지속적으로 마스크를 조정하는 과정을 확인 할 수 있는지, 또한 환자의 호흡상태가 마취과 의사에 의하여 모니터링 되고 있었는지요?

▷ CCTV 화면으로는 마취과 의사가 마취약제 투여 후 계속 마스크로 환자에게 신소를 투여하면서 환기 관리를 하고 있는 것으로 보였으나 환자의 호흡 상태에 대한 모니터링 여부는 환자감시 모니터 화면을 CCTV 화면에서는 확인할 수 없어 구체적인 모니터 내용은 확인할 수 없었습니다. 그러나 환자의 환기 관리를 하면서 호흡 상태를 감시하는 것은 마취 의사의 기본적인 의무이므로 감시를 하고 있었을 것으로 추정합니다.

참고로 말씀드리면 모니터할 내용은 환자에게 충분한 산소가 공급되고 환기가 유지되는지를 알기 위해서는 먼저 환자의 맥박산소포화도 변화를 계속 관찰하여야 하고, 환기백의 촉감과 환자 가슴의 오르고 내리는 상태(폐로 충분한 산소가 들어가는지 여부를 확인하는 방법임)를 눈으로 확인하는 것이 중요합니다. 환자가 엎드린 자세에서는 환자의 자발적 호흡이 있을 경우에는 마스크로 산소를 투여하여도 환자의 산소포화도를 정상으로 유지시킬 수 있으나 환자의 호흡이 억제되거나 정지될 경우에는 충분한 환기가 이루어지지 않을 수 있습니다. 따라서 이러한 상황에서는 빨리 환자 자세를 똑바로 누운 자세로 바꾼 후 환기 관리를 하여야 효율적인 산소투여가 가능합니다.

8 진료기록 및 CCTV 화면상 환자인 방OO에 대한 마취 당시 마스크를 통한 산소투여가 4ℓ(일반적인 수면 마취 시 투여되는 정도)로 이루어지고 있었다고 볼 수 있는지요?

▷ 마취기록지에는 산소가 마취 시작부터 계속 투여되었던 것으로 기록되어 있으나 산소투여 용량은 기록되어 있지 않습니다.

CCTV 화면에는 환자감시 장치가 보이질 않아 투여되는 산소의 양을 알 수 없었습니다.

9 진료기록 및 CCTV 화면상 피고의원 측에서 방OO 환자의 상태에 대해서 일반적으로 시행되는 모니터링 심전도, 산소포화도 감시를 시행한 사실을 확인할 수 있는지요?

▷ 마취기록지에 심박수가 기록되고 환자 손가락에 맥박산소포화도 감지기가 부착된 것으로 보아 심전도 감시와 맥박산소포화도 감시가 이루어진 것으로 추정은 되나, 마취기록지에는 맥박산소포화도의 측정 기록이 없고 CCTV 화면상에서는 환자감시 장치가 보이

질 않아 맥박산소포화도 측정 여부를 확인할 수는 없었습니다.

보내준 진료기록부의 CCTV 내용 중 11시 48분~11시 52분 사이에 기록된 마취기의 기계 조작(모니터 on)에서 모니터는 심전도로 추정된다고 하였는데 CCTV 화면에서 보이는 간호사들이 관찰하고 있는 기계는 심전도가 아니라 환자 다리에 시술(전기침 자극)을 하기 위해 전압의 강도를 조절하는 전기장치로 생각되며 12시 16분~12시 21분 사이에 피고의원 원장이 기도 삽관을 확인하였다고 하였는데 화면상으로 보니 기도 삽관을 확인한 것이 아니라 환자의 상태(동공의 반사반응 관찰 등)를 관찰한 것으로 보입니다.

10 진료기록 및 CCTV 화면상 방OO 환자의 경우 마취 시작 시 100% 산소를 통한 탈질소화를 8ℓ로 시행 후 지속적으로 4ℓ의 산소를 투여하고 있었으므로 저산소화가 바로 이루어지지 않도록 하는데 대한 충분한 조치가 이루어지고 있었다고 볼 수 있는지요?

▷ 환자에게 100% 산소로 충분한 환기를 시키고 지속적으로 4ℓ의 산소를 투여하였다면 저산소화의 예방에 도움이 되었을 것으로 생각합니다.

11 첨부된 진료기록 및 부검감정서, CCTV 화면에 의하면 소외 망 방OO 환자에게 아나필락시스 증상이 나타난 구체적인 시기는 언제로 추정되는지요?(CCTV 화면상 구체적인 시간대로 판단하여 주시기 바랍니다.)

▷ 마취기록지상에서는 12시 40분~12시 45분경, 부검감정서에는 12시 45분경 심정지(cardiac arrest)가 발생한 것으로 기록되어 있습니다.

CCTV 화면에 의하면 12시 8분~12시 12분에 문제가 발생한 것으로 추정합니다. 즉 수술의사가 시술을 멈추고 환자의 자세를 똑바로 누운 자세로 바꾸고 의사와 간호사가 모니터를 관찰하고 환자 손가락을 만져보는 것(맥박산소포화도는 대부분 환자의 손가락에 센서를 붙여 측정합니다)은 환자의 상태에 이상이 있음을 발견한 것이라고 생각합니다.

12 아나필락시스 증상이 발현될 경우 의료준칙상 마취과 의사에게 요구되는 구체적인 조치는 무엇인지요?

▷ 첫째, 우선 기도의 확보와 유지이고 둘째, 100% 산소를 사용하여 충분한 환기를 시켜 저산소증을 방지하여야 하고 셋째, 심한 혈압하강 내지 심정지가 발생하였을 경우 수액투여, 승압제 투여, 흉부압박(chest compression)과 함께 필요하면 심실 제세동기를 사용하여 심장기능을 회복시키도록 하는 것이 가장 중요합니다.

13 진료기록 및 CCTV 화면상 피고의원측의 마취과 의사가 기도 삽관 조치를 한 시기는 언제였는지요?(CCTV 화면상 구체적인 시간대로 판단하여 주시기 바랍니다). 위 기도 삽관 조치 이전 환자에 대하여 피고의원측 마취과 의사에 의해 산소포화도 감시 하에 기도확보가 적절히 이루어지고 있었던 상태라고 볼 수 있는지요?

▷ 마취기록지상으로는 마취과 의사가 기도 삽관 조치를 한 시기는 12시 45분경 전후로 추정되고 CCTV 상으로는 12시 12분~12시 16분로 추정됩니다.

기도 삽관 이전 기도확보의 적절성 여부는 마취기록지에 산소포화도가 기록되어 있질 않고 CCTV 화면상에는 환자감시 장치의 화면이 전혀 보이질 않아 산소포화도 감시하의 기도확보의 적절성 여부에 관하여는 판단할 수가 없습니다.

CCTV 화면에는 환자 주위에 시술의사와 간호사들의 모습이 주로 보이고 마취과 의사의 모습은 시술의사와 간호사에 의해 자주 가리어졌을 뿐 아니라 마취과 의사가 쳐다보는 방향으로 볼 때 환자감시 장치는 마취과 의사의 왼쪽에 위치한 것으로 추정되나 화면에는 전혀 보이질 않아 질문의 답변에 한계가 있습니다.

14 첨부된 진료기록 및 부검감정서, CCTV 화면에 의하면 소외 망 방OO 환자에게 아나필락시스 증상이 나타난 이후 피고의원측의 조치(기도 삽관 조치 등)는 구체적으로 어떠한 것이었는지, 또한, 위 피고의원의 조치는 의료준칙상 마취과 의사에게 요구되는 조치와 비교할 경우 상이한 점이 있는지요?(아나필락시스 증상 발현 이후 피고의원측 후속조치의 시기 적절성)

▷ 진료기록부중 마취기록지에 기록된 조치내용과 CCTV 화면의 내용은 문항1의 답변과 같습니다.

위의 내용으로 볼 때 아나필락시스 증상이 발생한 이후 의원의 의료진들은 환자의 소생을 위하여 자세를 바꾸고, 기관 내 삽관을 시행하여 기도를 확보하고 산소투여, 승압제의 투여, 흉부압박, 심실제세동기의 사용, 119 구급대에 연락, 대학병원으로의 신속한 이송 등을 한 조치사항을 보면 최선을 다한 것으로 보입니다. 그러나 마취기록지상의 조치 내용과 CCTV상의 조치 내용의 시간대가 맞질 않고 환자에게 문제가 발생하였음을 인지한 후 자세 변화를 시도한 시점과 기관 삽관을 시도한 시점까지, 즉 기관 내 삽관을 하여 호흡 관리를 할 때까지 환자에게 충분한 환기와 산소투여가 되었는지, 심장압박이 효율적으로 시행되었는지 여부는 시간대별 혈압, 맥박 측정기록이 불충분하고, 맥박산소포화도 측정기록이 없어 판단할 수가 없습니다.

호흡과 심정지가 발생하면 4~5분내 100% 산소공급을 동반한 충분한 환기(adequate ventilation with 100% oxygen)와 심장기능의 회복이 이루어지지 않으면 환자는 비가역적 뇌손상을 입을 수 있고 심할 경우 사망할 수 있습니다.

15 피고의원측의 마취과 의사가 기도 삽관 조치를 할 당시 방OO 환자에게 이미 저산소성 뇌손상이 발생되었다고 볼 수 있는지요?

▷ 보내준 자료만으로는 위 14번 문항의 답변에서 기술한 이유로 저산소성 뇌손상의 발생시점을 추정할 수가 없습니다.

16 방OO 환자의 아나필락시스 증상 이후 저산소성 뇌손상이 발생된 원인은 무엇으로 추정되는지요?(기관 삽관 시기가 늦어져서 저산소증이 발생하였다고 볼 수 있는지 아니면, 저산소증이 기도의 원인이 아닌 혈압의 저하에 의한 관류압 부족에 의한 뇌산소 저하에 기인되는 것으로 볼 수 있는지, 기타 다른 추정적인 원인이 있는지 구체적으로 판단하여 주시기 바랍니다.)

▷ 문항에서 언급한 두 가지 상황이 모두 저산소성 뇌손상 발생의 원인일 가능성이 있습니다. 즉 환자가 엎드린 자세(prone position)에서 아나필락시스 증상으로 호흡곤란 내지 호

흡정지가 발생하였을 경우 즉각적인 기도확보나 산소투여 및 환기가 모두 어려울 수 있습니다. 엎드린 자세에서 똑바로 누운 자세(supine position)로 바꿀 때 시간이 걸릴 수 있고 이때 저산소증이 초래되었을 가능성을 배제할 수 없습니다. 그리고 동시에 혈압이 심하게 떨어지거나 더욱이 심정지가 발생하였을 경우에는 조직으로의 산소공급이 차단되어 심각한 저산소증을 초래할 수 있습니다. 마취기록에는 지속적인 혈압, 맥박변화의 기록이 충분치 못하고 맥박산소포화도의 기록이 없어 저산소성 뇌손상의 발생원인을 정확하게 알 수는 없으나 호흡기와 순환기의 문제 모두가 원인일 가능성은 추정할 수 있습니다.

17 피고의원측에서 방OO 환자에 대하여 심폐소생술을 시행하고, 119에 연락한 시기는 구체적으로 언제인지, 위와 같은 조치는 당시 환자의 상태 비추어 시기적절하였다고 볼 수 있는지요?

▷ CCTV 화면에 12시 21분부터 수술 의사가 여러 차례 전화를 거는 모습이 나와 있으며 119에 연락한 시간은 12시 47분 21초에 119 구급대에 사고 접수가 된 것으로 기록되어 있습니다. 119에 연락한 시기는 당시 환자의 상태에 비추어 비교적 시기적절하였다고 볼 수 있습니다.

Ⅲ. 서울OO지방법원 제OO민사부 진료기록 감정촉탁서에 대한 회신 (2)

[2010가합 000000 손해배상(의)]

감정사항

1 확보된 진료기록상 망 방OO에게 생긴 증상은 어떤 것인지요?

▷ 진료기록부의 마취기록지를 볼 때 환자가 약제투여 직후 약제에 대한 아나필락시스 반응(anaphylaxis reaction)을 일으켜(추정) 심한 호흡과 순환장애가 초래된 것으로 보입니다.

2 망 방OO에게 수술을 함에 있어서 시간단계별로 어떤 조치가 필요했는지요?

▷ 이 환자에게서 발생한 증상은 수술과 관련된 것이 아니라 마취약제 투여 후 발생한 것입니다. 시간단계별 조치는 환자의 상태에 따라 신속하고도 적절한 조치를 취하는 것이 필요합니다. 구체적으로는 이 환자의 경우 호흡과 순환장애가 발생한 것을 인지하였을 시 먼저 환자의 자세를 소생술을 시행하기에 용이한 자세로 바꾸고 환자의 기도확보, 산소투여, 자발적 호흡이 정지되었을 시에는 인공환기를 해주고, 혈압이 심하게 저하되었거나 심정지가 발생하였을 시에는 적극적인 심폐소생술(수액제제와 승압제의 투여, 흉부압박법 시행, 심실제세동기의 사용 등)을 시행하는 것이 단계별 조치사항입니다.

3 위 각 시간단계별로 망 방OO에게 성형외과 및 마취과 의사는 어떤 조치를 취했는지요?

▷ 진료기록부의 마취기록지 내용과 CCTV 화면에 대한 기술내용에 시간 차이가 있어 마취기록지 내용과 CCTV 화면내용을 분리하여 답변하겠습니다.

① 마취기록지

12:30	환자에게 ketamine 50㎎과 propofol 60㎎이 투여되었으며 이때 마스크로 환자에게 산소를 공급함.
12:40~12:45	심정지(cardiac arrest)가 발생한 것으로 기록되어 있고, 같은 시간대에 atropine 0.5㎎, ephedrine 10㎎을 투여하고 환자의 자세를 엎드린 자세(prone position)에서 똑바로 누운 자세(supine position)로 바꾸었음. 이어 기관 내 삽관(endotracheal intubation)과 심폐소생술을 시행함.
12:45	atropine 0.5㎎, ephedrine 20㎎을 투여함.
12:50	심장 무수축증(asystole : 심정지의 일종)이 발생하였고 epinephrine이 1ample(1㎎)씩 두 번 투여되었고 심장 자동제세동기(auto-defibrillator)를 사용함.
13:00	환자를 타 병원으로 이송함.

② CCTV 장면에 대한 기술(마취와 관련된 부분만 요약)

11:35~11:39	환자가 엎드린 자세(prone position) 취함.
11:44~11:48	마취과 의사가 수술실에 들어와 주사주입(항콜린성 약제이며 마취 전 투약제로 사용되는 robinul을 투여한 것으로 추정됨) 및 기계 조작.
11:48~11:52	마취과 의사는 환자 감시 장치인 심전도를 작동시키고 환자에게 산소를 주입함.
12:04~12:08	마취과 의사가 suction으로 환자의 입안의 분비물을 제거하고 약제 주입(항콜린성 약제인 atropine을 투여한 것으로 추정됨).
12:08~12:12	환자의 자세를 엎드린 자세에서 똑바로 누운 자세로 바꾸고 수술의와 마취의가 계속 모니터를 관찰함. 의사가 환자 손가락을 만져봄(아마 맥박산소포화도가 떨어져 맥박산소포화도 측정기의 감지기(sensor)를 점검하였던 것으로 추정됨). 간호사가 환자에게 약제 주입(dopram으로 추정됨).
12:12~12:16	다른 의사(피고의원 원장)가 수술장에 들어오고 간호사가 약제 주입(ephedrine을 투여한 것으로 추정됨). 마취과 의사가 기관 내 삽관을 시행함.
12:16~12:21	기관내 삽관 확인(피고의원 원장), 간호사가 여러 차례 환자에게 약제를 투여함(ephedrine을 투여한 것으로 추정됨).
12:21~12:26	pen light로 환자의 동공반사 확인. 간호사 주사 주입(ephedrine을 투여한 것으로 추정됨).
12:26~12:43	간호사가 여러 차례 환자에게 약제를 주입하고(ephedrine과 atropine을 투여 한 것으로 추정됨) 마취과 의사와 함께 모니터를 관찰함.
12:43~12:52	마취과 의사가 환자의 가슴을 두 차례 주먹으로 치고(chest thump, 흉부타격법), 수차례 흉부 압박(chest compression)을 시행함(이것은 심정지가 발생한 환자에서 심장박동을 돌아오게 하기 위한 심폐소생술의 한 방법임).
12:47:21	119에 사고 접수됨.
12:52~13:01	마취 의사와 수술 의사가 흉부압박법과 흉부타격법을 계속 시행함.
13:01~13:06	심폐소생술을 시행하는 중 119 구급대원이 도착함.
13:06~13:09	119 대원이 제세동기를 작동시키고 흉부압박법을 시행함. 튜브 기도 삽관(이미 기관 삽관이 이루어진 상태였을 텐데 다시 기관 삽관을 하였다는 내용은 이해되지 않음), 산소연결. 기관 삽관 튜브를 ambu bag에 연결하여 인공환기를 하면서 환자를 타 병원으로 이송한 것으로 보임.

위에서 언급한 것과 같이 마취기록지와 CCTV 내용이 시간이 맞지 않는 것은 어느 한 쪽의 시간기록이 잘못된 것으로 보입니다.

4 진료 차트와 국과수 감정서의 시간별 진료차트에 의하면 이 사건 사망사고의 기도 삽관은 마취유도 이후 약 25분 50초경, 누운 자세로 변경시킨 후 7분 후에 이루어졌는데, 마취유도 후에 시간단계별로 어떤 조치를 취해야 하는 것인지요?

▷ 문항3의 답변 내용과 같습니다. 시간단계별 조치는 환자의 상태 변화에 따라서 즉각적으로 적절한 조치가 이루어져야 합니다. 구체적으로는 이 환자의 경우 호흡과 순환에 문제가 발생한 것을 인지하였을 시 먼저 환자의 자세를 소생술을 시행하기에 용이한 자세로 바꾸고 환자의 기도확보, 산소투여와 함께 자발적 호흡이 정지되었을 시에는 인공환기를 해주고, 혈압이 심하게 저하되었거나 심정지가 발생하였을 시에는 적극적인 심폐소생술(수액제제와 승압제의 투여, 흉부압박법 시행, 심실제세동기의 사용 등)을 시행하는 것이 시간단계별 조치사항입니다. 그리고 마취유도 이후 25분 50초경에, 누운 자세로 변경시킨 후 7분에 기관 삽관이 이루어졌다면 환자에게 저산소증이 초래되는 것을 방지하기 위해서는 마취유도 후 기관 삽관이 이루어질 때까지 환자에 대한 기도확보, 마스크를 이용한 100% 산소투여와 함께 효율적인 환기 관리가 얼마나 잘 이루어졌는지가 경과된 시간보다 훨씬 중요하다고 생각합니다.

5 마취제(케타민 및 프로포폴)를 얼마나 투여하면 저산소성에 의한 뇌손상이 발생하지 않는지, 이 사건에서 마취제를 얼마나 투여하였는지요?

▷ 참고로 케타민과 프로포폴의 적정 사용량은 다음과 같습니다.

	사용 목적	투여방법	적정 사용량
포폴(프로포폴)	마취유도	정맥주사	1~2.5mg/kg
	마취유지	정맥 점적주입	50~200μg/kg/min
	진정	정맥 점적주입	25~100μg/kg/min
케타민	마취유도	정맥주사	1~2mg/kg
		근육주사	3~5mg/kg
	마취유지	마취유도 용량의 1/2 내지 1/3 정도를 환자의 반응을 관찰하면서 추가 투여	

이 환자에게 투여된 약제용량은 케타민 50mg, 프로포폴 60mg으로 모두 적정사용량 범위 내에 속합니다.

그러나 이 약제들은 환자의 상태에 따라 적정용량 범위 내에서 사용한 경우에도 호흡과 순환기능에 영향을 미칠 수 있기 때문에 약제투여 후에 지속적으로 환자 생체활력징후 변화를 관찰하는 것이 저산소증을 방지하기 위하여 중요합니다.

6 아나필락시스 후 어떠한 응급조치가 필요하였는지요?

▷ 이 환자의 경우 아나필락시스 증상(호흡과 순환장애)이 발생한 것을 인지하였을 시 먼저 환자의 자세를 소생술을 시행하기에 용이한 자세(똑바로 누운 자세)로 바꾼 후 환자의 기도를 확보하고 산소를 투여하면서 자발적 호흡이 정지되었을 시에는 인공환기를 해주고, 혈압이 심하게 저하되었거나 심정지가 발생하였을 시에는 적극적인 심폐소생술(수

액제제와 승압제의 투여, 흉부압박법 시행, 심실제세동기의 사용 등)을 시행하는 등의 응급조치가 필요하였습니다. 개인의원의 경우 이러한 상황이 발생하면 응급소생술에 필요한 약제나 기구, 장비뿐 아니라 소생술을 시행할 인력도 부족할 수 있으므로 빨리 주변의 의사나 119 구급대에 연락하여 도움을 받고 경우에 따라서는 대형병원으로의 이송이 필요합니다.

§ 사례5 성형외과

I. 사건 개요

환자(21세 여자)는 2011년 2월 18일 지방흡입술을 시행받기 위해 개인의원(OOOOO OOO 의원)에 내원하여 propofol 마취(80cc/hr 주입)하에 수술을 받던 도중 갑자기 호흡곤란, 청색증, 심정지(asystole) 등이 발생함(추정 심정지 기간 5~8분). 즉시 심폐소생술을 시행한 후(epinephrine 1㎎을 2회 주입함) 자발적 순환이 돌아오자(Return of spontaneous circulation : ROSC) 강남 OOOO 병원 응급실로 이송되어 응급처치를 받은 후 중환자실로 옮겨져 인공호흡기에 의한 호흡 관리, 약물치료 등을 받았으나 저산소증 뇌증, 사지마비, 의식불명 진단을 받음. 2011년 3월 14일 강남 OOOO병원에서 OO요양병원으로 전원되어 치료를 받다가(두 병원에서 2011년 2월 18일부터 2011년 4월 29일까지 총 71일 입원치료 시행하였음) 2011년 4월 29일 사망함.

II. 서울OO지방법원 민사OO단독 진료기록 감정촉탁에 대한 회신

[2011가단 000000 채무부존재확인]

감정사항(마취과)

■ 프로포폴에 대하여

1 프로포폴은 어떤 약물인지요?

▷ 프로포폴(propofol)은 진정, 최면작용을 가진 alkyl phenol 유도체의 정맥마취제로서 thiopental과 유사한 작용을 가졌으며 진정, 최면효과 이외에도 기억상실을 일으킬 수 있으며 뇌압, 뇌관류압, 뇌대사율, 안압을 감소시킵니다.

2 프로포폴의 적정용량은 어떠한지요?

▷ 사용 시의 적정용량은 마취유도를 목적으로 할 때는 1~2.5㎎/kg을 정맥으로 주입하고 마취유지를 위해서는 50~200㎍/kg/min, 진정효과를 위해서는 25~100㎍/kg/min의 범위에서 사용하나 환자의 안전한 마취 관리를 위해서 반드시 환자의 호흡상태, 심혈관상태 변화

를 면밀히 관찰하면서 용량을 적절히 조절하여야 합니다.

3 프로포폴을 과량 투여하면 어떤 부작용이나 위험이 발생할 수 있는지요?

▷ 과량투여 시에 호흡에 미치는 영향은 심한 호흡억제를 일으킬 수 있고 일시적인 무호흡(30~90초)을 유발할 수도 있으며, 심혈관계에 미치는 영향은 심근에 대한 직접적인 억제작용과 전신혈관 저항을 감소시켜 평균동맥압을 30% 정도 감소시킬 수 있으므로 노인환자나 저혈량증의 환자에게 사용할 때는 특별한 주의가 필요합니다.

4 마취유지를 위하여 프로포폴을 지속적으로 투여하고자 할 때, 적정용량은 어떠한지요?

▷ 마취유지를 위해서는 50~200㎍/kg/min 범위 내에서 점적주입(infusion drip) 방법으로 사용하는 것이 안전합니다.

5 프로포폴의 부작용에는 어떤 것들이 있는지요?

▷ 문항3에서 답한 것처럼 과량 사용할 경우는 물론, 정상사용량에서도 심폐질환을 가진 환자, 저혈량증 환자, 노인 환자에서는 아래와 같은 부작용을 나타낼 수 있습니다.
①호흡에 미치는 영향은 심한 호흡억제를 일으킬 수 있고 일시적인 무호흡(30~90초)을 유발할 수도 있으며 ②심혈관계에 미치는 영향은 심근에 대한 직접적인 억제작용과 전신혈관 저항을 감소시켜 평균동맥압을 30% 정도 감소시킬 수 있으며 ③마취로부터 깨어나는 시간을 연장시킬 수 있습니다. 따라서 프로포폴 사용 시에는 환자의 생체활력징후 변화를 지속적으로 감시하면서 문제발생시 즉각적인 처치를 할 수 있는 준비가 필요합니다.

6 문항5의 부작용 발생에 대비하여 프로포폴 사용 시 사전에 준비할 사항은 무엇인지요?

▷ 첫째, 환자의 생체활력징후 변화를 지속적으로 감시할 수 있는 환자감시 장치(patient monitoring system)를 부착해야 하고 둘째, 호흡에 문제(호흡곤란, 무호흡)가 발생할 시 즉각적으로 대처하기 위하여 100% 산소, 산소를 체내에 투여할 수 있는 각종 도구들(안면 마스크, 앰부 백, 기관 내 삽관에 필요한 기관 튜브, 후두경 등), 셋째, 순환억제 발생 시 순환을 도와주기 위한 수액제제, 승압제 등 각종 약제들의 준비가 필요합니다.

7 프로포폴을 투여할 때, 주의할 사항은 무엇인지요?

▷ 환자의 전신 상태를 충분히 파악한 후 환자에게 적절한 사용량, 주입방법과 속도를 고려하여 투여하면서 환자 생체활력징후의 변화를 지속적으로 관찰하고 기도확보, 호흡 관리, 순환 관리에 유의하여야 합니다.

8 프로포폴로 인하여 호흡곤란, 저산소증의 부작용이 발생하는 의학적 기선은 어떠한지요?

▷ 프로포폴의 사용에 따른 호흡억제 혹은 호흡 곤란은 프로포폴이 호흡중추에서 저산소성 환기욕동(hypoxic ventilatory drive)을 억제하고 고탄산혈증에 대한 정상 호흡반응을 억제

하기 때문에 발생하며 순환의 억제는 심근에 대한 직접적인 억제작용과 전신혈관 저항을 감소시켜 평균동맥압을 떨어뜨리기 때문입니다. 이러한 호흡과 순환의 억제가 체내로의 산소공급을 방해하여 저산소증을 발생시킵니다.

9 프로포폴 투여 시 호흡곤란, 무호흡, 저산소증, 느린맥 등의 부작용이 발생할 수 있는지, 이를 빨리 발견하기 위한 방법은 무엇인지요?

▷ 프로포폴 투여 시 호흡곤란, 무호흡, 저산소증, 느린맥 등의 부작용이 발생할 수 있으며(문항8 답변 내용 참고) 이러한 증상을 빨리 발견하기 위해서는 시진, 청진에 의한 관찰과 함께 환자감시 장치를 이용하여 지속적인 환자감시를 시행하여야 합니다.

■ 호흡곤관, 호흡정지, 심정지, 저산소성 뇌손상에 대하여

1 호흡곤란은 어떤 상태를 말하는 것인지요?

▷ 환자가 자발적으로 정상적인 호흡을 수행하는 데 어려움을 느껴 충분한 산소십취와 이산화탄소 배출을 할 수 없는 상태를 말합니다.

2 호흡곤란에 의한 저산소증이 발생하였을 때, 그에 대한 적절한 응급처치는 무엇인지요?

▷ 안면마스크와 앰부 백을 이용하여 환자에게 산소를 투여하면서 환자의 호흡을 도와주어야 하고 마스크에 의한 환기만으로는 호흡유지가 어려울 경우(기도유지에 문제가 있을 경우)에는 기관 내 삽관을 하고 100% 산소를 투여하여 저산소증의 진행을 방지하여야 합니다.

3 위 문항2의 응급처치가 지연되거나 이루어지지 않으면 어떤 합병증이나 위험이 발생하는지요?

▷ 환자에게서 호흡곤란에 의한 저산소증이 발생하였을 때 즉각적인 호흡 관리(기도유지, 산소투여)를 하지 않으면 저산소증 상태가 진행되어 체내 주요 장기들(특히 뇌, 심장 등)에 저산소성 손상을 초래할 수 있습니다.

4 호흡정지에서 심정지에 이르는 시간은 어느 정도인지요?

▷ 호흡정지 발생 후 심정지가 일어나기까지의 시간은 호흡정지 발생 전 환자의 상태에 따라 차이가 있기 때문에 정확한 시간을 말하기는 어려우나 일반적으로 호흡정지로 인해 산소공급이 차단되면 적절한 치료를 하지 않을 경우 5~10분 이내에 심정지가 발생할 수 있는 것으로 알려져 있습니다.

> **참고** Peter Safar의 저서 『심폐-뇌소생술(cardiopulmonary cerebral resuscitation)』에 기술된 내용
>
> 산소공급이 중단되면(호흡정지) 심정지 및 뇌손상이 초래될 수 있으며, 그 정도는 호흡정지 전 환자의 혈액 산소화 정도와 신진대사에 요구되는 산소량에 따라 차이가 있으나 탈질소(denitrogenation)와 산소화가 충분히 된 사람에서는 약 10분까지, 저산소증이 있는 환자에서는 수십 초의 무호흡상태에서도 심정지와 뇌손상 등 치명적인 결과를 초래할 수 있다.

5 심정지 상태가 어느 정도 지속되면 저산소성 뇌손상이 발생하는지요?

▷ 심정지로 인해 조직으로 가는 산소공급이 중단되면 4~5분 후에는 저산소성 뇌손상이 발생할 수 있습니다.

6 심정지로 인하여 저산소성 뇌손상이 발생하지 않도록 하기 위하여 심정지에 대한 심폐소생술은 몇 분 이내에 시행하여야 하는지요?

▷ 심정지가 발생하면 가능한 빨리, 그리고 효과적으로 심폐소생술을 시행하는 것이 환자소생을 위한 원칙이며 저산소성 뇌손상이 발생하지 않도록 하기 위해서는 4~5분 이내에는 시행하여야 할 것입니다.

■ OOO화재 손해사정 중간보고서와 강남 OOOO병원 진료기록 관련

1 OOO화재 특종자동차손해사정주식회사 손해사정 중간보고서(이하 손해사정보고서라고 합니다)에 의하면, 이OO 환자는 OOO의원에서 지방흡입술을 받던 중 호흡곤란으로 강남 OOOO병원 응급실로 이송하였다고 기재되어 있습니다.

① 위 환자는 프로포폴 마취하에 지방흡입술을 시행 받다가 호흡곤란이 발생했는데, 호흡곤란이 발생한 원인으로 추정되는 것은 무엇인지요?

② 프로포폴을 투여 받던 중 호흡곤란이 발생하였을 때, 호흡곤란을 조기에 발견하기 위하여 관찰할 사항 및 모니터할 사항은 무엇인지요?

▷ ① 시술한 개인의원의 마취기록이 첨부되질 않아 환자에게서 호흡곤란이 발생할 당시의 상황을 알 수 없어 호흡곤란의 정확한 원인을 알 수 없습니다. 다만 사용한 프로포폴의 용량(80㏄=800㎎/시간)이 환자의 체중(53㎏)에 비해 비교적 고용량이고 환자 상태 변화에 대한 기록이 전혀 없는 것으로 볼 때 프로포폴의 과량 사용에 의해 호흡곤란이 발생하였을 가능성과 호흡곤란 상태를 조기에 발견하지 못하였을 가능성을 배제할 수는 없습니다.

② 이학적 검사(physical examination)로는 호흡음의 청진과 호흡양상, 흉곽 움직임의 관찰이 중요하고 환자감시 장치로는 호기말 이산화탄소분압(End tidal CO_2)과 맥박산소포화도(SpO_2) 측정이 호흡곤란의 조기발견에 도움이 됩니다.

2 강남 OOOO병원 입원기록에 의하면, 마취유도(induction)는 프로포폴을 시간당 80㏄로 주입 중이었고, 15시 50분경 청색증 변화(cyanotic change)가 있어 모니터링 확인하였을 때 무수축(asystole)이었다고 기록되어 있는 바, 무수축(asystole)이란 심정지를 말하는 것인지요?

▷ 무수축은 심장기능정지의 한 형태로 심근의 수축이 정지되어 등전위의 심전도 파형을 보이나 맥박이 촉지되지 않으며 각 장기로 심박출을 할 수 없는 상태를 말합니다.

참고로 심장기능이 정지되는 형태는 심실세동(ventricular fibrillation), 무수축(asystole), 전기기계해리 현상(electromechanical dissociation)이 있습니다.

3 산소포화도의 정상치는 어느 정도이며, 산소포화도가 어느 정도 감소하였을 때, 저산소증이라고 하는

지요?

▷ 산소포화도의 정상치는 대기 중에서는 95% 이상이며, 90~95% 사이는 경미한 저산소증으로 보며, 90% 이하일 경우는 적극적인 산소치료를 필요로 하는 심한 저산소증이라 할 수 있습니다.

4 프로포폴 투여 시 호흡곤란에 의한 저산소증을 빨리 발견할 수 있는 방법은 무엇인지요?

▷ 이학적 검사(physical examination)로는 호흡음의 청진과 호흡양상, 흉곽 움직임의 관찰이 중요하고 환자감시 장치로는 호기말 이산화탄소분압(End tidal CO_2)과 맥박산소포화도(SpO_2) 측정이 호흡곤란과 저산소증의 조기발견에 도움이 됩니다.

5 청색증은 산소포화도가 어느 정도로 감소하였을 때 나타나는지요?

▷ 청색증은 일반적으로 5g/dℓ의 환원 hemoglobine(reduced Hb)이 혈액 내 존재 시에 발생하는 현상으로 피부, 점막, 손톱이 푸른 색깔로 변하는 것을 말하며 이것은 저산소혈증의 존재가능성을 알리는 강력한 증거이나 청색증이 나타나지 않는다고 하여 저산소혈증이 아니라는 것을 의미하는 것은 아닙니다. 예를 들어 빈혈(anemia)이 있는 환자에서는 청색증 없이도 저산소혈증이 발생할 수 있고 반대로 적혈구 증가증(polycythemia) 환자에서는 청색증이 발현하더라도 경미한 저산소혈증을 가졌거나 조직산소화 정도가 충분할 수도 있습니다. 따라서 산소포화도가 어느 정도까지 떨어지면 청색증이 발생하는가는 환자의 혈액 내 hemoglobine의 정도에 따라 다를 수 있으므로 정확하게 말하기는 어려우나 일반적으로 맥박산소포화도가 90% 이하로 지속되면 청색증이 나타날 수 있습니다.

6 위 문항2의 기록 내용으로 보아, 위 환자에게 청색증 및 심정지가 발생한 원인으로 추정되는 것은 무엇인지요?

▷ 마취유도(induction)는 프로포폴을 시간당 80㏄로 주입 중이었고, 15시 50분경 청색증 변화(cyanotic change)가 있어 모니터링을 확인하였을 때 무수축(asystole)이었다는 기록으로 볼 때는 프로포폴이 과량투여되었고 그로 인하여 발생한 호흡곤란을 조기에 발견하고 빨리 대처하지 못하여 체내 산소공급 부족으로 청색증과 심정지가 발생하였을 가능성을 추정합니다. 그러나 당시 상황을 기록한 마취기록이 없어 정확한 원인은 알 수 없습니다.

7 체중이 53㎏ 정도의 환자에게 프로포폴을 시간당 800㎎의 투여 속도로 주입하였다면, 과량투여에 대하여 어떤 소견이 있는지요?

▷ 프로포폴의 마취유지 용량은 50~200㎍/kg/min이므로 이 환자의 경우 최소 용량은 159㎎(50×53×60=159,000㎍)/hr에서 최대 용량은 636㎎(200×53×60=636,000㎍)/hr, 즉 시간 당 159~636㎎이 적정용량으로 계산되므로 시간당 800㎎의 투여 속도는 사용량만으로 볼 때는 과량투여한 것이 아닌가 생각됩니다만 환자에 따라서는 약제에 대한 민감도의 차이가 있을 수 있으므로 일률적으로 말하기는 어렵습니다.

그리고 프로포폴이 시간당 80㏄(800㎎)로 투여되기 시작하여 청색증과 심장의 무수축이 나타난 것을 발견하였을 때까지 어느 정도의 시간이 경과되었는지, 얼마만한 양의 프로포폴이 투여되었는지를 정확하게 알 수가 없어(시술한 의원의 마취기록이 없음) 사용량의 과다 여부를 평가하기에는 어려움이 있습니다만 계속 투여된 것으로 추정하여 체중에 비해 과다용량으로 판단하였습니다(마취유도 용량은 마취 시작 시에 마취를 유도하기 위해 투여하는 1회 주입용량을 말하며 마취유지 용량은 수술이 끝날 때까지 지속적으로 투여되는 전체 용량을 말합니다).

8 강남 OOOO병원 응급진료기록 및 입원기록에 의하면, 응급실 도착 시 의식은 coma(혼수) 상태였고, 추정 심정지 시간은 5~8분이며, 응급실 도착 시 심전도상 전반적인 lead에 ST depression 소견을 보였다고 기록되어 있습니다.

① 위 환자의 의식이 혼수상태가 된 원인으로 추정되는 것은 무엇인지요?

② 위 환자는 지방흡입술 전에 심장에 아무런 이상이 없었는데, 심폐소생술 후 심전도상 전반적인 lead에 ST depression 소견이 보였던바, 위 환자의 심전도상에서 전반적인 lead에 ST depression 소견이 보인 원인으로 추정되는 것은 무엇인지요?

③ 위 환자는 심폐소생술 후 저산소성 뇌손상이 발생하였던바, 위 환자에게 저산소성 뇌손상이 발생한 원인과 심정지 시간이 5~8분 동안 지속된 것과는 어떤 연관성이 있는지요?

▷ ① 위의 문항의 내용으로 볼 때 환자는 응급실 도착 시 이미 저산소성 뇌손상을 받았고(추정 심정지 시간 5~8분을 참고함) 심전도 소견을 볼 때 심장기능에도 이상이 발생한 것으로 보이는 바 저산소성 뇌손상이 혼수상태의 원인으로 추정됩니다.

② 아마 심정지가 발생한 기간(5~8분으로 추정되는 것으로 기록되어 있음)에 심장으로 가는 혈류가 정지되어 심장으로의 산소공급이 중단됨으로 심근에 손상을 받아 전반적인 심전도에 ST 억제 소견이 나타난 것으로 추정됩니다.

③ 심정지 지속 시간이 5~8분이었다면 저산소성 뇌손상의 발생과는 직접적인 관련이 있을 것으로 추정합니다.

9 손해사정보고서에 의하면, 위 환자는 강남 OOOO병원에서 입원기간 동안의 진단명을 저산소성 뇌증, 사지마비, 의식불명으로 기재되어 있습니다.

① 위 환자는 프로포폴 투여 중 처음에는 호흡곤란이 발생하였다가 심정지로 이어졌던 바, 호흡곤란이 심정지로 이어진 의학적 기전은 어떠한지요?

② 위 환자는 프로포폴 마취하에 지방흡입술 중 심정지가 발생하였고, 심정지에 대한 심폐소생술 후 저산소성 뇌증이 발생하였던바, 저산소성 뇌증이 발생한 원인으로 추정되는 것은 무엇인지요?

▷ ① 호흡곤란으로 인하여 체내 산소섭취가 불충분하여 심장조직에 공급되는 산소량의 부족으로 심근허혈에 이어 심근경색 그리고 심정지가 발생하였을 것으로 추정합니다.

② 프로포폴 투여 중 발생한 호흡곤란이 불충분한 환기(산소섭취)를 야기하였고 불충분한 환기가 체내 산소공급의 부족을 가져와 심정지까지 발생하였으며, 심정지 상태는 더욱 각 조직과 장기에 저산소성 손상을 일으켰고, 특히 산소부족 시 가장 민감하게 반응하는 뇌조직에 손상을 가져와 저산소성 뇌증을 일으킨 것으로 추정합니다.

10 위 환자는 OOO의원에서 프로포폴 마취하에 지방흡입 및 지방주입술을 받았는데, OOO의원에는 수술기록지, 마취기록지 등의 진료기록부가 없습니다. 의사가 수술기록지, 마취기록지를 기재하지 않은 점에 대하여 어떤 의견이 있는지요?

▷ 마취와 수술 시에는 마취약제를 비롯한 투여한 각종 약제들의 종류, 투여방법, 투여용량, 구체적인 마취방법, 마취와 수술 중의 환자 상태 변화 등을 마취기록지에 정확하게 기록하여야 하며 수술에 대한 구체적 기록은 수술기록지에 기록하는 것이 원칙입니다. 다만 대형병원과 개인의원 간에는 시행하는 수술의 종류가 다르고 의료 인력의 규모와 장비, 시설 등에 차이가 있기 때문에 동일한 기준을 적용할 수는 없으나 기본적인 중요 사항은 기록하여야 할 것으로 생각합니다.

§ 사례6 산부인과

I. 사건 개요

망 심OO(40세 여자, 이하 '망인'이라 합니다)은 평소 특별한 건강상의 문제가 없었으나 2010년 12월 24일 11시 15분경 OOO 산부인과의원에서 수면마취를 통한 질성형술을 받던 중에 갑자기 호흡곤란이 발생하여 인공호흡 및 심폐소생술을 받았으나 회복이 되질 않아 OOOO병원, OO병원으로 후송되어 치료를 받다가 사망하였음. 이후 질성형수술을 시행한 OOO 산부인과와는 민형사상 합의(1억원)가 종결된 상태임.

II. 서울OO지방법원 제OO민사부 진료기록 감정촉탁에 대한 회신

[사건 번호 2012가합 00000 보험금]

감정사항

1 질성형수술이란 무엇인지요?

▷ 말 그대로 질 크기를 축소시키는 방법을 말하는 것으로 원통형의 질 모양을 유지한 채로 크기를 줄이기 위한 수술입니다. 일반적으로는 질 점막을 일부 절제하고 절제된 절단면을 연결해 수술합니다.

2 질성형수술로 치료할 수 있는 질병, 장해, 의학적 문제는 무엇이 있는지요(수술 적응증)?

▷ 질탈출증, 방광탈출증 등의 골반장기 탈출증이 있는 경우 의학적으로 질 축소 수술의 여러 방법들을 시행할 수 있으나 일반적으로는 성관계 시 기능 향상 목적으로 시행되는 경우가 많습니다. 특별한 합병증은 없고 일반적인 수술합병증이 발생 가능하며 수술 시간

은 20~30분 정도 소요됩니다.

3 첨부된 망 심OO의 진료기록상 망인이 질성형수술을 받기 전 담당의사가 망인에게 수술과 관련된 합병증이나 마취제 치오펜탈과 프로포폴 사용에 따른 합병증 발생이나 사망가능성에 대해 언급하였다는 취지의 기재가 있는지요? 진료기록상 위와 같은 기재가 있다면 어떻게 기재되어 있는지요?

▷ 보내온 진료기록부에서는 담당의사가 환자에게 수술 전 수술과 관련된 합병증이나 마취제 치오펜탈과 프로포폴 사용에 따른 합병증 발생이나 사망가능성에 대해 언급한 기록을 찾을 수가 없었습니다.

4 마취제 치오펜탈과 프로포폴은 첨부한 '한국표준 질병사인분류'(표지 및 일부) 중 Y48.1 비경구성 마취제(Parenteral anaesthetics), Y48.2 기타 및 상세불명의 전신마취제(Other and unspecified general anaesthetics), Y48.4 상세불명의 마취제(Anaesthetics, unspecified) 가운데 하나에 해당할 수 있는지요?

▷ 치오펜탈과 프로포폴은 첨부한 '한국표준 질병사인분류'(표지 및 일부) 중 Y48.1 비경구성 마취제(Parenteral anaesthetics)에 해당합니다.

5 질성형수술은 첨부한 '한국표준 질병사인분류'(표지 및 일부) 중 Y83.8 기타 외과적 처치(Other surgical procedures), Y83.9 상세불명의 외과적 처치(Surgical procedures, unspecified)에 해당할 수 있는지요?

▷ 질성형수술은 첨부한 '한국표준 질병사인분류'(표지 및 일부) 중 Y83.8 기타 외과적 처치(Other surgical procedures)에 해당합니다.

6 마취제 치오펜탈과 프로포폴을 투여하는 행위는 첨부한 '한국표준 질병사인분류'(표지 및 일부) 중 Y84.8 기타 내과적 처치(Other medical procedures), Y84.9 상세불명의 내과적 처치(Medical procedure, unspecified)에 해당할 수 있는지요?

▷ 치오펜탈과 프로포폴을 투여하는 행위는 첨부한 '한국표준 질병사인분류'(표지 및 일부) 중 Y84.8 기타 내과적 처치(Other medical procedures)에 해당한다고 볼 수 있습니다.

7 ①마취제(치오펜탈과 프로포폴)로 인한 사망은 어느 정도의 빈도(확률)로 보고되고 있는지요?
②현대의학 수준에서 마취제(치오펜탈과 프로포폴)로 인한 사망을 예방할 수 있는 방법이 있는지요?

▷ ① 위의 두 마취약제와 투여방법(마취방법)에 대한 충분한 지식과 경험을 가진 의사에 의해 마취유도나 마취유지의 목적으로 치오펜탈이나 프로포폴이 투여될 경우에는 두 약제에 따르는 사망률은 매우 낮을 것으로 생각되나 정확한 발생빈도는 발표된 것이 없습니다. 다만 마취의 진 파성과 관련한 마취 관련 사망률은 발표한 국가, 연구기관에 따라 차이가 있으나 최근의 발표에 따르면 20,000건당 하나 이하로 발표되고 있으므로 치오펜탈이나 프로포폴 투여만으로 사망하는 사례는 이 확률보다 훨씬 낮을 것으로 판단합니다. 그러나 위의 약제가 마취와 관련한 지식과 경험이 부족한 의사나 의사가 아닌 의료보조인에 의해 투여될 때는 사망빈도가 더 높아질 수 있습니다.

② 치오펜탈과 프로포폴의 투여에 따른 사고를 예방하기 위해서는 첫째, 약제의 작용 및

부작용에 대한 충분한 지식을 갖고, 둘째, 환자의 전신상태를 정확히 파악하고, 셋째, 투여 시에는 적절한 투여 속도와 투여량을 유지하며, 넷째, 약제투여 시부터 약제의 작용에서 환자가 완전히 회복될 때까지 환자의 생체활력징후 변화를 지속적으로 관찰하고 문제발생 시 즉시 대처하는 것이 사고를 예방하는 방법입니다.

8 망 심OO은 마취제(치오펜탈과 프로포폴) 투약과 관련하여 사망하였는 바, 환자 심OO이 마취제(치오펜탈과 프로포폴)를 투약받기 직전 자신이 위 마취제 또는 질성형수술로 인해 사망할 것이라는 점을 예견하고 수술을 받았다고 볼 수 있는지요?

▷ 마취의 방법도 비교적 간단하였고 마취약제도 통상적으로 사용하는 정맥마취제였으며 질성형수술도 비교적 간단한 수술이었기에 환자는 마취와 수술로 인해 자신이 사망할 수도 있다는 생각은 전혀 하지 않았을 것으로 판단합니다.

§ 사례7 신경외과

I. 사건 개요

환자(80세 남자)는 2012년 5월 3일경 교통사고로 내원하여 입원 중 5월 7일경 섬망증상이 발생하였음. 5월 9일경 CT 촬영을 시도하였으나 환자가 불안정하여 촬영에 실패함. 5월 10일경 아티반, 에토미데이트 리푸로 정맥투여하고 CT 촬영한 직후 갑자기 호흡과 의식이 저하되고 이어서 심폐정지가 발생하여 심폐소생술을 시행하였으나 환자 사망함.

II. 서울OO지방법원 제OO민사부 진료기록 감정촉탁에 대한 회신

[2012가합 00000손해배상(의)]

감정사항

- CT-angio(brain) 검사 전 조영제 알레르기 예방처치 관련

1 CT 검사 시행 전 환자를 대상으로 의료진은 어떠한 항목들의 문진 및 검진을 시행하였는지요?(세부항목 포함)

▷ 환자가 응급실과 외과중환자실(SICU)을 거쳐 신경외과에 입원하는 과정에서 의료진은 문진을 통하여 환자의 과거와 현재 병력(당뇨, 고혈압, 심근경색과 외상에 의한 뇌출혈의 병력, 피부질환, 교통사고로 인한 뇌손상)에 대한 정보를 얻었고 이학적 검사(physical examination : 신체검사)와 병리 검사(혈액학 검사, 생화학 검사, 심전도 검사, 소변 검사, 흉부방사선 검사, 출혈성소인 검사 등)를 통해 현재의 전신 상태에 대한 검사를 시행하였으며 입원

기간 동안 순환기내과, 정신건강의학과, 피부과에 자문을 하여 각 부분에 대한 추가적 검사와 치료를 받은 것으로 기록되어 있습니다. 그러나 의료진이 환자에게 심근경색에 의한 돌발적인 심정지 발생가능성을 설명하고 추가적인 정밀 심장기능 검사를 시행할 것을 권유하였으나 환자가 거절한 것으로 기록되어 있습니다.

2 CT 조영제를 주입한 방사선 촬영기사는 CT 검사 전 환자에게 어떠한 설명을 하였다고 기록되어 있는지요?

▷ 방사선 촬영기사가 CT 조영제를 주입하기 전에 환자에게 설명을 한 기록은 찾지 못하였습니다.

3 CT 검사 전 조영제 알레르기 반응을 알기 위한 어떤 검사가 시행되었는지요?

▷ 진료기록부에서 CT 검사 전 조영제 알레르기 반응을 알기 위하여 특별한 검사를 시행한 기록은 찾지 못하였습니다.

4 조영제에 관한 알레르기 과거력 등에 대해서 환자에게 언제 설명하였고, 설명한 의사 이름은 누구라고 기재되어 있는지요?

▷ 환자가 조영제에 대한 알레르기 과거력이 있었는지에 관한 기록과 설명 기록은 찾지 못하였으나 환자는 수년 전부터 양손과 머리, 복부에 피부질환으로 항히스타민제(Azelastine, Mequitazine)를 복용해온 것으로 기록되어 있었고 입원 후에도 계속 항히스타민제를 투여받은 것으로 기록되어 있습니다. 피부질환과 관련하여서는 피부과에 의뢰하여 피부과 의사(김OO)의 자문을 따른 것으로 보입니다.

5 의사 지시 및 투약기록상 페니라민 처방은 언제 하였으며, 간호기록지상 CT 촬영 전 몇 시에 투여하였다고 기록되어 있는지요?

▷ 의사 지시 및 투약 처치 기록에 있는 페니라민 처방 날짜와 시간은 다음과 같습니다.
prn order로 5월 4일 10시 5분, 같은 날 10시 8분(중복 기록된 것으로 보임), 5월 16시 32분, 6일 14시 40분, 7일 17시 33분, 8일 19시 45분, 9일 11시 47분에 각각 페니라민의 근육주사 처방을 한 것으로 기록되어 있습니다.
9일(CT 촬영 전날) 11시 47분 처방에 대한 간호사(황OO) 확인시간은 20시 52분으로 기록되어 있으나 모든 약제의 간호사 확인시간이 동일하여 실제 CT 촬영 전 페니라민을 투여한 정확한 시간은 알 수가 없었습니다.

▪ CT-angio(brain)검사 전 진정제 투여 관련

• 아티반 투여에 관하여

1 간호기록지상 2시 22분경 아티반이 2㎎ 투여된 이후 6시 47분경까지 몇 분 단위로 반복하여 활력증후, 의식 상태 등을 체크하였는지 및 각각의 상태 변화는 어떠하였는지요?(6시 47분경 활력증후, 의식 상태는 어떠하다고 기록되어 있는지요?)

▷ 간호기록지에서 2시 22분경 아티반 2㎎이 투여된 이후 6시 47분경까지의 활력증후, 의식 상태 등에 대한 기록은 찾지 못하였습니다. 6시 47분경 의식은 졸린(drowsy) 상태에서 간간이 혼잣말을 하는 것으로 기록되어 있습니다.

2 아티반 투여 시 환자에게 약효, 부작용 등에 관하여 동의를 받았는지요?

▷ 아티반 투여 시 환자에게 약효, 부작용 등에 관하여 동의를 받은 기록은 찾지를 못하였습니다. 아티반은 신경과나 정신과, 신경외과에서 환자에게 진정 목적으로 비교적 흔히 투여하는 약이기 때문에 사용할 때마다 환자나 보호자에게 약효, 부작용 등에 관하여 동의를 받지는 않는 것으로 알고 있습니다.

• 에토미데이트 리퓨로에 관하여

3 의사 지시 및 투약처치기록상 8시 2분경 이OO 의사는 etomidate lipuro 20㎎를 2번 처방하고 김OO 간호사가 처방확인을 하였는 바, 총 투여량은 얼마인지요?

▷ 같은 시간(8시 2분)에 etomidate lipuro 20㎎ 처방이 2회 나와 있습니다만(중복 기록된 것으로 보임) 간호기록지상으로 볼 때는 8시 10분에 20㎎을 1회 투여한 것(1amp)으로 추정됩니다.

4 etomidate lipuro 투여 시 환자에게 약효, 부작용 등에 관하여 설명하고 진정 동의를 받았는지요?

▷ 환자에게 약효, 부작용 등에 관하여 설명하고 진정 동의를 받은 기록은 진료기록부에서 찾지 못하였습니다.

5 8시 10분경 etomidate lipuro는 누가 투여하였는지 및 투여 후 몇 분단위로 반복하여 약효의 부작용 여부 등을 확인하기 위하여 활력증후, 의식 상태 등을 체크하였는지요?

▷ 간호기록지 상에서 간호사 서명은 김OO으로 기록되어 있습니다. 약제 투여 후의 활력증후, 의식 상태 등에 대한 기록은 찾지를 못하였습니다.

• 수면·진정제 투여 시, 수면·진정 기록지를 작성하고 15분 간격으로 의식, 산소포화도 및 활력징후를 측정하는 데 관하여

7 몇 시경부터 수면·진정 기록지를 작성하였는지요?

▷ 20분 이내의 짧은 시간의 시술을 위하여 사용되는 수면·진정제에 대해서도 환자의 안전을 위하여 환자 상태 변화를 관찰하고 기록을 해두는 것은 원칙이나 마취기록지처럼 수면·진정기록지도 독자적으로 작성하여야 하는 것이 의무사항인지는 정확히 모르겠습니다. 보내온 진료기록부에서는 수면·진정기록지를 찾지 못하였습니다.

8 약물투여 시작 이후부터 환자의 의식, 산소포화도 수치, 활력징후 결과는 어떠하였으며, 정상범위를 유지하였는지요?

▷ CT-angio 검사 동안(8시 10~20분)의 환자의 의식, 산소포화도 수치, 활력징후에 대한 기

록은 찾지 못하였습니다.

9 마지막 환자 상태를 확인한 의사명은 누구인지요?

▷ 이 환자의 주치의는 신경외과 이OO 의사로 추정되며 CT-angio 검사에도 이 의사가 동반하여 환자 상태를 확인하였을 것으로 추정합니다.

10 약물투여 후 환자 및 보호자에게 효능, 부작용, 이상증상 등에 관하여 어떻게 요양방법 지도를 하였는지요?

▷ 간호기록에 의하면 2012년 5월 4일부터 5월 9일까지 병실에서 매일 한 차례, 환자는 혈압강하제, 정신신경 안정제가 투여되고 있는 상태이기 때문에 약에 대한 설명과 부작용으로 인해 발생될 수 있는 낙상 우려에 대해 간호사가 환자 보호자에게 설명, 교육하였다고 기록되어 있으며 주로 낙상 예방에 초점이 맞추어져 있습니다. 그러나 etomidate lipuro 투여와 관련한 효능, 부작용, 이상증상 등에 관하여 구체적 설명, 요양방법을 지도한 기록은 진료기록부에서 찾지 못하였습니다.

■ CT-angio(brain) 검사 이후 처치 관련

1 CT 검사 시 검사실에 의사, 간호사 등의 의료진이 있었는지요?

▷ 간호기록에 의하면 간호사가 환자를 동반하여 CT 검사실로 간 것으로 기록되어 있습니다. 그러나 의사가 있었는지 여부는 진료기록부에서는 확인할 수 없습니다.

2 수면·진정기록지상의 기론에 관련한 질문입니다.

①검사 중 환자의 산소포화도 수치와 활력징후 결과는 어떠하였으며, 정상범위를 유지하였는지요?

②CT실에서 퇴실하였을 때 의식, 산소포화도 및 활력징후를 확인한 간호사는 누구라고 서명되어 있는지요?

▷ ①CT-angio 검사 동안의 환자의 의식, 산소포화도 수치, 활력징후에 대한 기록을 찾지 못하였습니다.

②CT실에서의 기록은 없으며 환자가 병실에 도착한 직후인 8시 22분경의 환자 상태 기록에 대한 서명은 오OO 간호사의 이름으로 되어 있습니다.

3 8시 20분경 검사를 마치고 병동으로 이동되었을 당시 환자의 의식, 산소포화도, 활력징후는 어떠하였는지요?(정상범위였는지요?)

▷ 맥박산소포화도는 86%이고 호흡은 규칙적이나 가래가 많은 것으로 기록되어 있습니다. 86%의 맥박산소포화도는 경도 내지 중등도의 저산소증을 나타내는 지표로 산소투여를 필요로 하는 상태입니나.

4 8시 22분경 산소포화도가 86%로 감소하였을 때, 어느 주치의에게 보고하고 suction, 산소포화도 측정 등의 응급처치를 하였다고 기록되어 있는지요?(동맥혈 검사결과는 어떠하였다고 기록되어 있는지요?)

▷ 신경외과 이OO 의사에게 연락하였고 환자의 기도를 확보하고 산소를 5ℓ/분를 투여하였으며 이어 가래 제거(suction)를 해 준 것으로 기록되어 있습니다. 동맥혈가스분석 검사는 5월 10일 9시 16분경 검사를 의뢰한 것으로 기록되어 있으나 결과는 찾지 못하였습니다.

5 8시 24분경 산소포화도가 85%로 측정되었는바, 기관 삽관을 시행할 수 없었던 특별한 이유가 있었는지요?(동맥혈 검사결과는 어떠하였다고 기록되어 있는지요?)

▷ 이 시기에 기관 삽관을 시행하지 않은 이유는 특별한 이유가 있어서가 아니라 의료진이 환자의 자발호흡이 있다고 생각하고 산소를 흡입시키는 것만으로도 산소포화도를 증가시킬 수 있을 것으로 판단한 것으로 추정됩니다. 동맥혈 검사는 9시 16분경 검사를 의뢰한 것으로 기록되어 있으나 결과는 찾지 못하였습니다.

6 8시 32분경부터 산소포화도가 측정되지 않았는바, 호흡정지가 발생된 원인으로는 어떠한 것들이 있을 수 있는지요?(조영제 아나필락틱 쇼크, 진정제로 인한 호흡곤란 등 부검상 경막상 출혈은 소량이어서 시망에 이를만한 소견으로 보기 어렵다고 판단되는지요?)

▷ 조영제에 의한 아나필락틱 쇼크, 수면·진정제의 호흡억제 작용, 환자가 원래 가지고 있던 뇌혈관, 심혈관질환 등이 모두 발생 원인일 가능성이 있습니다. 그러나 환자가 CT-angio 시술을 받은 후 10분 정도 지나서 맥박산소포화도 저하(85%), 호흡곤란 등의 증상이 발생하였고 다시 10분 후(8시 34분)에 심정지를 의심하는 소견들(맥박이 잡히지 않고 혈압과 맥박산소포화도가 측정되지 않음)이 나타난 것으로 보아 조영제에 의한 아나필락틱 쇼크 가능성보다는 환자가 원래 가지고 있던 당뇨, 고혈압, 뇌혈관질환, 심혈관질환, 그리고 교통사고로 인한 뇌손상, 고령 등으로 인하여 전신 상태가 불량한 상황에서 투여한 수면·진정제가 복합작용을 일으킨 것이 원인일 가능성이 높을 것으로 추정합니다. 그러나 보내온 진료기록부만으로는 정확한 원인을 밝히는 데 한계가 있으며 부검을 하였다면 원인 규명에 도움이 되었을 것으로 생각합니다.

7 호흡곤란이 발생한 뒤 18분 만에 기관 삽관에 성공하였는지요?(기관 삽관 뒤 산소포화도는 정상범위였는지요?)

▷ 간호사 기록지에 의하면 8시 40분경 이OO 의사에 의해 기관 삽관이 이루어진 것으로 기록되어 있으며 기관 삽관 직후의 산소포화도는 기록되어 있지 않습니다. 같은 시간대에 환자가 심정지 상태인 것으로 기록된 것으로 보아 산소포화도는 측정되지 않았을 가능성이 있습니다.

8 의료진은 조영제 부작용 의심하에 과민반응 증상의 치료를 위해 환자에게 항히스타민 계열의 약물이나 부신피질호르몬제를 언제 투여하였는지요?(응급실 이송 직후 즉시 위 약물이 투여되지 않은 이유는 무엇인지요?)

▷ 환자가 CT-angio 시행을 받고 병실로 돌아와서 산소포화도 하강과 호흡곤란이 발생한 이후에 환자에게 항히스타민 계열의 약물이나 부신피질호르몬를 투여한 기록을 찾지 못

하였습니다. 심정지 발생 후 의료진의 처치방법(기관 삽관, 100% 산소로 환기 관리, 심장마사지, epinephrine, dopamine, norepinephrine 등의 승압제와 atropine 투여, 심실제세동기 사용)을 보면 의료진은 환자의 상태악화가 조영제의 부작용(과민반응 포함)보다는 다른 원인에 의해 발생하였을 가능성이 높다고 판단한 것으로 추정됩니다.

9 의료진은 진정제 투여로 인한 호흡부전 의심하에 길항제 투여 등과 같은 조치를 언제 시행하였는지요?

▷ 진정제 투여로 호흡억제나 호흡부전이 발생하였다면 길항제 투여에 앞서 환자의 기도확보와 100% 산소로 환자의 환기를 도와주거나 유지시켜주는 것이 저산소증을 예방할 수 있는 우선적인 치료방법입니다. 길항제 투여에 관한 기록은 찾지 못하였습니다.

10 의료진은 심근경색 의증하에 니트로글리세린 등을 투여하였는지요?

▷ 니트로글리세린은 관상동맥질환(협심증, 심근경색 등)을 가진 환자에서 사용되는 중요한 치료제의 하나이나 환자에서 관상동맥질환으로 인해 심근경색에 이어 심정지가 발생하였다면 우선 흉부압박법을 시행하고 100% 산소로 충분한 환기를 시키면서 소생술에 필요한 약제들(epinephrine, norepinephrine, dopamine, dobutamine, lidocaine, atropine 등)을 투여하여 환자의 순환을 회복시키는 것이 훨씬 시급하고 중요한 처치방법입니다. 응급상황 발생 후 환자에 대한 처지 과정에서 nitroglycerin을 투여한 기록은 찾지 못하였습니다.

11 9시 6분경 인공호흡기 적용 후 산소포화도는 정상범위로 측정되었는지요?

▷ 9시 6분에 기록된 내용중 65%가 산소포화도를 의미하는 것인지 환자에게 투여되는 산소의 농도를 말하는 것인지를 구별할 수가 없습니다. 만일 산소포화도라면 환자가 저산소증임을 의미합니다.

12 9시 13분경 기관 삽관을 다시 시행한 이유는 무엇으로 추정되는지요?(재삽관 뒤 산소포화도는 정상범위로 측정되었는지 포함하여 답변해주십시오.)

▷ 기록 내용만으로는 9시 13분경 기관 삽관을 다시 시행한 이유를 알 수가 없습니다. 다만 이미 삽관되어 있는 튜브에 문제가 발생하였을 가능성(계속되는 환자의 분비물로 튜브의 내강이 일부 막혔을 수도 있고 튜브의 커프가 찢어져 환기가 제대로 되지 않았을 수도 있음)은 있습니다. 산소포화도의 기록은 찾지 못하였습니다.

13 9시 31분경 맥박이 돌아왔으나 12시 52분경 사망한 이유는 중환자실에 이송되기 전 이미 회복 불가능한 상태가 되었기 때문인지요?

▷ 환자에게서 이상소견이 처음 발견된 시점은 8시 22분경이었고(이때 호흡은 규칙적이었으나 맥박산소포화도가 86%로 떨어져 있었음), 이후 기도유지, 구강 내 suction, 산소공급, Ambu-bagging을 시행하였으나 8시 34분경에는 혈압, 맥박, 산소포화도가 모두 잡히지 않은 것으로 보아 이때 심정지가 발생한 것으로 보입니다. 이후에도 계속 심폐소생술을 시행하였으나 8시 52분경 SICU로 옮겨갈 때까지 환자는 맥박도 촉지되지 않았고 산소포

화도도 측정되지 않은 것으로 기록되어 있습니다. 이를 볼 때 환자는 SICU로 옮겨갈 무렵에는 이미 상당한 정도의 저산소성 조직손상(특히 뇌)을 받았을 것으로 추정됩니다.

14 8시 24분경 호흡부전이 발생한 뒤 8시 34분경 심정지가 발생하였는 바, 그 이유는 무엇으로 추정되는지요?

▷ 이 환자에서 호흡부전에 이은 심정지 발생은 원래 가지고 있던 당뇨, 고혈압, 뇌혈관질환, 심혈관질환, 그리고 교통사고에 의한 뇌손상, 고령 등으로 인하여 전신 상태가 불량하였던 것이 원인으로 작용한 듯하며 여기에 CT-angio를 하기 위해 투여된 수면·진정제의 효과가 복합되어 일어난 것으로 추정됩니다. 간호사 기록지의 간호 내용을 살펴보면 호흡부전 발생(8시 24분) 후 의료진이 기도유지, 입안의 suction(흡인)으로 가래 제거, 산소투여를 하였으나 산소포화도가 개선되지 않아 인위적으로 환기(Ambu-bagging)를 시켰읍니다. 그러나 환자는 8시 34분경 심정지를 일으켰으며 심정지 발생 후에는 심폐소생술을 시행하였으나 환자의 순환이 돌아오지 않아 중환사실로 환자를 이송히였고, 중환자실에서도 적극적인 심폐소생술을 시행하였으나 환자는 회복하지 못하고 결국 10시경 사망한 것으로 보입니다(기록으로 볼 때 이 시간에 회복가능성이 없다고 판단하고 소생술을 중지한 것으로 판단됨). 이러한 경과를 보면(CT-angio 실시 10여 분 후 환자의 호흡부전 발생과 뒤이은 심정지 발생, 그리고 소생술에 반응하지 않고 사망함) 환자의 호흡부전과 심정지 발생은 위에서 언급한 환자가 원래 가지고 있던 여러 질환과 고령, 교통사고에 의한 뇌손상 등으로 인하여 전신상태가 불량하였던 것과 CT-angio를 하기 위해 투여된 수면·진정제의 효과가 복합되어 발생하였을 가능성이 높은 것으로 추정되나 진료기록부의 내용만으로는 정확한 원인을 밝히기에는 한계가 있습니다. 부검이 시행되었다면 좀 더 확실한 원인을 알 수 있었을 것으로 생각합니다.

§ 사례8 성형외과

I. 사건 개요

환자(30세 여자)는 안면부 지방흡입 및 코 필러 시술을위해 2010년 모월 모일 OO성형외과의원에 내원하여 propofol 40cc(400㎎), midazolam 2cc(5㎎), ketamine 0.5cc를 사용하여 수면마취하에 팔의 미니지방흡입술을 시행받았음. 정맥마취제의 투여방법은 propofol은 6cc를 정맥주사하고 나머지 용량은 수액에 섞어 점적 주입하였으며 midazolam과 ketamine은 정맥주입하였음. 약 30분 후 팔의 지방흡입시술을 끝내고 밑턱, 밑볼의 지방흡입시술을 준비하는 도중 환자 상태가 악화됨(산소포화도가 80%로, 심박동수가 50회/분 이하로 떨어짐). 즉시 수면마취제 투여를 중지하고 산소마스크와 앰부를 사용하여 환기를 도와주자 산소포화도 99%, 심박동수 85회/

분로 회복되었음. 그러나 곧 산소포화도와 심박동수가 다시 떨어지면서 심한 느린맥이 나타나자 epinephrine 1앰플(1㎎)을 주사하고 심장마사지를 하는 등 심폐소생술을 시작하면서 119 응급구조대를 불러 15분 후 응급구조대가 도착함. 응급구조대와 함께 심폐소생술을 계속하면서 환자를 OOO대학병원으로 이송하였음. OOO대학병원 응급실에서 심폐소생술을 포함한 응급처치 후 환자의 순환기능은 돌아왔으며 환자는 중환자실로 옮겨져 치료를 받았음. 그러나 환자는 2일 후 다발성 장기부전, 저산소성 뇌손상으로 사망함.

환자는 OOO대학병원 중환자실에서 시행한 심장초음파 검사에서 승모판 탈출증(mitral valve prolapse)과 스트레스성 심장근육병증(stressful cardiomyopathy) 소견을 보였음. 환자는 심장질환으로 평소에 약을 복용하였으나 수술 전 문진에서는 담당의사에게 질환과 약 복용 사실을 알리지 않았음.

Ⅱ. 의사협회공제회의 심사 및 소견

1. 이 환자의 심정지 발생과 사망 원인을 추정하면 다음 몇 가지 유발인자들을 추정할 수 있음.

(1) 이 환자에게 투여된 정맥마취제 사용량의 과다 여부를 살펴볼 때 처음 투여한 용량(propofol 60㎎, midazolam 5㎎, ketamine 0.5cc)은 환자의 체중(67㎏ 정도)으로 볼 때 과다용량은 아니었으며 마취유지를 위해 수액에 섞어 투여된 propofol의 점적주입량도 사용범위 내의 용량이었음.

(2) 이 건은 수술 의사가 정맥마취제를 투여하고 수술을 시행하였으며 수술을 하는 동안 누가 마취관리를 하였는지와 마취관리가 적절하게 이루어졌는지 여부는 마취기록지가 없어 정확하게 알 수는 없었음.

(3) 환자는 심장질환(승모판 탈출증, 비후성 심장근육병증 의심)을 가졌고 약 복용을 하고 있었으나 수술 전 문진 때 의사에게 사실을 알리지 않았음.

(4) 환자가 원래 가졌던 승모판 탈출증은 대다수 환자에서는 증상이 없으나 일부 환자에서는 흉통, 부정맥, 색전증, 감염성 심근염, 드물게는 돌연사(sudden death)까지 발생할 수 있음. 비후성 심장근육병증은 증상으로 호흡곤란, 흉통, 심계항진, 피로감, 현기증, 협심증 등이 나타날 수 있으며 특히 중요한 것은 30세 이하 젊은 환자에서는 돌연 심장사(sudden cardiac death)가 이 질환의 첫 소견으로 나타날 수 있고 젊은 환자 사망의 가장 흔한 원인임. 그러나 이환자에서의 심장근육병증은 원래 환자가 지니고 있던 질환이었는지, 혹은 심폐소생술 후에도 지속된 저산소 상태 때문에 발생한 것인지는 알 수 없음.

(5) 위 항에 기술된 질환들은 혈관 내 혹은 심실내 수액량이 부족하거나(preload 감소), 전신혈관저항의 감소로 혈관이 확장되었을 때(SVR 하강) 상태가 악화될 수 있으며 젊은 환자에서 돌연사 발생의 가능성이 있는 질환임.

(6) 사용한 정맥마취제 propofol의 심혈관계에 미치는 주요 영향은 전신혈관저항 감소, 전부하(preload) 감소, 심근수축력 억제를 일으켜 혈압을 떨어뜨림.

(7) 이상으로 볼 때 원래 환자가 가진 질환에다가 투여된 propofol이 과용량이 아니었더라도

환자의 심장질환에 영향을 미쳐 질환을 악화시켜 심정지를 유발하였을 가능성이 있음.

2. 의사협회공제회의 심사소견

(1) 의사의 과실 범위 : 정맥마취제를 투여하여 수면마취를 시행하는 경우에도 환자의 상태변화를 지속적으로 관찰하고 생체활력징후 변화를 기록으로 남겨야 하나 그렇게 하지 않은 것은 환자 관리 소홀이라 할 수 있으며 담당의사가 시술 전 환자가 심장질환을 가진 사실을 모르고 있었다는 점(수술 전 환자평가의 부실)도 의사의 과실이라 할 수 있으나 환자가 사실을 고의로 숨겼다면 의사가 알 수 없었을 것으로 판단하였음.

(2) 보상액 심사에서는 환자가 마취에 직접적 영향을 줄 수 있는 자신의 질환과 약복용 사실을 의사에게 고의로 알리지 않은 점이 환자측의 중요한 과실이라고 판단하여 의사의 과실률을 50%로 하였음. 배상액은 배상공제금 산정내역(진료 관련 비용 14,340,000원+장례비 3,000,000원+상실수익액 264,230,000원=281,570,000원)의 50%로 하여 140,785,000원에 위자료 30,000,000원을 더하여 총 170,785,000원을 보상하기로 하였음.

(3) 의사와 환자 보호자 측의 협상 과정에서 사고를 당한 의사는 환자의 사망사고라는 충격과 두려움에다가 환자보호자들의 강력한 조기해결 요구를 거절할 수가 없어 400,000,000원 보상에 합의하였음.

(4) 이 사건은 의사가 의료계와 법조계 전문가들의 자문을 구하여 환자의 사인을 객관적으로 분석하여 합리적인 사고처리 절차를 밟았거나 법원의 판단을 구하였으면 다른 결과를 가져왔을 가능성도 있었던 건으로 판단됨.

참고사항

1. 승모판 탈출증(mitral valve prolapse)

일반 인구의 1~2.5%가 가지고 있는 비교적 흔한 질환으로 심장박동의 청진소견에서 수축중기 째깍음(midsystolic click)이 들리는 특징을 갖고 있으며 심장초음파소견으로 확진할 수 있다.
증상은 환자의 대다수는 증상을 느끼지 않으나 일부 환자에서는 흉통, 부정맥, 색전현상, 감염성 심장내막염이 나타날 수 있고 드물게는 돌연사(sudden death)가 일어날 수 있다. 심실의 혈액량이 줄어들 시 증상이 악화될 수 있으며 발작성 심실상성 빈맥(paroxysmal supraventricular tachycardia)이 가장 흔히 나타나는 부정맥이다. 대부분의 환자들은 정상 삶을 살 수 있으나 약 15%의 환자에서는 승모판 역류로 진행될 수 있다.
치료는 환자가 색전을 일으킬 가능성이 있을 경우에는 항응고제나 항혈소판제제를 투여하며 부정맥의 치료를 위해서는 β-아드레날린성 차단제(β-adrenergic blocking agent)와 리도케인을 투여한다.

마취 중의 주의사항은 저혈량증과 심실이 비는 것(ventricular emptying)을 피하고 전신혈관저항(후부하)의 감소를 방지하여야 한다. 승압제의 사용이 필요할 시에는 phenylephrine이 ephedrine보다 효과적이다.

2. 비대 심장근육병(Hypertrophic cardiomyopathy : HCM)

환자들의 특징은 보통염색체 우성소질(Autosomal dominant trait)을 가졌으며 첫 소견으로 돌발 심장사(sudden cardiac death)를 일으킬 수 있다.
증상으로는 호흡곤란, 운동 못견딤증(exercise intolerance), 심계항진(palpitation), 흉통, 피로감, 실신, 협심증이 나타날 수 있다.

환자의 마취관리를 위해서는 좌심실 유출로의 폐쇄(left ventricle outflow tract : LVOT)를 줄여주고, 충분한 혈관 내 수액량을 유지시키며 혈관확장을 피해야 하고 β-아드레날린성 차단제를 사용하여 심근수축력을 떨어뜨려 주어야 한다.

비대 심장근육병은 30세 이하 젊은 환자에서 발생하는 돌연 심장사의 가장 흔한 원인이다.

3. 프로포폴(Propofol)

현재 가장 흔히 사용되는 정맥마취제의 하나로 수면, 진정작용을 가졌으며 전신마취 유도제나 수면마취를 목적으로 주로 사용된다. 그러나 프로포폴은 심혈관계와 호흡계에 심한 억제작용을 가지고 있으므로 환자의 안전한 마취관리를 위하여서는 사용 시에 철저히 환자 생체활력징후 변하를 감시하여야 하고 문제 발생 시 즉각 대처할 수 있는 인력, 기구, 장비의 준비가 필요하다(특히 심혈관계 질환을 가진 환자, 호흡계 질환을 가진 환자, 고령자, 저혈량 상태의 환자).

(1) 심혈관계에 미치는 영향
전신혈관저항(후부하)의 감소, 전부하(preload)의 감소, 심근수축력의 감소를 일으켜 혈압을 떨어뜨린다.

(2) 호흡계에 미치는 영향
마취유도 용량에서도 무호흡을 일으킬 정도의 강력한 호흡억제 효과를 가지고 있다.
진정용량에서도 저산소성 환기욕동(hypoxic ventilatory drive)을 억제하고, 고탄산혈증(hypercarbia)에 대한 정상반응을 억제하므로 환자의 안전한 마취관리를 위해서는 충분한 교육을 받고 적절한 자격을 가진 의료인만이 프로포폴을 투여하여야 한다(진정효과를 목적으로 투여하는 경우).

§ 사례9 성형외과

I. 사건 개요

(1) 환자(29세 여자)는 유방 확대술을 위해 2010년 모월 모일 OOO성형외과병원에 내원하여 상담 후 수술 전 검사를 시행받았으며 검사 결과 특이사항은 없었음.
(2) 환자는 2일 후 다시 내원하여 15시경 수면마취와 국소마취(케타민 15㎎, 미다졸람 3㎎을 정맥투여, 수술 부위에 리도카인 7.2㏄ 주사)하에 먼저 쌍꺼풀 수술, 앞트임, 뒤트임 수술을 시행받음. 이어 15시 40분경 유방확대술을 위해 전신마취를 시행하였고 마취방법은 마취유도제로

propofol 100㎎을 투여한 후 용수환기(manual ventilation)를 시행하고 이어 후두마스크를 삽입한 후 sevoflurane 3%, nitrous oxide(N_2O) 1.5ℓ/min, 산소(O_2) 1.5ℓ/min를 사용하여 인공환기를 하여 마취를 유지하면서 환자의 혈압을 5분 단위로 측정하였고 산소포화도와 심전도 변화를 지속적으로 감시하였음(마취는 마취전문의가 시행하였음).

(3) 17시 54분경 바로누운 자세로 수술을 시작하였으며 절개부위 양 겨드랑이와 가슴부위에 투메슨트 용액(리도카인 10㏄, 생리식염수 100㏄, 에피네프린 1:100 2㏄)을 주사한 후 우측 겨드랑이를 절개하였으나 환자 상태에 이상이 감지되어 봉합조치를 하였음.

(4) 17시 58분경 심박동이 감지되지 않아 흡입마취제(N_2O, sevoflurane)의 투여를 중지하고 후두마스크를 기관 내 삽관 튜브로 교체하고 100% 산소로 환기를 시키며 심장마사지, epinephrine 1㎎ 정주하였고 심전도에서 심실세동이 나타나자 심실제세동기(ventricular defibrillator)를 사용하는 등 적극적인 심폐소생술을 시행한 결과 환자의 생체활력징후는 정상으로 돌아왔음.

(5) 119 구조대에 연락하여 환자를 OO OOOO병원 응급실로 후송하였고 환자는 응급실을 경유하여 심장내과에 입원하여 5일간 치료를 받은 후 증세가 호전되어 퇴원을 하였고 현재 환자는 심정지와 심폐소생술의 후유증 없이 정상생활을 하고 있으나 진료받은 병원을 상대로 입원비, 치료비와 정신적 위자료를 청구하고 있음.

Ⅱ. 의사협회공제회의 심사 및 소견

(1) 전신마취하에 시행한 수술 직후에 발생한 심정지의 원인에 대해서는 찾을 수가 없었으나 즉각적인 심폐소생술의 시행으로 환자가 심정지의 후유증 없이 정상상태로 돌아옴으로 환자는 급성 심정지 상태에서 응급 심폐소생술로 소생에 성공한 사례로 간주되었음. 이 환자는 기존의 심폐질환이 없었던 건강한 젊은 환자였고 심폐정지 즉시 효과적인 심폐소생술을 시행한 것이 후유증 없는 회복을 할 수 있었던 요인이라고 할 수 있었음.

(2) 그러나 환자는 성형수술을 받으러 내원하였다가 심정지가 발생되어 순간적으로 사경을 헤매었고 5일간 입원치료를 받았으므로 그에 대한 진료 관련 비용과 위자료 지급은 필요하다고 판단되었음.

(3) 심정지의 원인을 찾을 수 없으므로 의사의 과실책임 한도를 정하기에는 어려움이 있었으나 환자의 진료 관련 비용(7,121,110원)의 대부분을 보상해 준다는 차원에서 진료비용의 90%를 보상하고 위자료 300만 원을 추가하여 916만 원을 보상해주기로 결정하였음.

(4) 앞서의 사례8과 대비되는 사례로 마취와 수술 전 환자 상태 평가와 마취 중 환자 관리의 중요성, 응급상황에 대비한 약제와 기구, 장비의 준비가 얼마나 중요한지를 보여주는 사례라고 할 수 있음.

02

전신마취하 수술 중 발생한 사례

§ 사례1 치과

I. 사건 개요

(1) 소외 망 윤OO(20세 남자)은 2007년 12월 27일 OOO치과병원에서 상악골수평절단술(양악수술)을 받기 위하여 OO임상검사센터에서 마취안정성 검사를 받았는 바, 그 결과는 "70회/분 정상 동성맥 좌측병위(-48') Poor r wave in V2"로 "심전도 추적검사 요한다"라는 것이었고, 망인에 대한 수술 일정은 2008년 1월 9일로 예정되었고, 망인은 2시간 정도 밖에 잠을 자지 못하고 2008일 1월 9일 6시 30분경에 치과병원에 어머니, 형과 함께 도착함.

(2) 망인의 어머니는 "망인이 잠을 2시간 밖에 자지 못한 상태인데 수술을 하여도 괜찮겠느냐"고 물었고, 치과병원에서는 "괜찮다. 수술과는 아무런 상관도 없다"고 말하여 망인은 8시 30분경 위 병원에 있던 간호사로부터 항생제와 스테로이드제 주사를 맞았음.

(3) 그 후 망인은 간호사의 요구로 어머니와 함께 소변을 보기 위해 화장실로 갔으나, 갑자기 바지 단추를 제대로 풀지 못할 정도로 어지러워 땅바닥에 주저앉았고, 망인의 어머니는 즉시 병원 관계자에게 "망인의 상태가 좋지 않은데 수술해도 되느냐"고 다시 물었고, 담당의사는 "원래 이 주사를 맞으면 조금 어지러운 증상이 발생하는데 괜찮다"고 말함.

(4) 망인의 어머니는 뒤늦게 도착한 피고 임OO에게 "환자가 이렇게 2시간 밖에 자지 못해 어지러움을 호소하는데 수술을 연기해주면 안 되겠냐"고 또 다시 수술 연기를 요구하였으나, 피고 임OO이 "걱정할 필요 없다"고 말하여 망인은 9시경 수술실로 들어갔고, 마취 의사인 피

고 김OO이 망인에게 환자감시 모니터를 부착하고, 로비눌 1앰플과 라베신 2cc를 각 정맥주사하고, 9시 5분경 프로포폴 12cc(120㎎)와 골격근이완제인 베카론 7㎎을 정맥주사하고, 약물을 투입하는 동안 마취기를 통하여 분당 4ℓ 산소와 아이소플루란(Isoflurane) 투여로 마취를 유도한 다음, 9시 7분경 비강을 통하여 기관 내 삽관을 하여 호흡낭을 조작하던 중 갑자기 호흡낭이 딱딱해지면서 조작이 불가능하게 되었고(호흡낭의 Bagging sound가 들리지 않음), 곧바로 산소포화도(70%)와 혈압(70/40) 및 맥박수가 급격하게 떨어짐.

(5) 망인의 산소포화도(9시 10분경부터 9시 50분경까지 저산소증 상태에 있었음)와 혈압(9시 20분부터 9시 40분까지 60~40으로 떨어짐) 및 맥박수(30~40회)가 급격하게 떨어졌고, 이에 피고 등은 망인에 대한 심폐소생술을 실시하면서 에피네프린, 에페드린, 아트로핀 등을 투여하였고, 산소포화도가 90%로 회복되자, 기도 삽관을 변경(비강→입)한 다음 10시 20분경과 10시 30분경 피리놀(pyrinol)을 투여한 다음 11시 51분경에 의식불명의 혼수상태로 동공반응도 없는 뇌사 상태에 빠져 있던 망인을 강남OO병원으로 전원하였으나 2009년 3월 31일 사망(중간선행사인 저산소성정 뇌병증, 직접사인 다발성 장기부전)함.

Ⅱ. 서울OO지방법원 제OO민사부 진료기록 감정촉탁에 대한 회신서

[사건 2009가합 00000 손해배상(의)]

감정사항

▪ OO임상검사센터의 소견서 및 검사 결과 보고서에 대하여

1 OO임상검상센터에서 소외 망 윤OO에 대한 위와 같은 검사를 실시한 이유가 무엇인지요?

▷ 전신마취나 부위마취하의 수술이 예정된 환자들은 마취와 수술 전에 환자의 정확한 신체상태를 평가하고 이상소견이 있는 경우 그에 대한 대비를 하여 마취와 수술 중 안전한 환자 관리를 하기 위하여 이학적 검사 및 각종 병리 검사(흉부 방사선 검사, 심전도 검사, 혈액검사, 혈장 생화학 검사, 혈액응고 검사, 소변 검사 등)를 시행하고 있습니다.

2 소견서에 기재된 ①ECG : 70/분 정상 동성맥 좌측변위(-48˚) poor r wave in V2, ②BT : 2min 10sec, ③CT : 5min 20sec가 무엇을 의미하는지요?

▷ ①심전도상에서 심박수는 분당 70회로 정상이고 심전도 V2 lead에서 좌측변위(-48˚) poor r wave 소견은 정상인에서도 나타날 수 있고, 좌심실 비후나 허혈성 심장질환이 있는 환자에서도 나타날 수 있으나 심장질환의 증상이 없고 과거 심장병력도 없는 20세 젊은 환자가 심장질환을 가질 가능성은 매우 낮으므로 임상적으로 큰 의미는 없을 것으로 생각하며 ②출혈시간은 2분 10초로 정상범위 내에 있고 ③혈액응고 시간은 5분 20초로 정상범위 내에 있어 환자에게서 출혈성 소인은 없음을 말하는 것입니다.

3 소견서에 "심전도 추적검사 요합니다"라고 기재되어 있는 경우 수술 담당의사는 어떤 조치를 취하여야 하는지요?

▷ 심전도 검사 소견에서 추적검사가 필요하다는 의미는 환자의 상태에 대한 담당의사의 판단에 의해 심전도 검사를 추가로 시행하거나 더 정밀한 심전도 검사(Holter 검사, 운동부하성 심전도 검사 등) 또는 심초음파 검사를 시행할 필요가 있다는 것입니다.

4 심전도 추적검사를 요하는 이유가 무엇인지요?

▷ 심장질환의 증상이 없는 환자라도 심전도 소견에 이상이 있을 경우 심장질환의 유무를 정확하게 판별하기 위해 추적검사를 요구할 수 있습니다.

5 OOO치과에서 망인에 대한 수술 시 심전도 추적검사를 하였는지 ?

▷ 보내온 진료기록부에서는 심전도의 추적검사가 시행되었는지 여부를 확인할 수 없었습니다.

■ 망인에 대한 마취 전의 상황에 관하여

1 상악골수평절단술(양악수술)을 위한 전신마취 전에 일반적으로 의사가 환자에게 취하여야 할 조치(약물에 대한 AST 등)가 무엇이고, 확인하여야 할 사항이 무엇인지요?

▷ 전신마취 전에 의사가 환자에게 확인하여야 할 사항과 취하여야 할 조치는 원칙적으로 아래와 같습니다.

① 환자 진료기록의 조사 : 환자의 병력, 앞서 진찰받은 내용과 진단학적 검사결과, 이전의 마취기록 등이 포함됨.

② 환자와의 면담 : 환자로부터 안전한 마취 관리를 위한 정보를 얻는 것도 중요한 목적이 나 환자와의 충분한 대화를 통해 의사와 환자 간에 신뢰를 형성하는 것도 면담의 주요 목적임.

③ 환자의 병력조사와 이학적 검사

· 병력조사 : 약물치료의 경험, 알레르기 반응(약물에 대한 피부반응 검사 등), 이전의 수술과 마취 경험, 가족력과 사회생활 기록(흡연, 마약 복용의 유무 등)

· 이학적 검사 : 활력징후, 기도 검사, 폐 검사, 심장 검사, 신경학적 검사 등

④ 병리검사 : 혈액 검사, 혈장 생화학 검사, 소변 검사, 혈액응고 검사 등

⑤ 환자에게 충분한 설명을 하고 서면동의서를 받음.

그러나 위의 사항은 모든 환자에게 일률적으로 적용되는 것은 아니고 환자의 현 상태, 수술의 종류 등에 따라 일부 생략할 수도 있습니다.

2 수술이나 전신마취 전에 약물에 대한 AST를 실시한 이유는 무엇인지요?

▷ AST는 환자의 약제에 대한 알레르기 반응을 알기 위한 피부반응 검사를 말하는 것으로 보이며(allergy skin test) 발생빈도는 매우 드물지만 발생 시 치명적일 수도 있는 약제나 사용물질에 대한 과민반응(anaphylactic reaction, anaphylactoid reaction)을 사전에 알기 위하여시입니다.

3 환자가 전신마취 전에 잠을 충분히 자지 못하였고, 수술 전에 투여된 약물로 인하여 어지러움증을 호소한 경우, 전신마취를 실시했을 때 예상되는 부작용이 무엇인지요?

▷ 수술을 앞둔 대부분의 환자는 수술 전 마취와 수술에 대한 불안감으로 수면을 충분히 취하지 못하는 경우가 있으며 이러한 불안을 해소시키기 위해 투여된 진정제로 인해 어지러움증을 호소하는 경우도 간혹 있으나 환자의 생체활력징후(혈압, 맥박, 호흡 등)가 정상이라면 마취에 큰 영향을 미치지는 않을 것으로 생각합니다. 다만 마취유도 시부터 마취가 끝난 후 환자가 마취로부터 완전히 회복될 때까지 지속적이고도 철저한 환자감시는 필요할 것으로 생각합니다.

4 전신마취를 실시할 경우 환자에게 기관지 경련이나 마취제(프로포폴)에 대한 부작용 등 응급상황이 발생할 경우에 대비하여 병원 또는 의사는 환자의 기도유지를 위한 장치, 인공호흡, 산소공급을 위한 시설과 즉각적인 심혈관계 소생술의 실시가 가능한 시설을 갖추어야 하는지 ?

▷ 전신마취를 실시하는 병원에서는 응급상황 발생에 대비하여 문항에서 언급한 기도유지와 환기를 위한 기구, 산소공급을 위한 시설, 심폐소생술에 필요한 약제와 기구를 갖추고 있어야 합니다.

5 OOO치과병원에서 마취담당의사가 환자에 대한 마취를 실시하기 전에 간호기록지, 수술기록지 등에 비추어 위 문항1, 2, 4에서 요구되는 제반조치를 시행하였는지요?

▷ 환자가 특별한 과거 병력이 없고 젊고 건강한 환자인 경우에는 개인의원의 기준으로 볼 때 충분한 사전 검사를 시행한 것으로 생각되며 마취유도 직후 응급상황(산소포화도 감소, 혈압하강 느린맥 발생 등)이 발생하였을 때의 처치 내용을 추론해볼 때 응급상황에 대비한 약제와 기구들을 준비하고 있었던 것으로 판단합니다.

▪ 환자감시 모니터 기록지, 간호기록지 및 강남 OO병원의 경과기록지에 관하여

1 저산소혈증(hypoxemia), 저산소증, 저산소성 뇌병증은 어떻게 정의되고, 그 발생 원인이 무엇인지요?

▷ 저산소혈증은 환자의 혈액 내 산소공급의 부족으로 Hemoglobin과 산소와의 결합률을 나타내는 동맥혈 내 산소포화도가 90% 이하로 떨어지거나 동맥혈 산소분압이 60mmHg 이하인 상태를 말하며 저산소증은 저산소혈증으로 인해 조직이나 장기가 저산소 상태에 있는 것을 말합니다.

저산소성 뇌병증은 뇌로 공급되는 산소의 부족으로 뇌조직에 손상이 생겨 뇌기능에 이상이 발생한 것을 말하며 이 세 가지의 원인은 모두 환자에게 투여되는 산소농도의 부족이나 환자의 불충분한 환기로 인하여 혈액이나 조직으로의 산소공급이 부족하여 발생하는 것입니다.

2 환자감시 모니터 기록지에 나타난 환자의 산소포화도 상태는 구체적으로 환자가 어떤 상태에 있었다는 것을 의미하는지요?

▷ 마취유도 후인 9시 20분부터 산소포화도가 70% 이하로 떨어지고 9시 35분에서 9시 50분

까지 15분 정도 마취기록지에 산소포화도 수치가 기록되지 않은 것으로 보아 환자의 환기에 문제가 발생하여 환자가 저산소증 상태에 빠진 것으로 추정됩니다.

3 환자의 산소포화도 상태가 몇 퍼센트 이하로, 어느 정도 지속되면(예컨대, 산소포화도 50% 이하로 5분 동안 지속될 경우) 환자에게 저산소성 뇌병증이 발생할 수 있는지요?

▷ 일반적으로 인체는 4~5분 이상 산소공급을 받지 못하면 각종 장기, 특히 뇌에 비가역적 손상이 초래되는 것으로 알려져 있으며 환자의 상태(기존의 뇌질환, 심폐질환 여부)와 개인 차이에 따라 조금 다를 수 있으나 산소포화도가 50%(이때 동맥혈 내 산소분압은 27mmHg 정도이며, 정상은 70mmHg 이상) 이하로 5분 동안 지속되었을 경우 저산소성 뇌병증이 발생될 가능성이 있습니다.

4 환자감시 모니터 기록지에 따르면 망인에게 프로포폴을 투여(9시 5분)한 직후인 9시 10분부터 10시 3분까지의 사이에 망인의 산소포화도 및 혈압이 적정한 상태였는지요?

▷ 9시 15분경까지는 산소포화도와 혈압이 100%와 120/70mmHg로 정상범위에 있었으나 산소포화도는 9시 20분경 70%, 9시 25분경 60%였다가 9시 50분경에 90%로 기록되어 있고 (9시 35분과 9시 50분 사이에는 산소포화도의 기록이 없음), 혈압은 9시 20분부터 9시 40분까지는 저혈압(60/40mmHg)을 유지하다가 9시 40분부터 9시 50분까지는 혈압측정이 되어 있지 않고 9시 50분 이후 130~160/50~70mmHg 정도로 혈압이 상승한 것으로 기록되어 있는 것을 볼때 9시 20분에서 9시 50분 동안에는 산소포화도와 혈압이 모두 비정상 상태였던 것으로 판단됩니다.

5 위 문항3의 시간 동안 산소포화도 및 혈압상태에 있을 경우 환자에게 어떤 상태가 초래될 수 있는지요(특히 저산소증이 발생할 수 있는지요)?

▷ 위와 같이 환자가 상당시간 저혈압 상태와 심정지 상태(10분 정도로 추정됨)에 있었고 산소포화도가 매우 낮거나 측정되지 않았을 경우 저산소성 뇌손상을 포함하여 각 주요 장기가 모두 저산소성 손상을 받았을 가능성이 크다고 생각합니다.

6 위와 같이 환자에게 산소포화도 및 혈압상태가 비정상적인 상태로 나타난 이유가 무엇인지요?

▷ 마취유도 직후 호흡낭이 돌처럼 딱딱하게 느껴지며 환기가 되지 않았다고(폐경직 상태) 기록되어 있는데 이때 체내로의 산소공급에 심각한 문제가 발생하여 저산소증(저산소혈증)이 발생함에 따라 산소포화도 및 혈압이 떨어진 것으로 추정됩니다.

7 위와 같이 환자의 산소포화도 및 혈압상태 등이 비정상적으로 나타날 경우 병원 의사가 어떤 조치를 취하여야 하는지요?

▷ 먼저 환기가 되지 않는 원인을 찾아 즉시 치료를 해주어야 합니다. 마취유도 직후에 발생한 폐경직(lung stiffness) 현상은 흉부연축(chest spasm)이나 후두연축(laryngospasm), 기관지경련(bronchospasm) 발생 시 나타나는 현상으로 후두연축이나 흉부연축의 경우에는

근이완제의 투여로 쉽게 경직이 풀릴 수 있으나 기관지 경련의 경우에는 100% 산소투여, 스테로이드제제, 기관지 확장제를 투여하여 치료하나 치료에 잘 반응하지 않는 경우도 있으므로 마취유도 과정에서 발생할 수 있는 매우 위험한 합병증이라고 할 수 있습니다. 기관지 경련이 원인일 경우에는 위에서 언급한 것처럼 100% 산소를 투여하면서 steroid 제제와 기관지확장제 등을 투여하여 경련을 풀어주어 환기가 가능하게 해주고 혈압상승제를 투여하여 산소포화도를 증가시키고 혈압을 상승시켜주어야 합니다.

8 9시 56분부터 10시 3분까지 7분 동안(환자감시 모니터 기록지) 환자의 산소포화도(SpO_2)가 체크되지 않다가 10시 4분에 갑자기 95%로 나타난 원인이 무엇인지요?

▷ 마취기록지에는 산소포화도가 9시 50분경에 90%, 10시경에 94%로 기록되어 있습니다, 즉, 10시경부터 94%(혹은 95%)로 상승한 것은 각종 치료에 반응하여 환자의 환기가 정상적으로 이루어진 것으로 해석할 수 있습니다.

9 이처럼 환자의 산소포화도가 7분 동안 전혀 체크되지 않을 경우 환자에게 나타날 수 있는 증상은 어떤 것이 있는지요?(특히, 환자에게 저산소성 뇌병증 및 그로 인한 다발성 장기부전이 발생할 수 있는지요?)

▷ 환자의 저산소증으로 인해 7분 이상 산소포화도가 전혀 측정되지 않았다면 환자에게 저산소성 뇌병증 및 그로 인한 다발성 장기부전이 발생할 가능성이 매우 높습니다. 마취기록지에는 9시 35분부터 9시 50분까지 산소포화도가 측정되지 않은 것으로 기록되어 있습니다.

10 폐를 통해 흡수된 산소가 전신으로 공급되지 아니할 경우 어떤 증상(병변)들이 나타나는지요?

▷ 모든 조직이나 장기가 저산소성 손상을 받아 조직이나 장기의 기능부전을 일으킴은 물론 저산소상태가 오래 지속되면 괴사(necrosis)를 일으킬 수 있습니다

11 hypoxic 추정 time이 45~50분가량일 경우(강남 OO병원의 경과기록지) 의미 있는 저산소성 뇌손상이 이루어 질 수 있는지요?

▷ 저산소증 상태에 있던 시간이 40분 이상이었다면 충분히 저산소성 뇌손상을 일으킬 수 있습니다.

■ 마취기록지에 관하여

1 전신마취를 유도하기 위한 프로포폴(Propofol)을 어떻게 사용하고, 용량을 어떻게 결정하는지요?

▷ 프로포폴의 사용량은 일반적으로 환자의 체중에 따라 결정하나 환자의 상태가 사용량에 영향을 줄 수 있습니다.

체중에 따른 프로포폴 사용량은 마취유도 시에는 1~2.5㎎/kg(정맥주사), 마취유지 시에는 50~200㎍/kg/min(정맥으로 점적주입), 진정 목적으로 사용할 때는 25~100㎍/kg/min(정맥으로 점적주입)을 사용합니다.

2 환자가 프로포폴에 대한 과민반응이 있는지 어떻게 확인하는지요?

▷ 처음엔 1~2cc(10~20mg)정도의 소량을 천천히 주사하여 환자의 생체활력징후 변화를 관찰하고 1~2분 후 특이한 변화가 없으면 사용량을 모두 주입합니다. 프로포폴은 약제 자체가 호흡과 순환억제 작용을 가지고 있으므로 투여 직후 계속하여 생체활력징후 변화를 관찰하여야 하고 필요하면 호흡과 순환기능을 도와주어야 합니다. 그러나 프로포폴에 의한 과민반응으로 anaphylactic 쇼크나 anaphylactoid 반응이 나타나 생명을 위협하는 경우는 극히 드문 것으로 알려져 있습니다.

3 프로포폴 투여로 발생할 수 있는 이상반응 또는 부작용은 무엇인지 및 그로 인한 응급처치방법은 무엇이 있는지요?

▷ 위 문항에서 답한 것처럼 혈압하강과 호흡억제가 가장 흔히 나타나는 증상이며 혈압하강 시에는 혈압상승제를 투여하고 충분한 수액공급을 해주며, 호흡억제 시에는 마스크나 기관튜브를 통하여 100% 산소로 인공환기를 해주면 대부분의 경우 환자는 정상상태로 회복합니다.

4 프로포폴과 기관지 경련과는 어떠한 관계가 있고, 프로포폴 투여로 기관지 경련이 발생할 경우 어떤 조치를 취하여야 하는지요?

▷ 프로포폴로 인해 기관지 경련이 발생하는 경우는 극히 드문 것으로 알려져 있으나(마취유도 시 기관지 경련의 발생가능성이 비교적 높은 천식환자의 경우 경련 발생을 막기 위하여 프로포폴을 마취유도제로 추천하고 있습니다), 기관지 경련이 발생하였을 경우에는 기관지 경련에 따른 일반적인 처치(100% 산소투여, 스테로이드 제제, 기관지확장제 투여 등)를 필요로 합니다

5 환자에게 프로포폴을 투여한 후 프로포폴의 마취효과 및 심장, 호흡기계에 대한 효과를 증가시킬 수 있는 강력한 흡입마취제인 '아이소플루란'을 투여할 경우 어떤 부작용이 발생하는지요?

▷ 마취유도 목적으로 프로포폴 같은 수면·진정제를 투여한 후 마취유지를 위하여서는 아이소플루란(isoflurane) 같은 흡입마취제를 사용하는 것은 전신마취의 일반적인 방법입니다. 프로포폴과 아이소플루란은 모두 심혈관계와 호흡계에 억제작용을 가지고 있으나 환자의 생체환력징후의 변화를 지속적으로 관찰하면서 적정용량과 농도로 사용하면 특별한 부작용이 발생하는 경우는 매우 드뭅니다.

6 환자에 대한 마취유도가 언제 이루어졌는지요?

▷ 마취기록지상으로 볼때 9시 5분경 마취유도가 시작된 것으로 보입니다.

7 환자에 대한 마취직후 환자의 산소포화도와 혈압은 어떤 상태였는지요?

▷ 마취직후인 9시 15분경까지는 환자의 산소포화도는 100%, 혈압은 115/70mmHg, 맥박은 90회/분으로 기록되어 있는 것을 볼 때 이때까지는 환자의 상태가 정상이었던 것으로 추정

됩니다.

8 마취 직후 환자의 산소포화도와 혈압이 급격히 떨어진 이유가 무엇인지요?

▷ 보내온 진료기록부에 마취유도 후인 9시 20분경 폐가 돌처럼 딱딱하게 느껴지며 환기가 되지 않는 것으로 기록되어 있고 산소포화도는 70%로, 혈압은 70/40㎜Hg로 기록되어 있는 것을 볼 때 갑자기 발생한 폐경직(환기부전)으로 인해 폐환기가 되지 않으면서 산소공급이 이루어지질 않아 저산소증이 초래되어 산소포화도와 혈압이 떨어진 것으로 추정됩니다.

9 마취 직후 환자에게 폐수축(Lung Stiff) 현상이 일어났는데, 그 원인과 치료방법은 무엇인지요?

▷ 마취유도 직후에 발생한 폐경직(lung stiffness) 현상은 후두연축(laryngospasm)이나 기관지경련(bronchospasm), 흉부연축(chest spasm) 발생 시 나타나는 현상으로 후두연축이나 흉부연축의 경우에는 근이완제의 투여로 쉽게 경직이 풀릴 수 있으며 기관지 경련의 경우에는 100% 산소투여, 스테로이드제제, 기관지 확장제를 투여하여 치료하나 치료에 잘 반응하지 않는 경우도 있어 마취유도 과정에서 발생할 수 있는 매우 위험한 합병증이라고 할 수 있습니다.

10 환자의 산소포화도와 혈압이 급격하게 떨어진 이후 어떤 조치가 이루어졌는지요?

▷ 흡입마취제와 N_2O의 투여를 즉시 중단하고 100% 산소를 투여하면서 steroid 제제, epinephrine, ephedrine, Bivon(sodium bicarbonate), atropine을 정맥으로 투여하고 심장마사지를 시행하는 등 심폐소생술을 시행한 것으로 기록되어 있습니다.

11 환자의 산소포화도 및 혈압이 급격히 떨어졌다가 산소포화도 및 혈압이 정상적으로 회복될 때까지 얼마의 시간이 소요되었는지요?

▷ 9시 20분경 혈압이 떨어졌고 9시 40분까지는 저혈압 상태(60/40㎜Hg)를 유지하다가 9시 40분부터 9시 50분까지는 혈압측정이 되어 있지 않고 9시 50분 이후 130~160/50~70㎜Hg 정도로 혈압이 상승한 것으로 기록되어 있고 산소포화도는 9시 20분경 70%, 9시 25분경 60%였다가 9시 50분경에 90%로 기록되어 있는 것을 볼 때(9시 35분과 9시 50분 사이에는 산소포화도의 기록이 없음) 산소포화도와 혈압이 정상으로 회복될 때까지 약 30분 정도가 소요된 것으로 생각됩니다.

12 환자에 대한 심장마사지는 얼마 동안 지속되었고 심장마사지 이후 환자는 어떤 상태였는지 ?

▷ 심장마사지는 마취기록지에는 9시 25분부터 시작한 것으로 기록되어 있고(간호기록지에는 9시 30분으로 되어 있음) 9시 50분경 혈압이 정상수준으로 상승하고 자발적인 심박동이 돌아올 때까지 시행한 것으로 추정되며 환자 상태는 심장마사지를 계속한 지 20여 분 후 혈압과 심박동수가 정상으로 회복한 것으로 기록되어 있습니다.

13 환자의 산소포화도 및 혈압이 급격히 떨어진 이후 심장마사지 이외에 환자에게 어떤 조치가 취해졌는지요?

▷ 100% 산소를 투여하면서 혈압상승제(epinephrine, ephedrine), sodium bicarbonate, atropine, steroid 제제를 투여하고 수액(생리식염수, 펜타스판 용액)을 투여하였습니다.

14 10시 10분 이후부터 11시 51분까지의 사이에 환자에 대한 치료행위가 있었는지요? (있었다면) 시간 및 분별(예컨대, 10시 20분)로 어떤 치료행위가 있었는지요?

▷

10:10	이뇨제(lasix)와 steroid 제제 투여함.
10:20~10:30	두 차례에 걸쳐 콜린에스테라제 억제제(cholinesterase inhibitor)인 pyrinol과 항콜린성 약제(anticholinergic drug)인 robinul을 투여하였음.
10:40	혈압(140/60㎜Hg)과 산소포화도(94%)를 측정하였고 생체활력징후는 안정된 것으로 기록되어 있음.
10:50	보호자에게 환자 상태를 설명하고 대학병원으로 환자를 이송하기로 결정하였음.
11:00	기관 삽관 상태에서 Ambu bag으로 산소를 투여하고 생리식염수를 공급하면서 맥박산소포화도 측정기와 심전도기계를 부착하고 배뇨관을 삽입한 상태에서 환자를 강남 OO병원으로 이송하였음. 진료기록부에서 11시 이후의 기록은 찾지 못하였으나 계속 환자에게 산소를 투여하면서 부착한 맥박산소포화도 측정기와 심전도기로 환자 상태를 관찰하면서 환자를 이송하였을 것으로 추정합니다(이것은 응급환자 이송시의 일반적인 환자 관리방법임). 강남 OO병원 도착 후 기록에는 환자에게 응급실에서 두 차례 혈액가스 검사를 시행하였으며(심한 호흡산증을 보임), 환자 상태는 동공반사는 없고, 동공은 모두 열렸으며 안구반사도 없는 것으로 기록되어 있음.

§ 사례2 성형외과

I. 사건 개요

환자(여자, 28세)는 2008년 11월 7일 OOOOO성형외과의원에 내원하여 사각턱 수술(angle reduction)을 위한 진료를 받았고 건강상 특별한 문제가 없어 다음 날인 2008년 11월 8일 수술을 하였습니다. 의료진은 전신마취를 시행한 후 환자에 대한 수술을 시작하였는데, 수술 과정에서 심정지가 발생하였고 즉시 심폐소생술을 시행하여 순환기능은 돌아왔으나 의식이 계속 회복되지 않아 같은 날 대학 병원으로 전원하여 치료를 받았습니다. 그러나 전원병원에서의 치료에도 불구하고 환자에게 저산소성 뇌손상 등의 후유증이 발생하여 현재에 이르고 있습니다.

II. 서울OO지방법원 민사OO단독 진료기록 감정촉탁시에 대한 회신

[2011 가단 000000 손해배상(의)]

감정사항

■ 의학적 감정과 관련하여

1 환자에 대한 전신마취 전 마취과 의사가 하여야 할 일은 무엇인가요?

▷ 대학병원이나 종합병원에서는 마취과 의사가 수술 전에 먼저 환자를 방문하여 환자의 과거 병력, 가족력 및 현재의 증상 등에 대하여 문진을 통해 알아보고 신체적 상태를 검사하고(physical examination) 생체활력징후를 측정합니다. 다음은 수술 전 기본 검사로 흉부 방사선 검사, 일반혈액 검사, 간기능 검사를 포함한 생화학 검사를 시행하며 필요에 따라 심전도 검사를 시행합니다. 그리고 환자의 질환의 종류와 상태에 따라 추가 검사를 시행할 수도 있습니다. 그러나 상주하는 마취과 의사가 없는 개인의원의 경우에는 수술 전 환자 상태의 측정은 수술 의사가 시행하는 경우가 많고 환자의 전신 상태가 양호하다면 일부 검사를 생략하는 경우도 있으며 마취과 의사는 수술장에서 마취 전 환자에 대한 전반적인 상태를 평가합니다.

2 마취된 환자에 대한 기본적인 감시항목에는 무엇이 있는지요?

▷ 마취 중 환자에 대한 기본적인 감시로는 혈압, 맥박, 호흡, 맥박산소포화도 측정 등으로 기본 생체활력징후의 변화를 감시하여야 하고 필요에 따라 심장의 정상 리듬을 감시하기 위해 심전도 감시를 하며, 수술시간이 길고 수술이 범위가 큰 대수술의 경우 추가적인 감시(체온, 소변량, 호기말 이산화탄소분압, 중심정맥압 측정 등)가 필요합니다.

3 사각턱 등의 성형수술에 따른 마취 시 마취과 의사는 마취가 종료될 때까지 환자 옆에 상주해야 하는지요?

▷ 마취과 의사는 마취가 종료될 때까지 항상 환자 옆에 상주하여야 합니다.

4 마취가 계속되는 중에는 환자에 대하여 심전도 체크를 하여야 하는지요?

▷ 대학병원이나 종합병원에서는 전신마취 중에 모든 환자에게 심전도 감시 장치를 부착시켜 심리듬의 변화를 항시 감시하고 있으나 개인의원에서는 환자의 건강 상태, 수술시간, 수술의 범위에 따라 심전도를 사용하지 않는 경우도 있을 수 있습니다. 마취 중에 환자의 심전도 감시를 반드시 하여야 한다는 규정은 없으나 최근에는 대부분의 병·의원에서 심전도 감시를 하고 있습니다.

『마취과 교과서(Introduction to Anesthesia, 9판)』에 의하면 마취와 수술 전 심전도 검사가 반드시 필요하고, 마취 중에도 심전도 감시가 필요한 환자는 40세 이상의 남자, 50세 이상의 모든 환자, 심혈관계 및 폐질환, 당뇨병, 중추신경계질환, 악성종양을 가진 환자로 되어 있습니다.

5 사각턱 성형수술에 따른 마취를 할 때 하는 마취방법에는 무엇이 있고, 투입되는 마취약물에는 무엇이 있는지요?

▷ 사각턱 성형수술을 할 경우 마취의 종류는 기관 내 삽관을 하고 호흡을 인위적으로 관리

하는 전신마취가 필요하며 전신마취에 필요한 약제는 다음과 같습니다.

①마취유도 약제(주로 정맥마취제들)

- barbiturate 계열의 약제들(pentothal sodium이 가장 자주 사용됨)
- propofol(마취유도 및 마취유지를 위해 자주 사용되는 정맥마취제임)
- benzodiazepine 계열의 약제들(diazepam, midazolam 등)
- etomidate
- ketamine

②마취유지 약제

- 휘발성(흡입) 마취제들 : ethrane, isoflurane, sevoflurane, desflurane 등이 있음.
- 정맥마취제 : propofol, diazepam, midazolam 등이 사용될 수 있음
- 마약성 진통제 : fentanyl, remifentanil 등이 보조마취제로 사용될 수 있음.

③근이완제(muscle relaxant)

주로 비탈분극성 근이완제(rocuronium, vecuronium, atracurium 등)가 사용됨.

6 마취를 과다하게 하거나 마취를 적게 할 경우 그 부작용에는 무엇이 있는지, 마취과다, 마취과소의 경우 심정지가 올 수 있는지요?

▷ 마취약제들은 대부분 중추신경계, 순환계, 호흡계의 기능을 억제하는 효과를 갖고 있기 때문에 안전한 마취 관리를 위하여서 마취약제를 사용할 때는 환자의 생체활력징후 변화를 철저히 감시하면서 수술에 적합한 마취심도를 유지시켜주는 것이 매우 중요합니다

마취가 과다하다는 것은 마취심도가 너무 깊은 것을 의미하는데 이때는 순환억제가 발생하여 혈압하강, 느린맥이 발생할 수 있고 더 진행될 경우 심정지까지 초래될 수 있습니다. 호흡억제도 발생하나 인공호흡기로 환자의 환기 관리를 적절하게 시행하고 있을 경우에는 호흡은 큰 문제가 되지 않습니다.

마취가 과소하다는 것은 마취심도가 얕은 것을 의미하는데 이때는 환자가 수술의 자극에 견딜 수 없게 되고 교감신경계의 자극으로 혈압상승, 빠른맥이 나타나고 의식이 소실되지 않아 심한 통증을 느낄 수 있으며 심한 경우 정신적 외상을 받을 수 있습니다.

7 전신마취를 한 환자에게 튜브를 삽입할 경우 어려움을 겪을 수 있는지요?(있다면 어떠한 어려움이 있는지요?)

▷ 마취유도의 순서를 보면 먼저 마취유도 약제를 투여하여 환자의 의식을 소실시키고 100% 산소를 사용하여 환자의 모든 장기를 산소화하면서 근육 이완제를 투여하고 근 이완이 충분히 된 상태에서 기관 내 삽관을 하게 됩니다. 해부학적으로 정상 상기도 구조를 가진 환자에서는 대부분의 경우 기관 내 삽관이 잘 이루어지나 환자가 기관 내 삽관에 어려운 해부구조를 가진 경우나 구강 내 종양이 있거나 또는 얼굴이나 목의 관절에 질환을 가진 경우에는 기관 내 삽관이 어려울 수 있습니다.

8 전신마취를 한 환자에게 튜브를 삽입함에 있어 나타나는 부작용에는 무엇이 있는지요?

▷ 기관 내 삽관에 따른 합병증은 다음과 같습니다.

① 기관 내 삽관 시에 발생할 수 있는 합병증

- 튜브가 잘못 위치하는 경우(식도 내, 기관지 등)
- 기도의 손상
- 생리적 반사(고혈압, 빠른맥, 저산소증, 과탄산증 등)
- 튜브 자체의 문제(cuff가 찢어지거나 구멍이 나는 경우)

② 튜브가 기관 내 거치되어 있는 동안 발생할 수 있는 합병증

- 튜브의 위치 변화
- 기도의 손상
- 튜브의 기능장애

③ 발관 이후의 합병증

- 기도의 손상
- 후두경련
- 음압성 폐부종 발생

9 마취 후 수술하기 전에 환자에 대한 혈압이 올라가는 등 활력증후에 이상이 생길 경우 그에 따른 조치는 무엇이 있는지요?

▷ 마취 후에는 항상 환자의 생체활력징후 변화를 지속적으로 관찰하면서 변화가 있을 경우 적절한 대처를 하여야 합니다. 즉 혈압이 상승할 경우에는 그 원인이 마취심도가 얕아서인지, 환자가 원래 갖고 있던 질환(고혈압, 심혈관계 질환 등) 때문인지를 구별하고 혈관확장제, 베타 차단제(β-adrenergic blocker), 칼슘 채널 차단제(calcium channel blocker) 등 항고혈압제를 사용하거나 마취의 심도를 깊게 하여 혈압을 조절하여 주어야 합니다.

10 마취 후 수술 중에 환자에 대한 혈압이 올라가는 등 활력증후에 이상이 생길 경우 그에 따른 조치는 무엇이 있는지요?

▷ 문항9에 대한 답변과 동일합니다. 즉 혈압상승 원인이 마취심도가 얕은 상태에서 수술자극에 대한 반응 때문인지, 환자가 원래 갖고 있던 질환(고혈압, 심혈관계 질환 등) 때문인지를 구별하고 혈관확장제, 베타 차단제(β-adrenergic blocker), 칼슘 채널 차단제(calcium channel blocker) 등 항고혈압제를 사용하거나 마취의 심도를 깊게 하여 혈압을 조절하여 주어야 합니다.

11 마취 후 활력증후가 안정되지 않았을 경우 어떤 조치를 하는지요?

▷ 활력증후가 안정되지 않는 경우는 여러 가지 상황이 있을 수 있으나 가장 흔한 것이 혈압의 변화(상승과 하강), 심부정맥의 발생, 산소포화도의 하강 등으로 즉시 치료하지 않으면 생명에 위험을 초래할 수 있습니다. 혈압상승의 경우는 이미 답변하였으며 혈압하강의 경우에는 마취심도를 얕게 하거나 마취약제의 투여를 중지하고 수액공급, 혈압상승제 투여 등으로 혈압을 상승시켜야 하며 심전도에서 부정맥 발생 시에는 부정맥의 종

류에 따라 항부정맥제를 사용하여 치료합니다. 산소포화도가 떨어질 경우에는 역시 마취약제의 투여를 중단하고 100% 산소로 충분한 환기를 하여 산소포화도를 증가시켜 주어야 합니다.

12 수술 전에 혈압을 정상범위로 유지하기 위하여 약물투여 및 마취가스약 조절을 할 수 있는지요?(할 수 있다면 구체적인 조절방법을 알려주시기 바랍니다).

▷ 위의 문항에 대한 답변에서 기술한 것처럼 약제투여와 흡입 마취제의 농도조절로 혈압을 정상으로 유지할 수 있으며 구체적인 조절방법은 문항9의 답변 내용을 참조하시기 바랍니다.

■ 진료기록과 관련하여

1 환자가 성형수술 전날부터 성형수술을 하기 전까지 혈압, 맥박 등의 건강상태는 어떠하였는지요? 환자에 대한 수술 전 임상병리검사 결과는 어떠한지요?

▷ 성형외과의원의 진료기록부에는 수술 전일(2008년 11월 7일)의 생체활력징후(혈압, 맥박 등)는 기록되어 있지 않습니다. 그리고 수술 당일 마취기록지의 기록에는 마취 직전 혈압이 120/60mmHg로 기록되어 있습니다. 그러나 수술 전 환자의 신체 상태 분류에서 미국 마취과학회 신체 상태 분류 1급(ASA physical status classification class 1)으로 기록된 것으로 보아 환자의 전신 상태는 건강하였을 것으로 추정합니다. 수술 전 임상병리 검사 결과는 모두 정상범위에 속하였습니다.

2 수술 전 혈액 검사 소견은 모두 정상이었는지요?

▷ 수술 전 혈액 검사 소견은 모두 정상이었습니다.

3 과거력상 환자에게 특이할 만한 이상소견은 없었는지요?

▷ 4년 전에 소수술(눈 쌍꺼풀 수술로 추정됨)을 받은 것을 제외하고는 특별한 과거력상의 이상소견은 없었습니다.

4 마취기록지에 환자에 대한 기본적인 감시 항목이 기재되어 있는지, 기재되어 있다면 그 결과는 어떠한지요?

▷ 마취기록지에는 혈압, 맥박수만 기록되어 있고 마취유도 후 혈압이 120/60mmHg에서 80/40mmHg까지 떨어졌다가 수술시작 후 200/130mmHg로 상승한 것으로 기록되어 있으며 이후 혈압이 체크되지 않고 심정지가 발생한 것으로 기록되어 있습니다.

5 진료기록상 마취과 의사가 상주한 것으로 보이는지요?

▷ 마취기록지에 마취과 의사의 이름이 기록되어 있고 마취 관리 과정을 볼 때 마취과 의사는 상주한 것으로 추정됩니다.

6 집도의가 수술 시작하기 전까지 마취 의사는 환자를 관찰하고 감시하는 과정에서 특이 증상은 없었는지요?

▷ 마취 시작 후 수술 시작 전까지 혈압이 80/40mmHg까지 떨어진 것을 제외하고는 특이 증상은 마취기록지에 기록되어 있지 않습니다.

7 진료기록상 환자에게 마취가 계속되는 동안 심전도 체크를 하였는지요?

▷ 맥박수가 기록된 것으로 보아 심전도 체크는 시행되었을 것으로 추정합니다.

8 마취가 계속되는 동안 환자의 전반적인 상태를 확인하고 있는지요?

▷ 마취기록지상으로 볼 때 마취 중 전반적인 환자 상태는 감시되고 있었을 것으로 판단합니다.

9 마취 시작은 11시 40분부터 14시 10분까지였는지요?(그렇지 않다면 마취 시작 시간을 알려주시기 바랍니다. 이하 같음.)

▷ 마취 시작 시간은 11시 40분이었고 마취가 끝난 시간은 14시 10분이었습니다.

10 수술시간은 12시 10분부터 13시 30까지였는지요?

▷ 수술시간은 12시 10분부터 13시 30분으로 기록되어 있습니다.

11 마취의 종류는 전신마취였는지요?

▷ 마취의 종류는 전신마취였습니다.

12 수술 시작 전 혈압은 120/60mmHg, 90/50mmHg, 80/40mmHg이었는지요?

▷ 수술 시작 전 혈압은 120/60mmHg, 90/50mmHg, 80/40mmHg이었습니다.

13 수술 시작한 시간의 혈압은 200/130mmHg이었는지요?

▷ 수술 시작 직후의 혈압은 200/130mmHg 로 상승되었습니다.

14 수술 시작한 시간의 혈압이 200/130mmHg 였다면 바로 수술하기 보다는 환자의 혈압 등 활력증후군이 안정되는지 확인한 후 수술을 시작하여야 하는지요?

▷ 마취 의사와 수술 의사모두 혈압의 상승이 수술 시작 시의 자극에 의한 일시적인 상승으로 판단하여 혈압강하제인 labetalol(베타 아드레날린 차단제)을 투여하여 혈압하강을 시도한 것으로 추정됩니다. 전신 상태가 건강한 환자에서도 수술 시작 직후 일시적으로 환자의 혈압이 상승하는 것은 흔히 있는 일이며 이 환자의 경우 수술 전 신체 상태가 양호하였고 검사 결과들이 정상이었으므로 일시적인 혈압상승으로 판단하여 수술을 진행한 것으로 추정합니다.

15 수술 전에 혈압을 정상범위로 유지하기 위하여 약물 투여 및 마취가스약 조절이 있었는지요?

▷ 수술 전에 하강한 혈압을 상승시키기 위하여 혈압상승제를 투여한 기록은 없으며 흡입마취제의 투여농도의 조절여부는 마취기록지의 내용만으로는 알 수가 없습니다.

16 마취 후에 혈압이 안정되지 않는데 수술을 시작한 특별한 이유가 있는지요?

▷ 마취유도 후의 혈압하강으로 혈압이 80/60㎜Hg까지 떨어졌으나 이 정도의 혈압은 수술을 진행하기에 지장이 없고 충분히 관리할 수 있을 것으로 마취 의사와 수술 의사가 판단하였을 가능성은 있으나 정확한 이유는 마취기록지의 내용만으로는 알 수가 없습니다.

17 혈압의 정상범위는 어떠한지요?

▷ 건강한 성인의 정상 혈압은 120/70㎜Hg 정도이며 심폐질환이 없는 환자의 경우 상하로 20% 정도의 증감은 정상 범위로 간주할 수 있습니다.

18 수술시작 10분 후의 혈압은 측정되지 않았다고 기재되어 있는지요?

▷ 12시 20분경 혈압은 100/50㎜Hg로 기록되어 있습니다.

19 환자에게 심정시가 발생하였는지요?(발생하였다면 언제 발생하였는지요?)

▷ 심정지 발생시간은 12시 40분 전후로 생각됩니다.

20 환자에게 심정지가 발생한 후 환자에게 취한 조치는 무엇인지요? 약물을 투입하였다면 어떠한 약물을 투입하였는지요?

▷ 심정지 발생 후 즉시 심폐소생술을 실시한 것으로 기록되어 있습니다. 구체적으로는 ephedrine 20㎎(10+10㎎)을 투여하였고 이어 atropine과 epinephrine 1ample 씩을 두차례 투여하였으며 다시 epinephrine 1ample을 추가로 투여하였습니다. 이어 Hartmann 용액 50㎖에 dopamine을 섞어 투여한 것으로 기록되어 있습니다.

21 마취를 종료한 시점은 언제이고 수술을 종료한 시점은 언제인지요?

▷ 마취를 종료한 시점은 14시 10분이며 수술을 종료한 시점은 13시 30분으로 기록되어 있습니나.

22 수술은 어느 정도 진행되다가 어느 정도에 종료되었는지요?

▷ 수술시작 시간은 12시 10분이었고 심정지가 발생한 시간은 12시 40분경으로 볼 때 수술이 30분 정도 진행되다가 심정지가 발생한 것으로 보입니다. 심정지 발생 이후에는 심폐소생술을 시행하느라 수술은 더 이상 진행되기 어려웠을 것으로 생각되며 수술절개 부위를 봉합하는 정도였을 것으로 추정됩니다. 보내온 신료 및 마취기록만으로는 더 이상의 구체적인 수술의 진행여부는 알 수 없습니다.

23 환자가 수술실에서 나온 시점은 언제인지요?

▷ 마취기록지에 마지막 혈압과 맥박수의 기록시간이 15시 30분임을 볼 때 그 시간 이후 환자는 수술실을 나왔을 것으로 추정합니다.

24 환자가 전원병원에 내원한 시점은 언제인지요?

▷ 2008년 11월 8일 16시 45분경에 전원병원에 도착한 것으로 기록되어 있습니다.

25 전원병원에 내원하였을 당시 환자의 상태는 어떠하였는지요?

▷ 의식은 혼수(coma) 내지 혼미 상태(stuporous state)였고 혈압은 80/63㎜Hg, 맥박수는 114회/분, 호흡수는 28회/분, 체온은 37.3℃ 였습니다.

26 환자가 전원병원에 내원하자 전원병원에서 환자에게 취한 조치는 무엇이고, 그 조치는 정당한 것이었는지요?

▷ 환자에게 즉시 기관 내 삽관을 하고 인공 환기 관리를 하였으며(intubation and ventilator care), 수액을 투여하고 심근수축제(inotropics)를 사용하면서 중환자실로 환자를 옮겼습니다. 이러한 조치는 정상적인 환자 관리 조치였습니다.

27 환자가 전원병원에 입원해 있는 동안 주로 어떠한 치료를 받았고 그 결과는 어떠한지요?

▷ 환자는 중환자실로 옮겨진 후 인공 환기 관리하에 저체온(34℃)치료, 심근수축제 투여, 항경련제 투여를 받았으며 입원 4일째 상태가 호전되어 인공 환기 관리를 끝내고 기관튜브를 발관하였습니다. 환자에게 각종 뇌검사(CT, MRI, Brain perfusion spect)를 시행하였으나 뚜렷한 병변을 보이지 않았고 심장검사(Holter monitoring, CT angiography/coronary angiography)에서도 정상 소견을 보였습니다. 그러나 EEG waking 소견에서는 광범위한 뇌기능 장애(diffuse cerebral dysfunction) 소견을 보였습니다. 환자는 향후 정기적 추적관찰 및 대증적 치료를 필요로 한다는 향후 치료의견을 받고 2008년 12월 4일에 전원병원에서 퇴원하였습니다.

28 전원병원에서 퇴원할 당시 환자의 병명은 무엇이었는지요?

▷ ①인공소생술에 성공한 심정지 ②저산소성 뇌손상 ③좌측 성대의 마비로 기록되어 있습니다.

29 전원병원에서 환자에 대한 병명으로 '좌측 성대의 마비'라는 진단을 내렸는바, 이는 전신마취 과정 중 튜브 삽입(또는 기관 삽관)을 잘못하였을 경우 발생할 수 있는 부작용에 해당할 수 있는지요?(그렇지 않다면 좌측 성대의 마비증상이 나타난 이유는 무엇인지요?)

▷ 성대의 마비(vocal cord palsy)는 기관 내 삽관을 할 때, 튜브가 기관 내 거치되어 있는 동안, 또는 발관 이후에 어느 때나 발생할 수 있는 합병증입니다.

30 환자의 경우 수술 전 좌측 성대에 아무런 이상증상이 없다가 수술 후 '좌측 성대의 마비증상'이 나타났다면 이는 마취 과정 또는 수술 중에 잘못된 시술 등으로 인하여 빌생한 것으로 보이는지요?(그렇지 않다면 좌측 성대의 마비증상이 나타난 이유는 무엇인지요?)

▷ 이 환자는 성형외과의원에서 마취를 위하여 기관 내 삽관과 발관을 하였고 전원병원에서도 환자의 환기 관리를 위하여 기관 내 삽관과 튜브의 장시간 기도 내 유지(4일간), 발관을 하였으므로 이 과정에서 좌측 성대마비가 발생하였을 가능성이 있습니다. 성대마비 증상의 발생은 기관 내 삽관, 기관 내 튜브 유지(특히 장기간 유지의 경우), 발관의 과정에서 발생할 수 있는 합병증으로 이것을 시술의 잘못 때문이라고 단정할 수는 없습니다.

31 전원병원에서 환자에 대한 병명으로 '저산소성 뇌손상'이라는 진단을 내렸는 바, 마취를 잘못할 경우 환자에게 저산소성 뇌손상이 발생할 수 있는지요?

▷ 저산소성 뇌손상은 마취와 수술의 과정에서 여러 가지 원인으로 발생할 수 있습니다. 마취의 잘못도 여러 원인들 중 하나일 수는 있으나 다른 원인들도 있으므로 감별이 필요합니다.

참고로 전신마취와 수술 중의 저산소증의 발생 원인을 기술하면 다음과 같습니다.

· 흡입산소농도의 저하
· 기관 내강의 일부 폐쇄(폐포환기량의 감소)
· 기관지 내 삽관(폐션트율의 증가)
· 환자의 기존의 심폐질환(폐포환기/관류비의 불균형)
· 마취 중 호흡회로의 분리(산소공급의 중단)
· 기관 내 튜브의 우발적 발관(산소공급의 중단)
· 식도 내 삽관
· 기관지 경련
· 심한 혈압하강 내지 심정지
· 심한 빈혈
· 체내 대사율의 증가(심한 발열 등)

이러한 저산소증을 일으킬 수 있는 상황이 발생하였을 때 신속하게 대처하여 저산소증을 치료하지 않을 경우 저산소성 뇌손상을 일으킬 수 있습니다.

32 심정지 후 몇 분이 지나면 저산소성 뇌손상(비가역적 뇌손상)이 발생하는지요?

▷ 일반적으로 심정지 발생 후 4~5분 이내 효율적인 심폐소생술이 실시되지 않으면 비가역적 저산소성 뇌손상이 발생할 수 있는 것으로 알려져 있습니다.

Ⅲ. 서울OO지방법원 민사OO단독 감정보완촉탁에 대한 회신

[2011가단 000000 손해배상(의)]

감정사항

■ 의학적 감정과 관련하여

6-1 전신마취 시 심정지가 발생하는 원인은 무엇인지요?

▷ 전신마취 시에 심정지가 발생할 수 있는 원인들은 다음과 같습니다.

①마취 중에 저산소증을 일으킬 수 있는 모든 원인들

· 저산소농도의 흡입
· 호흡회로의 분리
· 기관지나 식도 내 삽관
· 튜브의 우발적 발관
· 기관지 경련
· 기관 내강의 폐쇄(튜브의 꼬임, 꺾임, 분비물의 축적 등) 등으로 환자에게 충분한 산소가 공급되지 않을 경우

②마취제의 과다 투여나 고농도 투여로 심기능이 심하게 억제되었을 때

③환자가 원래 갖고 있던 심혈관질환의 갑작스런 악화

④마취약제에 대한 알레르기 반응(아나필락틱 반응을 포함)

6-2 전신마취 시 마취약물을 정량 투여했는데도 알 수 없는 원인에 의해 심정지가 발생할 수 있는지, 만약 있다면 마취 의사가 이를 마취 전에 미리 알 수 있는지요?

▷ 발생빈도는 매우 드물지만 마취약제에 대한 아나필락시스가 발생할 경우는 약제의 투여용량에 상관 없이 환자에게서 심정지가 발생할 수도 있습니다.
아나필락시스(anaphylaxis)는 어떤 약제의 특정 항원(allergen)에 대한 환자의 과도한 반응(hypersensitivity reaction)을 말하며 이러한 증상을 마취 전에 미리 예방하거나 예측할 수 있는 검사방법이나 조치로는 환자가 과거 특정 약물에 대한 과민반응을 일으킨 병력(마취, 수술을 포함)이나 가족력이 있는지 여부를 물어보는 방법과 병력이 있을시 피부반응검사나 항체 검사(IgE radioimmuneassay)를 할 수도 있으나 이것도 완전한 예방법은 아니며 특히 병력이 없는 경우는 특별한 검사방법이 없는 것으로 알려져 있습니다.

■ 진료기록과 관련하여

1-1 마취 전 원고의 검사 결과 중에서 전신마취를 할 수 없을 정도의 이상 결과가 있는지요?

▷ 환자의 검사 결과 중에서 전신마취를 할 수 없을 정도의 이상 결과는 없었습니다.

7-1 환자에 대한 전신마취 동안 심전도 체크를 꼭 해야 하는지요?

▷ 대학병원이나 종합병원에서는 전신마취 중에 심전도 감시를 대부분 시행하고 있으나 개인의원에서는 환자의 연령, 전신 건강 상태, 수술의 종류, 수술시간에 따라 심전도감시를 하지 않는 경우도 있을 수 있습니다. 마취 중에 환자의 심전도 감시를 반드시 하여야 한다는 강제규정은 없으나 최근에는 개인의원에서도 심전도 감시를 시행하는 병원이 많은 것으로 알고 있습니다. 마취과 교과서에는 마취 전의 심전도 검사와 마취 중의 심전도 감

시가 필요한 환자는 40세 이상의 남자, 50세 이상의 모든 환자, 심혈관계 및 폐질환, 당뇨병, 중추신경계질환, 악성종양을 가진 환자로 규정하고 있습니다.

7-2 통상적으로 전신마취 동안 환자 상태 확인을 위해 혈압과 맥박수로 환자 상태를 체크하는지요?

▷ 전신마취 동안에는 환자의 상태 변화를 확인하기 위해 혈압과 맥박수, 맥박산소포화도 등의 변화를 보면서 환자 상태를 감시하고 있습니다.

7-3 피고병원의 마취기록지에는 혈압과 맥박, 사용한 약제 및 환자 상태에 대한 기록이 상세히 기록되어 있는지요?

▷ 성형외과의원의 마취기록지에는 혈압과 맥박, 사용한 약제 및 환자 상태에 대해 기록되어 있었습니다.

13-1 수술 전 120/60㎜Hg이었던 혈압이 수술 시작 후 200/130㎜Hg으로 높아졌다면, 마취 의사와 수술 집도의는 당장 수술을 중지해야 하는지요? 만일 아니라면, 수술을 진행하면서 혈압의 변화를 계속 확인해야 하는지요?

▷ 수술 시작 직후 혈압이 크게 상승하였을 때 수술을 중지할 것인가, 진행할 것인가에 대한 판단은 환자의 마취와 수술 전 상태를 가장 잘 알고 있는 마취 의사와 수술 의사가 의논하고 판단하여 결정할 문제입니다. 이 환자의 경우는 마취 의사와 수술 의사 모두 혈압의 상승이 수술 시작 시의 자극에 의한 일시적인 상승으로 판단하고 혈압하강제를 투여하여 혈압을 떨어뜨리면서 수술을 진행한 것으로 추정됩니다.

20-1 환자에게 심정지가 발생한 후 피고병원에서 즉각적으로 심폐소생술을 시행하고 상태 호전을 위한 약물 투약 등 적절한 조치를 하였는지요?

▷ 심정지 발생 후 즉시 심폐소생술을 시행한 것으로 기록되어 있습니다. 구체적으로는 ephedrine 20㎎(10+10㎎)을 투여하였고 이어 atropine과 epinephrine 1ample씩을 두차례 투여하였으며 다시 epinephrine 1ample을 추가로 투여하였습니다. 이어 수액 50㎖에 dopamine을 섞어 투여한 것으로 기록되어 있습니다.

28-1 OO대학병원에서 퇴원할 당시 환자의 진단명을 1~4까지 적어주시기 바랍니다.

▷ OO대학교병원의 입·통원 증명서에는 다음과 같이 기록되어 있습니다.

- 인공소생술에 성공한 심정지
- 저산소성 뇌손상
- 좌측 성대의 마비

같은 병원의 응급의학과 퇴원기록지에는 다음과 같이 기록되어 있습니다.

- postresuscitation state(소생술 후 상태)
- R/O hypoxic brain injury(저산소성 뇌손상 가능성)
- R/O Vocal cord palsy, left(좌측 성대의 마비 가능성)

· R/O aspiration pneumonia(흡인성 폐렴 가능성)

28-2 위 4개의 진단명 중 확진은 어느 진단명이며, 의증은 어느 진단명인지요?

▷ 소생술 후 상태는 환자의 전체적 상태를 말하며 퇴원시 저산소성 뇌손상의 후유증과 좌측 성대마비 증상은 있었던 것으로 생각되며 흡인성 폐렴은 퇴원 이전의 상태를 기술한 것으로 추정됩니다.

28-3 진단명에 의증(R/O)이 붙는 경우는 몇 % 정도의 가능성이 있음을 의미하는 것인지요?

▷ R/O(rule/out)의 의미는 이러한 질환의 가능성도 있으니 정밀검사를 시행하여 진단을 확정하거나 배제하여야 한다는 의미로 그 가능성을 %로 표시하기는 어렵다고 생각합니다.

29-1 OO대학병원 퇴원기록지에서 원고가 '좌측 성대의 마비' 소견을 보여 스테로이드 경구 투약을 시행한 후 증상이 호전되어서 퇴원하였다고 기록되어 있는지요?

▷ 이비인후과와의 협진에서 환자가 성대마비 소견이 보여 스테로이드를 구강으로 투여한 사실과 입원 27일째(12월 4일) 환자 증상이 호전되어 퇴원하였다는 내용이 기록되어 있습니다.

29-2 성대마비 증상이 호전되었다는 것은 현재는 성대마비 증상이 나아서 더 이상 성대마비가 없음을 의미하는지요?

▷ 퇴원 시점에서 환자의 증상이 호전되었다는 의미가 성대마비 증상이 호전되었다는 것인지, 전체적인 환자 상태가 호전되었다는 것인지를 정확하게 알 수 없으나 전체적인 환자 상태의 호전에 성대마비도 포함되었으리라 추정합니다. 그러나 증상의 호전과 완치의 의미는 다르므로 퇴원 시점에서 성대마비가 완치되었음을 확인할 수는 없었습니다.

30-1 전신마취 시 기관 내 삽관을 시행하는 과정에서 특별한 시술상의 과실이 없더라도 성대의 손상으로 일시적인 마비가 일어날 수 있는지요?

▷ 문항에서 말한 것처럼 전신마취 시 기관 내 삽관을 시행하는 과정(튜브의 삽관, 튜브의 기도 내 유지, 튜브의 발관)에서 특별한 시술상의 과실이 없더라도 성대가 손상되어 일시적인 마비가 일어날 수 있습니다.

30-2 이러한 성대마비는 대부분 일시적인 현상으로 시간 경과나 스테로이드 약제 투여 등으로 호전되는 경우 장해가 남지 않는 것인지요?

▷ 이러한 성대마비는 대부분 일시적인 현상으로 시간경과나 스테로이드 약제 투여 등으로 호전되어 장해가 남지 않는 경우가 많습니다.

31-1 OO대학병원 퇴원기록지상 Brain CT와 MRI Diffusion, Brain perfussion SPECT상 뚜렷한 이상 없음 소견이 기록되어 있는지요?

▷ OO대학병원 퇴원기록지상 Brain CT와 MRI Diffusion, Brain perfussion SPECT상 뚜렷한 이상 없음 소견이 기록되어 있습니다. 앞서 진료기록 감정촉탁의 회신에서(문항27) 이미 기술하였습니다.

31-2 만일 저산소성 뇌손상으로 인해 뇌조직이 손상되었다면 위의 뇌검사상 이상소견이 발견되는 것인지요?

▷ 저산소성 뇌손상으로 인한 뇌조직의 손상은 부위와 범위에 따라 위의 뇌 검사상에 이상소견이 나타날 수도 있지만, 나타나지 않을 수도 있습니다.

31-3 위 뇌 검사상 이상 없음 소견은 실제로 원고의 뇌조직에 손상된 부분이 없음을 의미하는 것인지요?

▷ 위의 검사들에서 이상이 없다고 하여 반드시 뇌조직에 손상된 부분이 없다는 것을 의미하지는 않습니다. 이 환자의 경우 EEG waking 소견에서는 광범위한 뇌기능 장애(diffuse cerebral dysfunction) 소견을 보였고 환자가 퇴원 후에도 기억력과 집중력 저하, 우울감, 불안감, 과민함, 공격적 행동, 인지기능장애, 기억장애 등을 보여 계속적으로 정신과 치료를 받고 있는 것을 볼 때 뇌손상이 있을 가능성이 있습니다.

32-1 마취 중 심정지가 발생하여 기존에 기관 내 삽관을 유지하고 있던 상태에서 즉각적으로 심폐소생술을 시행하고 산소를 공급한 경우, 산소공급이 매우 효과적으로 지속적으로 이루어지므로 뇌손상의 가능성이 극히 적은 것인지요?

▷ 심정지가 발생한 환자에서 저산소성 뇌손상의 발생을 방지하기 위한 방법은 심정지 발생을 빨리 발견하고 이어 효과적인 심폐소생술을 시행하여 빠른 시간 내에 환자 자신의 호흡과 순환기능이 정상으로 돌아오도록 하는 것입니다. 기관 내 삽관이 유지되고 있던 환자에서 심정지가 발생한 경우 100% 산소 투여와 인공적인 환기 관리가 즉시 시행될 수 있기 때문에 환자의 저산소증 발생을 방지할 수 있어 뇌손상의 가능성을 낮출 수 있습니다. 그러나 환기 관리와 동시에 심장기능을 빨리 정상으로 회복시키는 것이 저산소성 뇌손상의 방지에 매우 중요합니다.

32-2 의식이 없는 환자에게 가장 효과적으로 산소를 공급할 수 있는 방법이 기관 내 삽관을 통한 산소공급인지요?

▷ 의식과 자발적 호흡이 없는 환자에게 가장 효과적으로 산소를 공급할 수 있는 방법은 기관 내 삽관을 통한 산소공급이 맞습니다.

03

척추 및 경막외마취하 수술 중 발생한 사례

§ 사례1 정형외과

I. 사건 개요

환자(17세 남자)는 우측 하부 경비골 개방성 골절(Rt distal tibiofibular open fracture)로 척추-경막외 병행마취하에 응급수술을 받던 중 출혈로 인해 일시적인 혈압하강과 빠른맥이 발생하여 수혈을 시작하였음(농축적혈구와 신선동결혈장을 투여함). 그러나 이후에도 동맥혈가스검사 결과 저산소혈증이 발현되고 혈압상승과 빠른맥은 계속되었으며 장시간의 수술로 인해 환자가 통증을 느껴 전신마취로 바꾸기 위하여 마취유도제(프로포폴 등)를 투여하던 중 갑자기 심정지가 발생하였음. 즉시 심폐소생술을 시작하였으나 환자는 저산소성 뇌손상을 받았음.

담당 마취 의사는 이 환자의 마취 관리 중, 다른 환자(제왕절개 수술을 받는 산모 김OO)의 마취 관리를 위해 잠시 수술방을 비운 사실이 있었음.

II. 서울OO지방법원 제O민사부(항소) 진료기록 감정촉탁에 대한 회신

[사건 2010나 OOO 치료비]

감정사항

- 수술 당일(2007년 2월 4일) 진료 경과

1 2007년 2월 4일 동맥혈가스분석 검사 변화(을 제10호증 동맥혈가스분석 검사 결과 참조)는 다음 표와 같은지요?

시각	14:52	16:25	17:17	18:05	19:09	19:19	19:30	19:48
동맥혈 산소분압(PaO_2, mmHg)	147.2	123.9	68.4	95.8	50.4	75.8	215.3	81.0
동맥혈 산소포화도(SaO_2, %)	98.8	98.4	93.0	97.0	73.8	91.6	99.4	95.0

▷ 진료기록부에 있는 동맥혈가스분석 검사 결과는 위 표에 기록된 내용과 동일합니다.

2 수술 당일 15시경~18시 45분경(쇼크 발생 무렵)까지의 시간당 공급 산소량 및 산소 공급방법은 어떠했는지요?

▷ 15시경부터 17시 30분경까지는 산소를 3ℓ/분을 비강을 통해(via nasal plug, VNP로 표시되어 있음) 공급한 것으로 기록되어 있고 그 이후부터는 5ℓ/분을 얼굴 마스크로 투여한 것으로 기록되어 있습니다.

3 수술 당일 15시~18시 45분(쇼크 발생 무렵), 말초혈 산소포화도 측정 시각 및 측정된 말초혈 산소포화도 수치는 어떠했는지요?

▷ 15시 30분경 98%, 16시 30분경 98%, 17시 30분경 93%, 18시경 95%, 18시 15분경 96% 로 기록되어 있습니다.

4 산소 분압(PaO_2)과 관련하여, 일반적으로 혈액 중 산소의 양을 나타내며 110mmHg 이상인 경우 고산소혈증, 80mmHg 이하인 경우 저산소혈증이라 하는지요?(을 제13호증의 1 『진단검사의학』 111~112쪽 참조)

▷ 『진단검사의학』의 112쪽에 위의 기술한 내용이 기재되어 있습니다. 『진단검사의학』 교과서에 기술된 내용대로 동맥혈산소분압이 110mmHg 이상은 고산소혈증으로, 80mmHg 이하는 저산소혈증으로 분류하고 있는 것은 사실입니다. 그러나 투여산소 농도에 따라 동맥혈산소분압은 정상인에서 일시적으로 500mmHg 이상까지도 증가할 수 있습니다. 마취과 영역에서는 환자의 전신마취 관리를 위하여 항상 50% 이상의 산소를 투여하며 이때 심폐기능이 정상인 환자의 동맥혈산소분압은 대부분 200mmHg 이상을 유지하는 것이 정상입니다. 따라서 마취과 영역에서는 환자에게 산소를 투여할 경우 동맥혈산소분압이 110mmHg 이상이더라도 정상범위로 간주합니다.

5 2007년 2월 4일 14시경부터 수술을 받았는데, 같은 시각부터 산소를 공급받았고, 동맥혈산소분압은 14시 52분경 147.2mmHg(참고치 80~100mgHg), 16시 25분경 123.9mmHg로 고산소혈증 소견을 보이고 있었는지요?

▷ 산소공급을 받고 있는 경우 동맥혈산소분압이 147.2mmHg나 123.9mmHg 모두 정상수치로 간주할 수 있습니다. 참고로 말하면 투여하는 산소의 농도가 30% 이상일 경우 환자의 산소분압은 정상인에서 항상 150mmHg 이상을 유지할 수 있으며 이 수치는 정상으로 간주됩니다.

6 17시 17분경 시행된 동맥혈가스분석 검사에서 동맥혈산소분압(PaO_2)이 68.4㎜Hg로 확인되는 등 저산소혈증의 비정상 소견을 보였는지요?

▷ 17시 17분경 시행된 동맥혈가스분석에서는 동맥혈산소분압(PaO_2)이 68.4㎜Hg, 산소포화도는 93%로 저산소혈증 소견을 보였습니다.

7 일반적으로 혈액 중 산소를 감소시키는 질환은 '폐뿐만 아니라 심장의 질환, 뇌질환'이라고 하는 바(을 제13호증의 1 진단검사의학 112쪽 참조), 이와 같은 의학적 지식의 타당성 여부 및 다른 예상 가능한 질환(혈액 중 산소를 감소시키는)은 무엇인지요?

▷ 위 문항의 기술 내용이 사실입니다.
폐와 심장은 체내 산소공급에 가장 중요한 역할을 하는 기관이기 때문에 환자에서 저산소혈증을 일으키는 가장 중요한 질환은 폐질환과 심장질환이란 기술은 타당하며 뇌질환도 환기에 영향을 주거나 산소 소모를 증가시킬 경우 저산소혈증을 일으킬 수 있습니다. 그리고 환자가 심한 출혈로 인해 심박출량 저하에 따른 혈압하강이나 심한 빈혈이 있을 때, 또는 발작, 고열 등에 의해 산소 소모량이 현저히 증가되었을 때도 저산소혈증을 일으킬 수 있습니다.

8 이 환자에서 17시 17분경 확인된 저산소혈증을 유발하는 가능한 질환으로 폐부종, 심부전, 우심부전도 가능한 질환 중 하나인지요?(가장 가능성이 높은 질환은 무엇인지요?)

▷ 마취기록지만으로는 이 시기에 저산소혈증이 발생한 원인이 무엇이었는지에 대해 정확하게 알 수가 없으나 수술 중에 폐부종이나 심부전, 우심부전이 발생하였다면 충분히 저산소혈증을 유발하였을 가능성이 있습니다.

9 17시 17분경 시행된 동맥혈가스분석 검사 결과(=저산소혈증)는, '폐뿐만 아니라 심장의 질환, 뇌질환' 등 생명에 위험을 초래할 수 있는 질환을 의심할 수 있는 소견 중 하나인지요?

▷ 산소분압이 앞서의 123.9㎜Hg에서 68.4㎜Hg로 떨어진 것은 환자의 심폐기능에 문제가 발생하였거나 다른 원인(출혈로 인한 빈혈, 고열 등)이 있었을 가능성을 의심할 수 있습니다. 산소분압 68.4㎜Hg(산소포화도 93%) 자체가 당장 생명에 위험을 초래할 정도는 아니지만 더 이상의 하강을 방지하기 위하여 산소분압 하강의 원인을 찾아 치료를 할 필요는 있다고 생각합니다.

10 산소포화도와 관련하여, 응급의학 교과서 등에 따르면, '산소포화도가 적절하면 바로 환기도 적절히 되고 있다는 것은 잘못된 임상 개념이며 특히 보충적인 산소를 투약 받고 있는 환자에서는 매우 위험하다'는 것인바(을 제13호증의 2 『응급의학 교과서』 153쪽 참조), 환자의 환기의 적절성 여부(혹은 저산소증 여부)를 판단함에 있어, 산소포화도가 아니라 '동맥혈산소분압'이 그 1차적인 기준이 되어야 하는지요?

▷ 위에 기술된 내용이 타당하다고 생각합니다. 즉 대기(산소 농도 21%)를 호흡하고 있는 정상인의 경우에는 산소포화도와 환자의 환기능력이 비례할 수 있으나 인위적으로 고농도의 산소를 투여하고 있는 환자에서는 환기능력이 떨어져 있을 경우에도 산소포화도는

95% 이상의 정상치를 보일 수 있습니다. 이때는 동맥혈산소분압(PaO_2)의 측정이 환자의 환기상태를 파악하는 데 더 중요합니다.

흡입 산소 농도	PaO_2
21%	80～100mmHg
40%	200～240mmHg
60%	330～370mmHg
100%	500～600mmHg

* 위의 수치는 정상인에서 정상적인 폐포산소분압(PAO_2), 동맥혈탄산가스분압($PaCO_2$), PAO_2–PaO_2 (A–aDO_2)를 고려한 수치입니다.

구체적으로 설명하면 정상인의 흡입 산소 농도와 동맥혈산소분압 관계는 다음과 같습니다. 그리고 Hb 산소 해리곡선을 보면 PaO_2가 80mmHg 이상이면 산소포화도는 항상 95% 이상의 수치가 나옵니다. 즉 환자가 저환기 상태에 있더라도 고농도의 산소가 투여될 경우 산소포화도는 95%를 넘어 환자의 저환기 상태를 알아내기가 힘들기 때문에 적절한 치료시기를 놓칠 수가 있습니다. 그러나 동맥혈산소분압(PaO_2)은 투여되는 산소의 농도에 따라 80mmHg에서 600mmHg 정도까지 측정되기 때문에 산소포화도가 95% 이상일 경우에도 저산소혈증 발생가능성을 미리 예측할 수 있습니다(예 : 60% 산소를 투여받는 환자에서 PaO_2 수치가 80mmHg이고 산소포화도가 95%라면 투여산소 농도를 줄이면 쉽게 저산소혈증을 일으킬 수 있습니다). 따라서 동맥혈산소분압(PaO_2)의 측정이 환자의 환기 상태를 파악하는 게 더 중요합니다.

11 의료진은 17시 17분경 시행된 동맥혈가스분석 검사 결과(=저산소혈증)를 확인하고, 산소를 3ℓ/분에서 5/ℓ분으로 증량 공급하는 처치를 하여, 18시 5분경 동맥혈산소분압이 95.8mmHg로 상승하기는 하였으나, 사고 발생 이전 14시 52분경 147.2mmHg(참고치 80~100mgHg), 16시 25분경 123.9mmHg으로 고산소혈증 수치와는 여전히 거리가 있는 수치였는지요?

▷ 대기(산소 농도 21%)를 호흡하는 상황에서는 환자의 동맥혈산소분압이 80mmHg 이상이고 산소포화도가 95%를 넘으면 정상범위 내로 간주하며 이 상태에서는 체내 장기와 조직이 저산소증에 의한 손상을 받지 않습니다. 따라서 동맥혈산소분압 95.8mmHg(산소포화도 97%) 자체는 정상 수치입니다만 투여되는 산소 농도에 따른 정상 동맥혈산소분압 수치와 비교하여 저산소혈증 발생가능성을 예측하여야 합니다(위의 문항10 답변 내용을 참고하시기 바랍니다). 산소 투여 농도를 증가시켰는데도 불구하고 이전 14시 52분경 147.2mmHg, 16시 25분경 123.9mmHg에 비해서는 낮은 수치입니다.

12 이후 19시 9분경 시행된 동맥혈가스분석 검사에서 산소분압은 50.4mmHg로 심한 저산소혈증을 다시 보이는 등의 경과를 밟았는데, 이는 17시 17분경 확인된 저산소혈증보다 심한 상태였는지요?

▷ 이 수치는 17시 17분경 확인된 저산소혈증보다 더 악화된 상태라고 할 수 있으며 즉각적인 치료를 필요로 하는 수준입니다.

13 17시 17분경 마취를 담당한 의료진으로서는, 환자가 이후 구체적으로 특정할 수 있는 질환으로 악화될 수도 있다는 것을 예측할 수 없다고 하더라도, 17시 17분경 시행된 동맥혈가스분석검사 결과(=저산소혈증)를 통해, '폐뿐만 아니라 심장의 질환, 뇌질환' 등으로 인해 상태가 악화될 수도 있다는 정도의 예측은 가능한 것인지요?

▷ 한 번의 동맥혈가스분석 결과 수치만으로 환자의 상태를 정확하게 예측하기는 힘들며 지속적으로 동맥혈산소분압을 측정하여 비교하여 보아야 환자의 현 상태와 예후 등을 판단할 수 있고 치료 방침을 정할 수 있습니다. 이 환자의 경우에는 산소가 투여되고 있음에도 17시 17분경의 결과가 앞서의 측정치(123.9㎜Hg, 98.4%)보다 훨씬 낮은 산소분압과 산소포화도를 보인 것으로 보아 상태가 악화될 수도 있다는 정도의 예측은 가능하였을 것으로 생각합니다.

■ 수술 당일 마취기록지 형상 및 진료 경과

• 소외 김OO 산모 관련(을 제11호증 김OO 마취기록지 참조)

1 김OO 산모의 경우 사전에 금식 조치된 환자로 수술 전 준비가 된 임신부였는지요?

▷ 마취기록지상에서 환자는 수술 전에 금식상태였던 것으로 기록되어 있으며 진단명이 태아곤란 증후군(fetal distress syndrome : FDS)으로 나와 있는 것으로 보아 응급수술이었을 가능성이 있습니다.

2 김OO 산모에 대한 제왕절개술 당시 마취 방법은 무엇이었는지요?

▷ 마취방법은 척추마취와 경막외마취를 병행한 것으로 기록되어 있습니다.

3 마취과 의료진은 2007년 2월 4일 18시경 김OO 산모에 대해 척추마취를 시작하였는데, 척추마취 시작 직후인 18시~18시 15분(15분 동안)에 김OO 산모의 수축기 혈압이 150~165㎜Hg로 상승하는 등 일시적으로 불안정한 활력징후를 보였는지요?

▷ 마취기록지상에서 척추마취 시작 직후인 18시~18시 15분(15분 동안) 사이에 김OO 산모의 수축기 혈압이 150~165㎜Hg로 상승한 것으로 기록되어 있으며 일시적으로 혈압상승이 있었던 것으로 보입니다.

4 이후 18시 20분~30분(10분)에 산모의 수축기/확장기 혈압이 105/50㎜Hg으로 안정된 활력징후를 보이자, 비로소 OOOO병원 산부인과 의사들은 18시 30분경 김OO 산모의 복부에 절개를 시작하는 등 제왕절개술을 시작하였는지요?

▷ 위의 기술내용대로 기록되어 있습니다.

5 김OO 산모의 척추마취 시작 후 활력징후가 급격히 상승하였다가 다시 안정되어 제왕절개술을 시작한 시점(18시~18시 30분) 사이에, 일반적으로 마취담당 의사는 제왕절개술 산모의 수술방을 이탈하는지요?

▷ 마취담당 의사는 환자에게 마취를 시작한 시점부터 수술이 끝나고 환자가 마취에서 회복

된 것을 확인할 때 까지는 원칙적으로 환자 곁을 떠나서는 안 됩니다.

6 18시 30분에 제왕절개술을 시작하고, 산부인과 의사는 이로부터 6분 후인 18시 36분에 김OO 산모의 복부에서 신생아를 만출시켰는지요?

▷ 18시 36분경에 신생아를 만출시킨 것으로 기록되어 있습니다.

7 신생아 만출 후 1분 경과한 18시 37분에 신생아에 대한 아프가(APGAR) 점수를 8점으로 평가한 후, 다시 만출 후 5분 경과한 18시 41분에 신생아에 대한 아프가 점수를 10점으로 평가하였는지요?

▷ 위에 기술된 내용대로 기록되어 있습니다.

8 척추마취하 제왕절개술로 만출된 신생아에 대한 아프가 점수는 일반적으로 마취담당 의사가 평가하는지요?

▷ 수술실에서는 일반적으로 마취담당 의사가 아프가 점수를 평가하나 태아의 상태가 나쁠 것을 예상하거나 나쁠 경우에는 대학병원에서는 신생아 전문 소아과의사가 분만장소에 대기하여 아프가 점수를 평가하는 경우도 있습니다.

9 아프가 점수를 평가한 후 신생아의 상태를 살펴 소아 심폐소생술(기관 삽관, 심장마사지, 산소공급 등) 여부를 결정하는지요?

▷ 위의 기술 내용이 사실입니다.

10 일반적으로 산모의 경우 제왕절개술 이후 대량 출혈(산후 출혈) 등으로 인한 쇼크 발생 위험이 있으므로, 산모에 대한 심폐소생술이 필요한 경우도 있는지요?

▷ 드물지만 제왕절개술 이후 대량 출혈(산후 출혈) 등으로 인한 쇼크 발생으로, 산모에 대한 심폐소생술이 필요한 경우도 있습니다.

11 이 사건 마취과 의사는 태아분만 후 김OO 산모에 대해 자궁수축제인 옥시토신을 수액에 섞어 연결하는 처치를 하였다고 하는바, 마취과 의사가 옥시토신을 수액에 연결한 시각은 언제인지요?

▷ 마취과 의사가 옥시토신을 수액에 연결한 시각은 18시 45분경으로 기록되어 있습니다.

• **환자 손OO 관련**(을 제12호증 손OO 마취기록지 등 참조)

12 2007년 2월 4일 14시경 정형외과 의사들의 집도로 오른쪽 발목 부위 수술을 받기 시작하였고, 수술 도중 환자는 7팩 이상의 수혈을 병행하였음에도 17시경까지 맥박수가 120회/분의 빠른맥소견을 지속적으로 보였으며, 같은 날 15시 45시경 갑자기 혈압이 뚝 떨어지는 현상이 약 10분 이상 지속되었는지요?

▷ 환자는 15시 45분경 갑자기 혈압이 떨어져 약 10분 이상 저혈압 상태가 지속되었고 16시경부터 시작하여 18시경까지 7units의 농축적혈구(packed red cell : PRC)를 투여받았으며 17시경 이후 까지도 맥박수는 120회/분 이상 지속된 것으로 기록되어 있습니다.

위의 기록으로 볼 때 15시 45분경 혈압이 떨어진 이후에 농축적혈구가 투여된 것으로 보입니다.

13 7팩 가량의 수혈 및 피해자에 대한 수액 공급 등을 고려할 때, 환자의 경우 대량출혈 환자였는지요?

▷ 마취기록지에 측정된 혈액소실량이 2,000㎖ 정도 된 것으로 기록되어 있고 7units의 농축적혈구와 3units의 신선동결혈장의 수혈 및 수액 공급량(총 투여량 7,400㎖) 등을 고려할 때 많은 양의 출혈이 있었던 것으로 추정됩니다. 그러나 대량출혈의 정의는 환자의 체내 전혈액량의 1~2배의 소실이 있었을 때를 말하는 것(마취과 교과서 Morgan&Mikhail's Clinical Anesthesiology 5th edition, 2013, p 1175쪽)이므로 이 환자의 경우에 대량출혈이 발생하였다고 말할 수 있을 지는 다음 계산수치를 보고 판단하여야 할 것으로 생각합니다.

· 환자의 체내 혈액량 = 환자의 체중(96㎏)×75㎖/㎏ = 7,200㎖

14 환자의 마취기록지(두 번째 장, 17시~20시)는 사후에 수술장에 없었던 김OO(마취과 전공의의 마취과 레지던트 1년 선배이자 동료임) 등의 제3자가 재작성(기존의 마취기록지를 폐기하고, 새로운 마취기록지로 대체하였다는 취지)하였다고 하는바, 이와 같은 마취기록지의 폐기 및 재작성은 일반적인 관행인지요?

▷ 응급상황에서 환자에게 시행한 처치내용이 많을 경우 충분한 인력(마취과 의사, 간호사 등)이 없으면 담당의사는 환자 처치에 몰두하느라 마취기록지에 짧은 시간단위(1~5분)로 처치한 모든 내용을 정확하게 기록하기가 어려운 것이 사실입니다. 이러한 경우에는 응급상황이 끝난 후 처치한 모든 내용을 처치에 참여한 의료진의 도움을 받아 다시 정리하여 재작성하는 경우가 있습니다. 그러나 일반적인 상황에서는 담당 마취과 의사가 처치한 시간대에 맞추어 마취기록을 하는 것이 원칙입니다.

15 환자의 마취기록지(두 번째 장, 17시~20시)에 대한 질문입니다.

① 18시~18시 40분에 환자의 수축기 혈압은 155~160㎜Hg 수준으로 비정상적으로 상승하여 있고, 동시에 맥박수는 125회/분(정상 60~70회/분)으로 심한 빠른맥을 보이는 등 활력징후가 불안정한 것으로 기록되어 있는지요?

② 이와 같이 활력징후가 불안정한 원인은 무엇인지요?

▷ ① 마취기록지상에서 18시~18시 40분에 환자의 수축기 혈압이 155~160㎜Hg 정도로 상승하여 있고, 맥박수는 125회/분(정상 60~70회/분)으로 심한 빠른맥을 보이는 것으로 기록되어 있습니다.

② 이 시기의 혈압상승과 빠른맥이 발생한 원인은 마취기록지만으로는 정확하게 판단하기 힘듭니다. 그러나 추정 가능한 원인으로는 첫째, 척추-경막외 병용마취를 시작하고 4시간 정도가 지난 후이므로 마취의 효과가 떨어져 환자가 통증이나 불안을 느끼면서 교감신경이 항진되었거나 둘째, 환자에게서 심폐기능의 일부 장애나 혹은 다른 원인(심한 빈혈, 고열 등)으로 저산소증(혹은 저산소혈증)이 발생하였을 경우 등이 있습니다.

▪ 주의의무 등

1 17시 17분경 시행된 동맥혈가스분석검사에서 동맥혈산소분압(PaO_2)이 68.4㎜Hg로 확인되는 등 저산소혈증의 비정상 소견과 관련하여, 담당 마취과 전공의(1년차)로서는 상급자나 마취과 교수에게 이를 보고하고 조언을 구할 필요성이 있는지요?

▷ 산소분압이 123.9㎜Hg에서 68.4㎜Hg로 떨어진 것은 환자의 심폐기능에 문제가 발생하였거나 다른 원인(출혈로 인한 빈혈, 고열 등)이 있었을 가능성을 추정할 수 있습니다. 산소분압 68.4㎜Hg(산소포화도 93%) 자체는 생명에 당장 위험을 초래할 소견은 아니지만 1년차 전공의의 경우에는 이 상황에서 상급 연차 전공의나 교수에게 보고하고 도움을 청하는 것이 바람직하였을 것으로 생각합니다.

2 이상증상의 원인 파악에 관한 질문입니다.

① 17시 17분경 시행된 동맥혈가스분석검사 결과(=저산소혈증)는, '폐 뿐만 아니라 심장의 질환, 뇌질환' 등 생명에 위험을 초래할 수 있는 질환을 의심할 수 있는 소견 중 하나인지요?

② 마취과 의사로서는 17시 17분경 시행된 동맥혈가스분석검사결과에 비추어, 수술을 일시 중단하고 환자에게 의심되는 질환에 비추어 필요한 검사(흉부 방사선 촬영, 정밀 심전도 판독, 신경학적 신체검진 등)를 시행할 필요가 있었는지 여부, 기타 어떤 검사가 필요하였는지요?

▷ ① 산소분압 68.4㎜Hg(산소포화도 93%) 자체는 생명에 위험을 초래할 정도의 급박한 소견은 아닙니다. 그러나 더 이상의 하강은 위험할 수 있기 때문에 산소분압의 하강을 방지하기 위하여 산소농도를 증가시키고 자주 동맥혈산소분압을 측정하면서 산소분압 하강의 원인(심폐, 뇌질환 등)을 찾아 적절한 치료를 할 필요성은 있습니다.

② 이 시점에서 만일 많은 양의 출혈이 계속되었다면 수술의 중단이 필요하였을 것이나 그렇지 않았다면 수술 중단에 앞서 환자에게 투여하는 산소 농도를 증가시키고 환기를 도와주면서 환자의 생체활력징후들(혈압, 맥박, 체온)과 심전도의 변화를 감시하고 필요하면 수액이나 혈액을 공급하고 자주 동맥혈가스분석을 하여 동맥혈산소분압의 변화와 함께 혈색소(hemoglobin)와 적혈구 용적률(hematocrit)의 변화를 살펴보는 것이 중요하였을 것으로 생각합니다. 그러나 1년차 전공의의 능력으로서는 판단이 힘들 수도 있기 때문에 경험 있는 마취과 의사들의 도움을 청하는 것도 필요하였을 수 있습니다.

3 수술방 이탈과 감시에 관한 질문입니다.

① 마취과 의사가 여러 명의 환자의 마취를 동시에 담당하는 것이 의학적으로 적절한 관행인지요?

② 만약 예외적으로 마취과 의사 1인이 2명의 환자의 마취 및 감시를 할 경우가 있다면, 어떤 경우인지요?

③ 이 사건에서 김OO 산모의 제왕절개술의 시행은 마취과 의사가 마취 및 감시를 담당하겠다는 수락을 하였을 때 가능한 것인지요?

④ 18시~18시 45분 환자 손OO의 상태에 비추어, 담당 마취과 의사가 다른 마취과 의사의 도움도 요청하지 않고, 손OO의 수술방을 떠나 다른 수술방에서 김OO 산모의 제왕절개술을 위한 척추마취 및 감시에 관여한 행위는 의학적으로 적절한 것인지요?

▷ ① 마취과 의사 한사람이 여러 명의 환자 마취를 동시에 담당하는 것은 원칙적으로 적절한 방법이 아닙니다.

② 마취과 의사 1인이 2명의 환자의 마취 및 감시를 하여야 할 예외적인 경우는 우선 수술이 비교적 간단하고, 환자의 마취 및 수술 중 상태가 지속적으로 안정되어 있고, 환자의 상태 변화를 감시할 감시 장치의 기능이 충분하며, 환자를 감시할 능력이 있는 인턴이나 마취간호사 등의 보조인력이 있을 경우 일시적으로 2명의 환자 마취 관리를 할 수는 있습니다.

③ 산부인과 환자의 제왕절개술은 마취과 의사가 마취 및 감시를 담당하겠다고 수락을 하였기에 시행되었을 것으로 판단합니다.

④ 마취기록지를 살펴본 결과 정형외과 수술실과 산부인과 수술실에 각각 마취간호사가 한 명씩 근무하였던 것으로 기록되어 있는 것으로 보아 마취과 의사는 마취간호사들의 도움을 받아 두 방 환자의 마취 관리를 한 것으로 보입니다. 그러나 정형외과 환자의 상태를 고려하였을 때 산부인과 제왕절개술의 마취 관리는 다른 마취과 의사에게 도움을 청하는 것이 적절하였을 것으로 판단합니다.

▪ 약물 투약의 적정성 여부

1 마취과 의료진은 18시~18시 45분에 에스모롤, 프로포폴, 펜타닐, 에스메론, 라베탈롤 등 마취약물, 근이완세, 혈압강하제 등의 약물을 환자에게 주사하였는지요?

▷ 마취기록지에 위의 약제들을 투여한 것으로 기록되어 있습니다.

2 18시~18시 45분에 환자에 대한 프로포폴 투약시각, 투약방법, 투약용량은 어떠하였는지요?

▷ 18시경에 100㎎을, 18시 40분경에 100㎎을 각각 정맥투여한 것으로 기록되어 있습니다.

3 만약 18시 10분경 환자가 프로포폴을 투약받았을 경우, 약물의 효과로 인해 이상증세를 표현하기 어려운 진정 상태가 되는지요?

▷ 프로포폴의 진정용량(sedation dose)은 25~100mcg/kg/min이므로 이 환자의 체중(96㎏)에 따른 계산을 하면 2.5~10㎎/min이며, 마취유도 용량은 1~2.5㎎/kg으로 이환자의 경우 96~240㎎ 정도입니다. 따라서 1회 투여량으로서 100㎎이면 진정효과가 충분히 나타났을 것으로 추정합니다.

4 18시~18시 45분에 환자에 대한 라베타롤(labetalol) 투약시각, 투약방법, 투약용량은 어떠하였는지요?

▷ 라베타롤의 투약 시간은 18시에서 18시 30분 사이였고 각각 5㎎, 10㎎을 두 차례 정맥투여한 것으로 기록되어 있습니다.

5 일반적으로 라베탈롤 약물은 우심부전, 심부전 환자에서 금기 약물에 해당하는지요?

▷ 라베타롤은 β-아드레날린성 차단제(β-adrenergic blocking agent)로서 심근수축력의 억제, 심박수의 저하를 통해 혈압을 떨어뜨리는 약제이기 때문에 중증 내지 중등도의 심부전을

가진 환자에서는 사용을 피해야 하며 경증의 심부전을 가진 환자에서도 사용 시 주의를 필요로 합니다.

6 18시~18시 45분에 환자에 대한 라베탈롤 투약이 적절하였는지요?

▷ 이 시간대에는 수축기 혈압이 150㎜Hg에서 160㎜Hg 사이를, 맥박수가 120~130회/분을 유지하고 있었기 때문에 고혈압과 빠른맥을 치료하기 위하여 투여한 것으로 보입니다. 투여의 적절성 여부는 마취기록지 만으로는 당시의 환자 상태(심부전 존재 여부 등)를 정확하게 알 수 없기 때문에 판단하기 어렵습니다.

7 마취과 의료진은 18시 45분경 프로포폴을 환자에게 투약하였다고 하는 바, 프로포폴의 투약방법은 정맥에 일시 주사하는 방법이었는지, 아니면 수액에 혼합하여 점적 주사하는 방법이었는지요?

▷ 마취기록지상에서는 프로포폴의 투약방법이 정맥에 일시에 주사하였는지, 수액에 혼합하여 점적 주사하였는지를 알 수가 없었습니다. 다만 이때 전신마취로 전환하기 위하여 프로포폴을 투여하였다면 일시에 주사하는 방법을 사용하였을 가능성이 큽니다.

8 프로포폴 등의 정맥마취제를 빠른 속도로 일시에 정맥주사할 경우, 심정지 혹은 호흡곤란 등의 쇼크가 발생할 수 있는지요?

▷ 프로포폴은 심근수축력을 억제하고 전신혈관저항을 감소시켜 혈압을 떨어뜨리는 작용을 가지고 있어 많은 양을 빠른 속도로 주입할 경우 일시적으로 혈압하강을 초래할 수 있습니다. 다만 적정량을 건강한 사람에게 일시에 투여할 경우에는 혈압하강이 일시적이고 문제가 되지 않으나(마취유도 시에는 후두경 삽입과 기관 내 튜브 삽관의 영향으로 혈압과 맥박이 바로 상승됨) 고령의 환자, β-아드레날린성 차단제를 사용하고 있는 환자, 심실기능장애가 있는 환자에서는 심한 혈압하강, 느린맥 등을 일으킬 수 있고 심할 경우 드물지만 심정지를 일으킬 가능성도 있습니다. 프로포폴은 호흡억제작용도 가졌으나 마취유도를 위해 사용할 때는 호흡 관리는 철저히 되고 있기 때문에 호흡억제로 인한 문제는 발생하지 않을 것으로 생각합니다.

9 프로포폴 약물의 주입과정 전후에 주의해야 할 사항은 무엇인지요?(특히 투약방법 및 감시의 측면에서)

▷ 우선 환자의 상태를 정확하게 평가하고(연령, 심혈관계 질환유무 및 심실기능정도, β-아드레날린성 차단제 등 심근수축력을 억제시킬 수 있는 약물의 계속 복용여부, 체내 저혈량 상태 여부 등), 투여시에는 적정 투여용량을 지켜야하고 투여 속도를 서서히 하며, 프로포폴 투여 중과 후의 환자 상태 변화를 면밀히 관찰하는 것이 중요합니다.

10 18시~18시 45분에 마취과 의료진은 프로포폴 2회, 라베탈롤 1회 등 약물 투약을 한 것으로 보이는바, 이와 같은 약물 투약 과정에서 마취과 전공의(1년차)로서는 ①상급자나 담당 교수에게 당시까지의 환자의 이상검사결과, 활력징후 등을 보고하거나 ②폐, 심장 질환 등의 가능성까지 염두에 두고 약물 투약 여부를 고려할 필요가 있었는지요?

▷ ① 마취기록지에서 16시 이후의 환자 관리 과정을 볼 때 척추와 경막외 마취하에서 한지의 다량출혈과 수혈, 혈압과 맥박수의 불안정, 저산소혈증의 발현 등 환자의 상태를 고려하면 1년차 전공의 혼자서 환자 마취관리를 한 것은 좀 무리였다고 판단합니다. 좀 더 일찍 윗 년차 전공의나 담당 교수에게 당시까지의 환자의 이상 검사 결과, 활력징후 등을 보고하고 도움을 청하는 것이 필요하였을 것으로 생각합니다.
② 환자가 젊고, 원래 전신 상태가 건강하였기 때문에 마취과 의사(1년차 전공의)는 폐, 심장질환 등의 가능성은 생각하지 않았던 것 같습니다. 그러나 좀 더 일찍 윗년차 전공의나 담당교수에게 당시까지의 환자의 검사 결과, 활력징후 등을 보고하고 도움을 받는 것이 바람직하였을 것입니다.

■ 응급조치의 적정성 여부

1 환자의 경우 심정지 직전 느린맥을 보인 일은 없는지요?
▷ 마취기록지에서 느린맥을 보인 경우는 찾지 못하였습니다.

2 환자의 경우 심정지 직전 심실빈맥 혹은 심실세동의 심전도 검사결과가 나타났을 가능성이 높은지요?
▷ 심정지의 형태로는 심장의 무수축(Asystole), 심실빈맥(Ventricular Fibrillation : VT), 무맥성 전기활동(pulseless electric activity : PEA)이 있으며 마취기록지에는 무수축으로 기록되어 있습니다. 이 환자의 심정지 형태가 무수축이었다면 환자에서 심정지 직전 심실빈맥 혹은 심실세동의 심전도 검사결과가 나타나지 않았을 수 있습니다. 그러나 당시의 심전도 기록이 없기 때문에 정확한 답변은 할 수가 없습니다.

3 일반적으로 임상 내과학 등 의학교과서에 따르면, "전문적 생명유지술(ALCS)에서 가장 먼저 고려되어야 하는 것은 심실세동과 심실빈맥의 유무를 확인하고 빠른 시간 내에 제세동 하는 것이다. 이는 심정지의 대부분이 심실세동 및 심실빈맥으로 발생하며 성공한 CPR 대부분은 제세동으로 심박동이 회복된 경우이기 때문이다. (……) 또한 심실세동이나 심실빈맥이 심정지와 동시에 확인이 되고 바로 옆에 제세동기가 있으면 기초심폐소생술의 ABC를 시행하기 전에 '제세동기로 먼저 제세동'을 시도하는 것이 더 효과적이며, 기관 내 삽관이나 epinephrine 투여, 심장마사지 등에 반드시 시간을 들일 필요가 없다"는 것이고(을 제13호증의 3 『임상내과학』, p. 870, '심전도 확인과 조기의 제세동이 중요성' 참조), 같은 취지로 "빠른맥(빈맥)으로 인하여 증상이 있는 경우에는 바로 전기적 제세동 또는 동시적 심율동 전환을 하는 것이 원칙"이라고 하는바(을 제13호증의 3 『임상내과학』 875쪽, '빈맥' 참조), 이 같은 의학적 사실이 타당한지요?
▷ 위의 교과서 기술내용이 사실입니다.

4 이 사건 환자에 대한 응급조치로 제세동술 혹은 동시적 심율동선환술을 시행한 바는 없는지 여부
▷ 마취기록지의 내용이 흐려 마취기록지상으로는 심정지 시 의 제세동술과 심율동전환술이 시행되었는지 여부를 판단할 수 없습니다. 다만 보내준 자료 중 제13호증의 3 『임상내과학』 874쪽의 무수축(asystole) 항목을 보면 '무수축에서는 전기적 제세동을 하는 것은 추천

되지 않는다'라고 기록되어 있으니 참조하시기 바랍니다.

5 일반적으로 동시에 2명의 환자에 대한 마취 및 감시에 관여할 경우, 심정지 등의 쇼크 상황에 처한 환자에 대한 응급 심폐소생술을 지연할 수 있는지요?

▷ 마취과 의사가 한 방의 환자의 마취 관리를 하고 있을 때 또 다른 방의 환자에게서 심정지 등의 쇼크 상황이 발생하였다면 우선 발견이 늦을 수 있고 연락을 받고 오는 시간이 필요하므로 응급상황이 발생한 환자에 대한 응급 심폐소생술이 지연될 가능성이 있습니다.

6 『해리슨 내과학 교과서』 등에 따르면, '저산소성 허혈성 뇌병증(hypoxic-ischemic encephalopathy)은 저혈압이나 호흡부전 때문에 뇌로 산소 운반이 부족하여 일어나고, 혈액순환이 3분에서 5분 이내에 되돌아오면 완전히 회복되지만 3분에서 5분 이상 저산소-허혈이 지속되면, 어느 정도 영구적인 뇌손상을 받는 것이 통례'라고 하는바, 이와 같은 의학적 지식이 타당한지요?

▷ 위의 기술 내용이 대부분 사실입니다. 심정지 발생 후 얼마나 빨리 그리고 효율적인 심폐소생술을 시행하느냐에 따라 환자의 예후가 결정되며 심정지 후 3~5분 이내에 심폐소생술이 시작되면 환자는 정상으로의 회복가능성이 큰 것은 사실이나 모든 환자가 완전히 회복될 수 있는 것은 아닙니다. 그 이유는 회복에 영향을 미치는 또 다른 요인으로 심정지 발생 직전의 환자 상태가 중요하기 때문입니다. 즉 환자가 심폐질환, 뇌질환을 가지고 있었거나 오랜 시간 저환기 상태에 놓여 있었을 경우, 심한 빈혈상태였거나 고열이 있었을 경우에는 심정지 후 3~5분 이내에 심폐소생술이 시작되었더라도 완전한 회복이 어려울 수도 있습니다. 그리고 심정지 발생 후 심폐소생술 시행까지 5분 이상 지체되면 저산소성 뇌손상 발생가능성이 큰 것은 사실입니다.

> **참고**
>
> 산소공급이 중단되면(호흡정지) 심정지 및 뇌손상이 초래될 수 있으며, 그 정도는 호흡정지 전 환자의 혈액 산소화 정도와 신진대사에 요구되는 산소량에 따라 차이가 있으나 탈질소(denitrogenation)와 산소화가 충분히 된 사람에서는 약 10분까지, 저산소증이 있는 환자에서는 수십 초의 무호흡상태에서도 심정지와 뇌손상 등 치명적인 결과를 초래할 수 있다.

§ 사례2 정형외과

I. 사건 개요

(1) 환자(65세 남자)는 2012년 12월 5일 요추 및 양하지 통증으로 OO병원(종합병원)에 내원하여 요추 4번, 5번 척추관 협착증 진단하 수술 상담을 하고, 동년 12월 7일에 수술을 받기 위해

입원함.

(2) 2012년 12월 7일

13:30 척추마취를 시행(heavy marcaine 13㎎을 요추 3~4번 사이의 척수 내로 주입하였음).

13:35 급격한 혈압강하를 예방하기 위하여 ephedrine 40㎎을 근육주사하고 이어 10㎎을 정맥주사하였음.

13:45 마취부위 측정 시 T4(흉추 4번)까지 마취됨을 확인하였음.

14:00 바로누운 자세(supine position)에서 엎드린 자세(prone position)로 체위 변경 후 1% anepol 50㎎으로 수면마취를 유도하고 유지 용량은 단계적으로 주입 용량을 조절하였음(유지용량 250㎎/hr 투여).

14:15 수술 시작. 골생검 시행 후 척추후궁 부분절제술 위해 드릴 시행하던 도중 산소포화도 및 맥박 저하 발생.

14:40 수축기 혈압이 40㎜Hg 이하로 측정되어 ephedrine 10㎎씩을 2회 정맥주사하였으나 반응이 없어 수술을 중단시키고 바로누운 자세로 체위 변경시킴. 체위 변경 후 호흡이 없고 의식수준은 혼수상태(coma)였으며 저산소성 상태로 측정되어 수면마취를 중단하고 심폐소생술을 시행하면서 dopamine 200㎎을 N/S(normal saline, 생리식염수) 500㎖에 섞어 250㎍/min 점적하고 epinephrine 0.1㎎을 정맥주사하였음.

14:42 기관 내 삽관을 시행함(7.5 Fr wiretube).

심폐소생술 및 epinephrine 0.1㎎ 정맥주사 후 혈압은 160/100㎜Hg로, 맥박수는 115~120회/min으로 회복되어 심폐소생술을 중단하고 마취기에 기관 내 삽관 튜브를 연결하여 기계적 환기를 시행함. 이후 뇌부종 예방 및 각성을 위해 스테로이드 제제인 solucortef 300㎎을 정맥주사하고 naloxone 8㎎을 N/S 700㎖에 섞어 주입함.

17:00 자발적 호흡이 돌아왔으나 안정적인 상태 유지 위해 조절호흡을 실시함. 이때 의식수준은 반혼수(semicoma) 상태였음.

18:00 강남OO병원으로 전원함.

18:04 강남OO병원 도착 후 저산소성 뇌손상으로 진단받고 중환자실에 입원하여 치료받음.

(3) 2013 3월 28일 이후

증상이 호전되지 않아 강남OO병원 퇴원 후, OOO 요양병원에 입원하여 보존적 치료를 받음.

Ⅱ. 대한의사협회 공제회 심사 및 소견

(1) 공제회 심사에서는 14시 15분 이후 환자의 산소포화도가 떨어지고 혈압과 맥박수가 하강한 원인을 첫째, 척추마취 후 15분에 측정한 마취부위 T4가 그 이후에도 여러 가지 원인(기침, 환자 자세 변화, 환자의 움직임 등)으로 상승하였을 가능성이 있고 둘째, 추가로 투여한 anepol(propofol의 상품명)의 투여용량이 마취유도와 유지 목적으로서의 단일 용량으로서는 적정범위 내 용량이었으나 척추마취 후 마취부위가 T4 이상으로 상승한 상태에서는 약제 투여 자체가 호흡억제와 혈압하강, 심박수 감소를 강화시켜 저산소증을 발생시키고 악화시

켰을 가능성이 있었을 것으로 판단하였음.

(2) 환자에 대한 진료 내용과 마취기록지를 살펴보았을 때 환자의 상태가 악화된 직후 의료진에 의해 즉시 발견되지 못하여 응급처치가 지연되었을 가능성이 있었다고 판단함. 이 사실은 담당의사가 환자에게서 심정지가 발생한 원인을 수면마취제의 과용량 투여로 인한 호흡마비 및 당시 수술 환자가 많아 마취 후 수술방을 비워두어 환자상태를 지속적으로 관찰하지 못하여 환자상태 악화를 조기에 발견하지 못한 때문이라며 과실을 인정하였음. 만일 담당 마취과 의사가 지속적으로 환자를 관찰하고 있었더라면 환자상태의 결과가 달라졌을 것으로 판단하였음.

(3) 척추마취 후 환자 상태는 수술의 진행에 따라 시시각각으로 달라질 수 있는데 척추마취가 전신마취에 비해 안전한 마취방법이라는 잘못된 판단과 마취하에 수술을 받는 환자를 두고서 수술장을 이탈하는 것은 의료 윤리상으로도 의사의 명백한 과실이라고 판단하여 이 건은 100% 의사과실로 결정하였음.

(4) 공제회에서는 환자 측에 진료 관련 비용 및 부대비용 전액(19,964,590원)과 위자료로 80,000,000원을 지급하는 것이 타당하다고 판단하여 총액 99,964,590원을 보상하도록 결정하였음. 그러나 공제회심사에 앞서 2013년 5월 20일 환자 측이 의사를 형사 고소하여 고소취하 조건으로 의사와 환자간에 보상금액을 144,964,590원에 합의하였음(치료비 및 간병비 19,964,590원 대납과 추가로 125,000,000원 지불).

(5) 이 사건은 마취과 의사에게 있어 환자의 지속적이고도 철저한 관리가 얼마나 중요한지를 일깨워 주는 사건이라 할 수 있음.

참고

- Naloxone : 경쟁적 아편유사제 수용체 길항제(competitive opioid receptor antagonist). 사용량은 과량의 아편유사제 투여 후 호흡억제를 일으킨 환자에서 0.04㎎/㎖(0.4㎎/㎖ in 9㎖ N/S)를 점적 투여함. 충분한 호흡이 돌아올 때까지 3~5분마다 0.5~1mcg/㎏씩 증가시킴.
- Anepol : Propofol의 상품명으로서 마취유도 용량은 1~2.5㎎/㎏이며, 마취유지 용량은 50~200mcg/㎏/min임.

3부

마취·수술 후 환자 관리 문제 혹은 원인불명에 의한 사고

01

전신마취하 수술 후 회복 과정에서 발생한 사례

§ 사례1 외과

I. 사건 개요

환자(44세 여자)는 20일 전 우측 목에 덩어리(mass)가 만져지는 것을 우연히 발견하고 관찰하던 중, 크기가 증가되는 양상을 보여 2009년 3월 9일 개인의원에서 진료 후 제거수술을 받기 위해 대학병원에 외과에 입원함. 환자는 수년 전부터 좌측 귀에 이명(tinnitus)과 분비물이 있었고 1년 전부터 피곤함, 두근거림(palpitation), 체중 감소 증상이 있었음.

환자는 전신마취하에 수술을 받았으며 마취·수술 동안 특별한 문제는 없었음. 환자는 회복실로 옮겨져 회복실에서 의식, 혈압, 맥박, 호흡상태가 모두 정상으로 회복된 후 병실로 이송됨. 환자는 병실에 도착 후 혈압을 측정하려던 중에 갑자기 오한, 팔의 통증을 호소하다가 발작증상을 보이며 의식이 저하되었음. 이때 혈압과 맥박산소포화도는 측정되지 않은 것으로 기록되어 있으며 이후 산소투여와 함께 앰부배깅(Ambu bagging)을 하면서 수액투여를 하는 동안 혈압과 맥박산소포화도는 회복됨(승압제 사용과 흉부압박을 시행한 기록은 없음). 이후 기관삽관을 시행하고 중환자실로 이송되어 치료를 받았고 환자가 경련, 발작을 계속하여 신경과로 전과하여 항경련제 치료와 coma therapy 등을 받았음. 환자는 치료에도 불구하고 계속 간대성 근경련(myoclonus), 발작(convulsion), 떨림(tremor) 증상을 나타내며 간질지속상태(status epilepticus)를 보이고 있음.

Ⅱ. 서울OO지방법원 제OO민사부 진료기록 감정촉탁서에 대한 회신

[2010 가합 000000 손해배상(의)]

감정사항

▪ 환자의 기왕증, 주 증상 및 추정 진단 관련

1 환자가 2009년 3월 25일 처음으로 내원하였을 당시 환자의 기왕증, 주 증상 및 추정진단 내용은 무엇인지요?

▷ 환자의 기왕증은 수년 전부터 좌측 귀에 이명(tinnitus)과 분비물(discharge)이 나오고 있었고 1년 전부터 피곤함, 두근거림(palpitation), 체중감소 등의 증상이 있었습니다.
주 증상은 상복부 불쾌감, 피곤함, 두근거림(palpitation), 체중 감소, 좌측 귀에 이명과 분비물, 그리고 우측 목에 덩어리(mass)가 만져지는 것이었으며 추정진단은 우측 목의 림프절염(lymphadenitis), 종양, 결핵을 의심하였습니다.

2 환자는 2009년 3월 25일 이전에 저산소성 뇌손상 등으로 인한 신경학적 이상소견은 없었는지요?

▷ 2009년 3월 25일 이전에는 신경학적 이상소견은 없었던 것으로 추정됩니다.

▪ 2009년 3월 26일 마취 및 수술 과정에서 진료 경과 관련

1 이 환자에 대한 마취 및 수술 시작시각은 각 언제인가요?

▷ 마취 시작 시간은 13시 5분이었고 수술 시작 시간은 13시 30분이었습니다.

2 이 환자의 마취 직전 활력징후는 어떠하였는지요?

▷ 혈압은 130/80㎜Hg, 맥박수는 95회/분으로 정상이었습니다.

3 의료진은 환자에 대해 전신마취를 한 것으로 보이는바, 전신마취를 위해 사용한 정맥 혹은 흡입마취제들은 무엇인지요?

▷ 흡입마취제는 desflurane을 사용하였고 정맥마취제는 기관 삽관 직전 fentanyl 50㎍, pofol 100㎎을 투여한 것으로 기록되어 있습니다.

4 이 환자에 대한 수술 및 마취 종료 시각은 각 언제인지요?

▷ 수술 종료 시간은 14시 25분, 마취 종료 시간은 14시 40분으로 기록되어 있습니다.

5 전신마취로 인해 이 환자의 자발호흡이 소실된 시점은 언제이고 자발호흡이 다시 회복된 시점은 언제인지요?

▷ 자발호흡이 소실된 시점은 근이완제인 rocuronium 40㎎을 투여한 후 기관 삽관을 시행하기 직전(13시 10분경)으로 추정되며 자발호흡이 다시 회복된 시점은 근이완제를 가역시키기 위하여 atropine과 neostigmine을 투여한 후 발관 직전인 14시 45분경으로 추정합니다.

6 이 환자에 대해 수술 및 마취 도중 산소공급이 이루어진 것으로 보이는바, 산소공급 시작 및 종료 시각은 각 언제인지요?

▷ 산소투여는 마취 시작 전부터 마취가 종료된 시점까지 계속되었습니다.

7 의료진이 2009년 3월 16일경 환자에게 마취를 위해 투약한 것으로 보이는 포폴 약물과 관련하여, ① 포폴 약물의 분류, ②효능·효과, ③심장, 혈관계, 호흡기계 이상반응 혹은 부작용, ④포폴 약물의 이상반응 혹은 부작용의 위험성에 대비하기 위해 투약 전후 갖춘 필요성이 있는 인력이나 시설의 정도, ⑤ 포폴 약물 투약 전반의 과정에서 환자에 대해 감시해야 할 필요가 있는 사항은 무엇인지요?

▷ ① 포폴(프로포폴의 상품명)은 alkyl phenol 유도체의 정맥마취제로서 thiopental과 유사한 진정·최면 작용을 가졌으며 마취유도와 유지를 위해 임상마취에서 자주 사용되는 마취약제임.

② 포폴의 효능과 효과는 진정효과, 최면효과 외에 일시적인 기억상실을 일으킬 수 있으며 뇌압, 뇌관류압, 뇌대사율, 안압을 감소시킴.

③ 심혈관계에 미치는 영향은 thiopental보다 심하게 심혈관 기능을 억제시키며 평균 동맥압을 30% 정도 감소시키는데 이는 심근에 대한 직접적인 억제와 전신혈관저항의 감소에 기인됨.

호흡에 미치는 영향은 마취유도 시 일시적인(30~90초) 무호흡을 유발할 수 있으며 발생빈도는 thiopental과 유사함. 정상 용량에서도 호흡억제를 일으킬 수 있고 과량 사용 시에는 심한 호흡억제를 일으킴.

④ 포폴을 투여할 때는 기관 내 삽관을 하는 전신마취 시에는 물론이고 기관 내 삽관을 하지 않는 감시환자 관리 마취(Monitored Anesthesia Care : MAC) 시에도 항상 환자의 기도유지와 환기 관리 및 순환 관리를 철저히 하는 것이 중요함. 즉 응급상황에 대비하여 약제와 기구[산소, 앰부백(Ambu bag), 마스크, 수액, 승압제 등]를 항상 준비하고 환자 상태를 지속적으로 관찰하면서 문제발생 시 즉시 대응할 수 있는 능력을 가진 인력이 있어야 함.

⑤ 필요한 환자감시 항목은 혈압, 맥박수, 맥박 산소포화도로, 이를 지속적으로 측정하여야 하며, 상황에 따라 심전도감시도 필요할 수 있음.

8 의료진이 2009년 3월 26일경 환자에게 전신마취를 위해 사용한 정맥 혹은 흡입마취제의 심장, 혈관계, 호흡기계 이상반응 혹은 부작용은 각 무엇인지요?

▷ ① 흡입마취제인 desflurane의 작용

· 심혈관계에 미치는 영향

투여용량을 증가시키면 전신혈관저항이 감소하고 따라서 동맥압이 감소됨. 마취유지 농도(1-2MAC)에서는 심박출량은 약간 감소되거나 변화가 없으며 심장 박동수, 중심정맥압은 증가될 수 있음. 급격하게 desflurane 농도를 증가시키면 일시적으로 위험한 수준으로 심장 박동수, 혈압, 혈중 catecholamine 농도가 증가할 수도 있으며 이때는 fentanyl, esmolol, clonidine 등의 약제를 투여하여 치료함.

· 호흡계에 미치는 영향
호흡수는 증가되나 일회 호흡량이 감소되므로 전체적으로 폐포환기는 감소되며 이산화탄소분압에 대한 환기반응을 억제함. 냄새가 있고 기도를 자극하므로 마취유도 시 기침, 호흡멈춤, 성대문 연축(laryngospasm)이 나타날 수 있어 흡입마취유도에는 부적합한 흡입마취제로 알려져 있음.

② 정맥마취제인 포폴(propofol)의 작용

· 심혈관계에 미치는 영향은 심혈관 억제기능이 thiopental보다 심하며 평균 동맥압을 30% 정도 감소시키는데 이는 심근에 대한 직접적인 억제와 전신혈관저항의 감소에 기인됨.
· 호흡에 미치는 영향은 마취유도 시 일시적인(30~90초) 무호흡을 유발할 수 있으며 발생빈도는 thiopental 과 유사함. 정상 용량에서도 호흡억제를 일으킬 수 있고 과량 사용 시에는 심한 호흡억제를 일으킴.

③ 아편유사 작용제인 fentanyl의 작용

· 직접적인 심혈관 억제작용은 거의 없으나 느린맥이나 교감신경계 흥분이 감소하는 등의 간접적인 요인에 의하여 심혈관 억제가 일어남.
· 호흡에 미치는 영향으로는 뇌간의 호흡중추를 억제하고 이산화탄소에 의한 호흡촉진 작용을 억제하므로 특히 의식이 소실된 환자에서는 환기상태를 주의 깊게 관찰하여야 함.

■ 2009년 3월 26일 마취 후 회복 과정에서 진료 경과 관련

1 이 환자가 회복실에 도착한 시각은 언제인지요?

▷ 회복실 도착시간은 14시 40분경으로 기록되어 있습니다.

2 회복실에서 환자를 관찰한 의료진의 성명 및 면허 종류는 무엇인지요?

▷ 회복실 간호기록지에는 간호사 박OO로 기록되어 있습니다.

3 일반적으로 회복실에서 환자를 관찰해야 할 의료진은 마취과 의사인지요?

▷ 환자가 회복실에 도착할 당시, 환자 생체활력징후가 안정되어 있을 경우(의식의 회복, 혈압, 맥박수의 정상, 자발적인 호흡, 정상 체온 등)에는 마취과 의사가 회복실 간호사에게 환자를 인계하고 회복실에서의 환자 상태 변화 관찰은 대부분 회복실 근무 간호사가 시행합니다. 다만 환자 상태가 불안정한 경우에는 마취과 의사와 수술 의사가 함께 회복실에 머물며 환자 상태가 개선될 때까지 환자 관리를 하는 것이 일반적입니다.

4 환자가 회복실에서 도착하였을 당시 산소포화도는 99%, 회복실에서 마지막으로 측정된 산소포화도는 90%였는지요?

▷ 환자가 회복실에서 도착하였을 당시 산소포화도는 99%로 기록되어 있고, 회복실에서 마지막으로 측정 된 산소포화도는 98%로 기록된 것으로 보입니다.

5 이 환자에 대해 회복실에서 산소공급이 이루어진 것으로 보이는바, 산소공급 시작 및 종료 시각은 각 언제인지요?

▷ 14시 40분(회복실 도착시간)부터 15시경까지 산소를 투여한 것으로 기록되어 있습니다.

6 수술 및 마취가 이미 종료되었음에도 불구, 의료진이 회복실에서 환자에게 산소를 공급한 이유는 무엇인지요?

▷ 환자가 수술실에서 회복실로 옮겨진 이후에도 환자에게 계속 산소를 투여하는 것은 회복실 환자 관리의 원칙입니다. 즉, 환자가 회복실 도착 시에 의식이 회복되고 자발적인 호흡이 돌아오고 혈압, 맥박 등이 정상이더라도 갑자기 예상하지 못했던 저산소증이 발생할 가능성이 있기 때문에 저산소증을 방지하기 위하여 회복실에서는 통상적으로 환자에게 산소를 투여합니다.

7 회복실에서는 언제까지 환자에게 산소를 공급하였는지요?

▷ 15시경까지 산소를 투여한 것으로 기록되어 있습니다.

8 환자가 회복실을 떠난 시각은 언제인지요?

▷ 15시 10분경에 회복실을 떠난 것으로 기록되어 있습니다.

■ 일반병실에서의 경과

1 환자가 일반병실에 도착한 시각 및 당시 환자의 활력징후 및 임상 양상은 어떠하였는지요?

▷ 간호기록지에 의하면 환자는 15시 20분경 병실에 도착하였고 수술 부위(오른쪽 목)는 거즈(gauze ball)로 압박된(compressive dressing) 상태였던 것으로 기록되어 있습니다.

2 환자는 2009년 3월 26일 15시 25분경 쇼크가 발생한 것으로 보이는바, 당시 활력징후 및 임상 양상은 어떠하였는지요?

▷ 15시 25분 간호기록에는 환자가 춥다고 했고 혈압을 측정하려고 하니 팔이 아프다고 했으며 눈을 뜨라는 말에 눈을 뜨더니 갑자기 몸을 떨며 의식이 없어지고 수동 혈압측정(manual blood pressure check)은 되지 않았고 자극에 반응이 없었으며 맥박산소포화도도 측정되지 않았던 것으로 기록되어 있습니다.

3 쇼크 발생 이후 환자에 대해 앰부배깅이 시작된 시각은 언제인지요?

▷ 의사들에게 연락이 되고 도착하여 앰부배깅(ambu-bagging)이 시작된 시간은 간호기록지에 15시 30분경으로 기록되어 있습니다.

4 환자에 대해 기관 삽관이 처음으로 시도된 시각은 언제인지요?

▷ 15시 38분에 처음 기관 삽관이 시도되었으나 실패한 것으로 기록되어 있습니다.

5 환자에 대해 기관 삽관이 성공한 시각은 언제인지요?

▷ 15시 45분에 기관 삽관이 성공한 것으로 기록되어 있습니다.

6 쇼크 발생 이후 환자에 대해 산소가 공급되기 시작한 시각은 언제인지요?

▷ 의사들이 도착하여 앰부배깅(ambu-bagging)을 시작한 시간은 간호기록지에 15시 30분경으로 기록되어 있으므로 이때부터 산소가 공급된 것으로 추정합니다.

▪ 심폐소생술 및 저산소성 뇌손상 관련

1 심폐소생술의 개념은 무엇인지요?

▷ 심폐소생술은 심폐정지가 발생한 환자에서 인위적으로 심폐기능의 회복을 시도하여 환자의 생명을 살리고자 하는 소생술을 말하며 구체적인 시행방법은 다음과 같습니다.

① 호흡정지 시에 기도를 유지하고 100% 산소로 인공환기를 시행하여 저산소증의 발생을 예방함.

② 순환정지(심정지) 시에는 흉부압박법(chest compression) 시행, 수액투여, 승압제의 사용, 심장제세동기의 사용 등으로 환자의 심장기능을 빨리 회복시키도록 함.

2 심폐소생술을 시행하는 이유는 무엇인지요?

▷ 심폐소생술은 환자가 호흡기능이 정지되어 폐를 통한 자발적인 산소섭취와 외부로 CO_2를 배출할 수 있는 능력을 잃게 되고, 순환기능이 정지(심정지)되어 체내 조직으로의 산소 운반능력을 상실하게 되면 중요 장기(특히 뇌)가 저산소성 손상을 받아 식물인간이 되거나 사망하게 됩니다. 이러한 상태를 방지하기 위하여 인위적으로 산소를 공급해주고 순환이 이루어지도록 해주는 심폐소생술이 필요합니다.

3 심폐소생술 중 기관 내 삽관의 이유는 무엇인지요?

▷ 자발적 호흡이 없는 환자에서는 환자의 기도를 확보하여 인공환기를 해주는 것이 소생술의 기본인데 기관 내 삽관은 기도를 확보하기 위한 가장 안전하고 중요한 방법입니다.

4 심폐소생술 중 앰부배깅을 시행하는 이유는 무엇인지요?

▷ 앰부배깅은 자발적 호흡이 없는 환자에게 인위적으로 산소를 투여하여 인체의 조직에 산소를 공급하여 주는 기본적인 심폐소생술의 한 방법입니다.

5 『해리슨 내과학 교과서』 등에 따르면, 저산소성 허혈성 뇌병증(hypoxic-ischemic encephalo pathy)은 저혈압이나 호흡부전 때문에 뇌로 산소운반이 부족하여 일어나고, 혈액순환이 3분에서 5분 이내에 되돌아오면 완전히 회복되지만 3분에서 5분 이상 저산소-허혈이 지속되면, 어느 정도 영구적인 뇌손상을 받는 것이 통례라고 하는 바, 이러한 의학적 사실이 타당한지요?

▷ 위의 문항의 내용이 모두 의학적으로 사실입니다.

6 환자에 대한 2009년 3월 26일 15시 30분경 동맥혈가스분석 검사 결과 관련 질문입니다.

① 산도 7.060, 이산화탄소분압 68.0, 산소분압 15.0, 염기 18.4 등이었는지요?

② 이와 같은 검사 결과는 환자의 어떤 상태를 반영하는 것인지요?

③ 일반적으로 동맥혈 산도(pH), 이산화탄소 분압, 산소분압, 염기부족의 수치의 각 정상치는 어떠한지요?

▷ ① 병리과 검사결과지에 의하면 2009년 3월 26일 15시 30분경 동맥혈가스분석 검사 결과는 pH 는 7.060, $PaCO_2$는 68.8mmHg, PaO_2는 15.0mmHg, HCO_3^-는 18.4 mmol/l로 기록되어 있습니다.

② 위의 검사결과는 환자가 심한 저산소혈증, 고탄산혈증과 함께 호흡성 및 대사성 산증이 혼합된 상태를 나타내고 있음을 보여주는 것입니다.

③ 일반적으로 동맥혈 pH는 7.36~7.46, 이산화탄소분압은 32~45mmHg, 산소분압은 80mmHg(산소포화도 95%) 이상, HCO_3^-수치는 22~28mmol/l를 정상범위로 간주하고 있습니다.

7 『응급의학 교과서』 등에 따르면 '산소포화도가 적절하면 바로 환기도 적절히 되고 있다는 것은 잘못된 임상 개념이며 특히 보충적인 산소를 투여받고 있는 환자에서는 매우 위험하다'고 하는바, 이러한 의학적 사실이 타당한지요?

▷ 산소포화도 수치는 환자의 체내 산소화 상태에 대한 판단의 주요 지표로 널리 사용되고 있으나 환자의 환기상태가 적정한지 여부를 알기 위해서는 호기말 이산화탄소(end tidal CO_2 : $ETCO_2$)분압, 동맥혈 이산화탄소분압($PaCO_2$)과 같은 지표의 측정과 함께 환자의 흉곽의 움직임, 호흡음의 관찰이 필요합니다. 환기가 불충분한 환자(의식이 명료하지 않은 환자, 신경근육계 질환을 가진 환자, 만성폐쇄성 폐질환을 가진 환자 등)에서도 고농도의 산소가 투여되면 일정시간 산소포화도는 정상(95% 이상)을 유지할 수 있으나 결국 저환기로 인해 저산소증과 고탄산혈증이 초래될 수 있습니다.

만성폐쇄성 폐질환을 가진 환자는 $PaCO_2$가 높아도 충분한 환기가 일어나지 않고 환기는 말초화학수용체를 통한 저산소성 자극으로 유지되는 경우가 많은데 이러한 환자에게 고농도의 산소를 투여하여 저산소증을 교정하면 오히려 호흡자극의 감소로 호흡이 더욱 약하게 되거나 무호흡상태까지 초래될 수 있고 결국 체내 CO_2의 증가로 뇌산증이 악화되어 신경학적 장애와 증상이 나타날 수 있습니다(CO_2 narcosis). 따라서 환자의 적절한 환기 관리를 위해서는 산소공급, 산소포화도와 $ETCO_2$의 측정 및 환자의 호흡상태의 관찰이 매우 중요하며 문항에서 기술한 내용은 의학적으로 타당합니다.

▪ 환자의 호흡정시(Respiratory arrest) 등 쇼크 발생원인 및 저산소성 뇌손상 원인

1 환자의 2009년 3월 26일 쇼크 발생원인은 무엇인지요?

▷ 위 환자는 수술 전에 호흡정지와 심정지를 초래할 만한 특별한 병력이 없었으며 수술 자체도 비교적 간단한 수술이었고 마취와 수술 중에도 계속 생체활력 징후가 안정되어 있었으며 회복실에서도 의식이 돌아오고 혈압, 맥박, 호흡 등 생체활력징후에 문제가 없었는데 병실로 이송된 직후 갑자기 의식소실과 호흡마비, 순환허탈을 일으킨 것은 이해할 수가 없으며 따라서 발생원인을 추정하기가 어렵습니다.

2 위 문항1을 판단하기 어려운 경우, 가장 추정되는 원인은 무엇인지요?

▷ 발생빈도는 매우 낮지만 이러한 갑작스런 호흡정지와 순환허탈을 일으킬 수 있는 가능성으로는 환자에게서 수술 전에 발견되지 않았던 심장질환(관상동맥 질환을 포함)이나 뇌질환(뇌허혈 등)이 존재하다가 갑작스럽게 악화된 경우, 혹은 하지에 존재하던 심부혈전이 떨어져 나와 폐혈류를 막아 폐색전을 일으키는 경우에 이러한 상황이 발생할 수도 있습니다.

3 일반적으로 마취 후 회복과정에서 호흡정지 등 쇼크가 발생하는 원인은 무엇인지요?

▷ 마취 후 회복과정에서 환자에게 발생할 수 있는 호흡계와 순환계 합병증과 그 원인들은 다음과 같습니다.

① 호흡계통의 합병증
- 기도폐쇄 : 원인은 의식이 명료하지 못한 환자에서 혀가 구강 뒤로 처지거나 구강분비물이나 구토물에 의한 인두폐쇄이며 그 외 후두연축(laryngospasm) 같은 후두폐쇄도 원인일 수 있음.
- 저환기 : 주로 기도의 폐쇄, 호흡중추의 억제, 호흡근력의 약화에 의해 초래됨.
- 저산소혈증 : 수술 직후 저산소혈증의 원인은 흡입마취제나 아편유사제 또는 근육이완제 등의 잔류효과에 의한 저환기, 기도폐쇄, 폐 내 우-좌션트, 저혈압, 산소소모량 증가 등임.

② 순환계통의 합병증
- 저혈압 : 원인으로는 심실전부하의 감소(출혈 등으로 인한 체내 수액량 감소), 마취약제의 잔류효과에 의한 심근수축력의 저하, 전신 혈관저항의 감소(혈관 확장) 및 환자의 체위변동 등이 있음.
- 심부정맥 : 원인으로 통증, 저체온, 저산소혈증, 고탄산혈증, 산염기 불균형, 기존의 심장질환 등이 있음.

③ 환자가 가진 기존의 질환들
- 관상동맥 질환을 포함한 심혈관계 질환의 악화.
- 폐색전증의 발생요인을 가진 환자[심부정맥 혈전증(deep vein thrombosis) 등]에서 갑자기 대량의 혈전이 떨어져 나가 폐혈관을 막아 폐색전증이 발생하는 경우.

4 환자의 저산소성 뇌손상의 주된 발생원인은 무엇인지요?

▷ 이 환자에서 저산소성 뇌손상의 주된 발생원인은 병실 도착 직후에 발생한 갑작스런 의식소실과 발작현상, 호흡정지 및 혈압하강으로 일시적으로 체내에 충분한 산소가 공급되지를 않은 것이 저산소성 뇌손상의 직접 원인으로 추정됩니다.

5 환자의 저산소성 뇌손상을 초래할 만한 뇌종양 등 선천적, 후천적 질환은 발견되지 않았는지요?

▷ 수술 전 검사소견에서는 환자에서 저산소성 뇌손상을 초래할 만한 뇌종양 등 선천적, 후천적 질환은 발견되지 않았습니다.

Ⅲ. 서울중앙지방법원 제18민사부 판결문

[2010가합133945(본소) 손해배상(의)]

[2011가합10643(반소) 진료비 등]

주문

1. 피고(반소원고)는 원고(반소피고) 신OO에게 175,533,572원, 원고(반소피고) 이OO에게 7,000,000원, 원고 이OO, 이OO에게 각 3,000,000원 및 위 각 돈에 대하여 2009년 3월 26일부터 2012년 10월 16일까지는 연 5%의, 그 다음 날부터 다 갚는 날까지는 연 20%의 각 비율로 계산한 돈을 지급하라.
2. 피고(반소원고)에게, 원고(반소피고) 신OO은 별지 기재 부동산 중 비이동 5층(병실)에서 퇴거하고, 원고(반소피고)들은 연대하여 99,197,625원 및 그 중 53,228,557원에 대하여는 2011년 2월 15일부터 2012년 10월 16일까지는 연 5%의, 그 다음날부터 다 갚는 날까지는 연 20%의 각 비율로 계산한 45,969,068원에 대하여는 2012년 9월 18일부터 2012년 10월 16일까지는 연 5%의, 그 다음날부터 다 갚는 날까지는 연 20%의 각 비율로 계산한 돈을 지급하라.
3. 원고들의 피고 장OO에 대한 청구, 원고(반소피고)들의 나머지 본소 청구, 원고들의 피고(반소원고)에 대한 나머지 청구, 피고(반소원고)의 나머지 반소 청구를 모두 기각한다.
4. 소송비용 중, 원고(반소피고)들과 피고(반소원고) 사이에 생긴 부분은 본소 및 반소를 합하여 그 중 7/10은 원소(반소피고)들이, 나머지 3/10은 피고(반소원고)가 각 부담하고, 원고 이OO, 이OO과 피고(반소원고) 사이에 생긴 부분은 그 중 7/10은 같은 원고들이, 나머지 3/10은 피고(반소원고)가 각 부담하며, 원소(반소피고 포함)들과 피고 장OO 사이에 생긴 부분은 원고(반소피고 포함)들이 부담한다.
5. 제1항 및 제2항은 가집행할 수 있다.

청구 취지

* 법률적 판단에 대한 내용이므로 생략함.

이유

1. 기초사실

가. 당사자들의 관계

피고 학교법인 OO대학(이하 '피고 법인'이라 한다)은 OO시 OO구 OO로 OOO에서 OO대학교 OO병원(이하 '피고 병원'이라 한다)을 운영하고 있는 법인이고 피고 장OO은 피고 병원 소속 외과의사이다. 원고 신OO은 피고 병원에 내원하여 피고 장OO로부터 수술을 받았다가 악결과가 발생한 본인이고 원고 이OO은 원고 신OO의 남편, 원고 이OO, 이OO은 원고 신OO의 아들들이다.

나. 피고 병원의 수술 및 경과

1) 원고 신OO은 2009년 3월 9일 OO시 소재 OOO OO병원에서 좌측 목의 갑상선 종괴 및 우측

경부 흉쇄유돌근 경계의 림프절 양성 종양으로 진단받자, 같은 달 25일 결핵성 혹인 염증성 종양 의증으로 림프절 제거술을 받기 위해 피고 병원에 입원하였다.

2) 같은 달 26일 피고 병원 소속 일반외과 담당교수인 피고 장OO은 13시 5분부터 14시 40분까지 전신마취 하에 종양이 있는 림프절을 제거하는 수술을 시행하였다. 마취제로 흡입마취제 desflurane, 정맥마취제 fentanyl 50㎍, propofol(프로포폴) 100㎎을 투여하였다.

3) 원고 신OO은 같은 날 14시 40분부터 15시 10분까지 회복실에 있다가 같은 날 15시 20분 병실로 돌아왔다.

4) 같은 날 15시 25분 피고 병원의 간호사는 원고 신OO의 혈압 측정을 하려는 순간 오한 및 팔의 통증을 동반한 의식저하 소견이 관찰되자(혈압과 산소포화도가 측정되지 않았다) 의사 유OO(피고 병원 소속 1년차 전공의)에게 이를 보고하였다. 같은 날 15시 28분 병실에 도착한 유OO은 심전도 모니터링 및 수액투여 조치를 취하였다. 당시 원고 신OO의 혈압은 90/60㎜Hg로 측정되었다.

5) 같은 날 15시 30분 의사 신OO(피고 병원 소속 3년차 전공의)은 원고 신OO에게 상기도 개방유지기[1)]를 삽입한 후 앰부배깅을 시행하였으나 동맥혈가스분석검사 결과 pH(수소이온농도) 7.06(정상치 7.35~7.45㎜Hg), PCO_2(이산화탄소 분압) 68.0(정상치 35~45), PO_2(산소 분압) 15.0(정상치 80~100㎜Hg), HCO_3(중탄산염) 18.4(정상치 22~30㎜ommoℓ/ℓ)로 측정되었고 산소포화도(SPO_2) 71~72%로 측정되었다.

6) 같은 날 15시 35분 산소포화도는 96%, 맥박 165회/분, 혈압 180/120㎜Hg으로 측정되었으나, 원고 신OO은 여전히 늘어져 있는 상태가 계속되었다.

7) 같은 날 15시 38분경 위 유OO이 1차로 기관 삽관을 시도하였으나 실패하였고 15시 45분 위 신OO이 2차로 기관 삽관을 시도하여 성공하였다. 같은 날 15시 46분 산소포화도는 100%, 혈압 150/110㎜Hg, 심장박동수 123회/분으로 측정되었다.

8) 같은 날 15시 50분 e-tube를 이용하고 앰부배깅을 하면서 중환자실로 옮겨졌으나 호전되지 못하고 뇌 전반부위에 저산소증으로 인한 뇌손상을 입게 되었다.

다. 한편 원고 신OO은 2009년 3월 25일부터 2012년 9월 17일까지 발생한 피고 병원의 진료비 132,263,500원을 지급하지 않았고 현재 이 사건 병실에 입원해 있다.

2. 본소청구에 관한 판단

가. 손해배상책임의 발생

1) 수술과정 및 마취 회복과정에서의 과실 여부

가) 원고들은 이 사건 수술이 비교적 간단한 수술이고 수술 중 신경 손상이나 주요 혈관 손상 등과 같은 별다른 문제가 없었다면 호흡곤란, 청색증, 의식소실, 저산소성 뇌손상으로 인한 간질 발작 등의 신경과적인 문제가 발생하지 않았을 것임에도 수술 후 1시간도 지나지 않은 회복 과정에서 위와 같은 문제가 발생한 것으로 보아 이 사건 수술 당시 흉쇄유돌근 등의 박리 및 견인과 종양 주위 혈관 및 신경 등의 박리 및 절제, 지혈 시 부주의 등 업무상 과실로 수술부위 주위의 신경이나 혈관을 손상시켰다고 주장하나, 이 사건 수술 과정에서 신경이나 혈관을 손상시켰다고 볼 만한 아무런 증거가 없고 위 각 진료기록 감정촉탁 결과에 의하면 이 사건 수술 중 원고 신OO의 활력징후는 정상범위 내로 안정적이었고 수술 과정 중 특이 소견이 보이지 않는 사실, 수술 후 회복실에서의 활력징후도 정상범위 내였고 수술부위의 출혈이나 삼출 등이 관찰되지 않아 수술부위 주변의 혈관이나 신경 등이 손상되었음을 시사할 만한 소견이 없는 사실을 인정할 수 있을 뿐이므로 달리 이 사건 수술 과정에서 신경이나 혈관을 손상시켰다고 볼 만한 아무런 증거가 없는 이상 원고들의 위 주장은 이유 없다.

나) 원고들은 이 사건 수술 전 전신마취를 위하여 호흡억제 부작용이 발생할 수 있는 약물을 투여받았고 회복실 이동 무렵에 비로소 자발 호흡이 회복된 점을 고려하면 의사는 회복실 간호사에게 원고 신OO의 의식 정도, 체온 등 활력징후 등을 면밀히 확인한 후 인계하여야 함에도 원고 신OO의 상태를 확인하지 아니하고 만연히 회복실에 인계하였고, 회복실에서 환자의 상태 관찰을 소홀히 하였으며, 회복실에서 병실로 이동하는 도중과 이동 직후에도 체온, 호흡, 혈압, 맥박, 산소포화도 등의 활력징후 등 면밀히 감시하였어야 함에도 불구하고 회복실에서 나간 15시 10분경부터 병실로 이동한 후 15시 25분까지 약 15분간 환자의 상태를 살피지 아니한 과실이 있다는 취지로 주장하나, 갑 제3증, 5호증, 을 제1호증, 5호증의 각 기재, 위 각 진료기록감정촉탁결과 변론 전체의 취지를 종합하여 보면, 원고 신OO은 회복실에 입실한 시점이나 회복실에 머무는 동안 혈압, 맥박, 호흡수, 체온, 수술부위 출혈 등 이상소견을 보였다고 보기는 어렵고 달리 원고 신OO이 이상소견을 보였음에도 피고 병원 의료진이 회복실 및 병실로 이동하는 과정에서 경과 관찰을 소홀히 하였다고 볼 만한 증거가 없으므로, 원고들의 위 주장도 이유 없다.

2) 병실에서 기관 삽관을 지연한 과실 여부

원고들은 피고 병원 의료진이 원고 신OO이 2009년 3월 26일 15시 25분 의식을 상실하였으므로 신속하게 기관 삽관을 시행하여 산소를 공급해주어야 함에도 이러한 응급처치를 지연한 과실이 있다고 주장한다.

살피건대, 원고 신OO이 2009년 3월 26일 15시 25분경 병실에서 쇼크를 일으키며 의식을 상실하였고 같은 날 15:28 의사가 병실에 도착하여 원고 신OO의 상태를 확인한 결과 혈압이 90/60㎜Hg로 낮게 측정되었고 같은 날 15시 30분 의사 신OO이 원고 신OO에게 상기도 개방 유지기를 삽입하고 앰부배깅을 시행하였음에도 산소포화도(SpO_2)가 71~72%(정상치 95% 이상)로 낮게 측정되었으며 같은 날 15시 35분 산소포화도는 96%, 맥박 165회/분, 혈압

180/120mmHg으로 측정되었으나 원고 신OO이 여전히 늘어져 있는 상태가 계속된 사실, 같은 날 15시 38분 기관 삽관을 시도하였으나 실패하였고 같은 날 15시 45분에 이르러 기관 삽관에 성공한 사실은 앞서 본 바와 같고, 여기에다가 위 각 진료기록감정촉탁결과와 변론 전체의 취지를 종합하여 인정되는 다음과 같은 사정들, 즉 산소포화도 수치는 환자의 체내 산소화 상태에 대한 판단의 주요 지표로 사용되고 있으나 환자의 환기상태가 적정한지 여부를 알기 위해서는 동맥혈 이산화탄소분압($PaCO_2$)과 같은 지표의 측정과 함께 환자의 흉곽움직임, 호흡음의 관찰이 필요한 점, 의식이 명료하지 않은 환자, 신경근육계 질환, 만성폐쇄성 폐질환 환자 등과 같이 환기가 불충분한 환자에게도 고농도의 산소가 투여되면 일정 시간 산소포화도는 정상(95%이상)을 유지할 수 있지만 결국 저환기로 인해 저산소증과 고탄산혈증이 초래될 수 있으므로 산소포화도가 정상으로 측정된다고 하여 산소공급 및 배출이 정상적으로 되고 있다고 단정하기 어려운 점, 기관 삽관은 자발적 호흡이 없는 환자에게 기도를 확보하여 인공환기를 해주는 가장 안전한 방법이고 앰부배깅은 자발적 호흡이 없는 환자에게 인위적으로 산소를 투여하여 인체의 조직에 산소를 공급하여 주는 기본적인 방법인 점, 2009. 3. 26. 15:30경 원고 신OO에 대하여 상기도 개방 유지기를 삽입하고 앰부배깅을 시행하였으나 동맥혈가스분석 검사 결과 수치는 심한 저산소혈증, 고탄산혈증과 함께 호흡성 및 대사성 산증이 혼합된 상태임을 나타냈고 산소포화도 또한 71~72%으로 측정된 것으로 보아 상기도 개방 유지기와 앰부배깅만으로는 원고 신OO에게 충분하 산소 공급이 이루어지지 못하고 있었던 것으로 보이는 점, 같은 날 15시 35분 산소포화도가 96%로 측정되었더라도 당시 원고 신OO이 여전히 늘어져 있는 상태가 계속되었고 그 후 기관 삽관을 시도한 것으로 보아 원고 신OO에게 산소가 충분히 공급되고 있었다고 보기 어려운 점을 보태어 보면, 피고 병원 의료진으로서는 원고 신OO에게서 혈압과 산소포화도 측정되지 않고 의식 잃는 등 쇼크가 발생하여 상기도 개방 유지기를 삽입하고 앰부배깅을 시행하였음에도 불구하고 원고 신OO의 상태가 호전되지 않았음을 위 산소포화도 측정치를 보고 확인하였다면 그 즉시 기관 삽관을 시행하여 기도로 산소를 공급해주었어야 함에도 수 분 동안 이를 지체한 과실이 있고 이로 인하여 원고 신OO에게 저산소증으로 인한 뇌손상이 발생하였다고 봄이 상당하다.

3) 그 밖에 원고들은 피고 병원 의료진이 원고 신OO에게 쇼크가 발생하고 의식을 상실한 원인을 추적하기 위한 조치를 게을리 하였다는 취지로 주장하나, 갑 제3증, 4호증, 을 제1호증, 위 각 진료기록 감정촉탁 결과에 의하면 피고 병원 의료진은 원고 신OO의 악결과 발생 원인을 알아내기 위하여 심전도 검사, 뇌파, 검사, 흉부 방사선 검사, 혈액 검사, MRI 검사 등을 시행하였고 여러 진료과와 협진을 의뢰하였으나 원인 규명에 실패한 것으로 보일 뿐, 달리 피고 병원 의료진이 원인 추적을 위한 조치를 게을리하였다고 볼 만한 증거가 없으므로 위 주장도 이유 없다.

4) 따라서 피고 법인은 피고 병원 소속 의료진의 사용자로서 원고들에게 이 사건 사고로 인한 손해를 배상할 책임이 있으나 앞서 본 바와 같이 이 사건 수술상의 과실이 인정되지 않는 이

상 이 사건 수술의 집도의였던 피고 장OO에게는 책임을 물을 수 없다.

5) 책임의 제한

다만, 앞서 본 바와 같이 이 사건 수술의 경위 및 수술부위에 비추어 이 사건 수술은 그 자체로 위험성을 갖고 있는 점, 피고 병원 의료진은 원고 신OO에게 쇼크가 발생한 후에 앞서 본 수 분 동안의 기관 삽관 지연 과실 외에는 원고 신OO의 상태 및 경과에 따라 타과 협진 등 적극적인 조치를 취한 점과 손해의 공평, 타당한 분담을 그 지도 원리로 하는 손해배상제도의 이념에 비추어 재산상 손해에 대한 피고 법인의 책임비율을 25%로 제한한다.

나. 손해배상의 범위

1) 일실수입

원고가 이 사건 사고로 인하여 입은 일실수입 손해는 아래와 같은 인정사실 및 평가내용을 기초로 하여 아래 계산한 221,161,937원이다.

가) 인정사실 및 평가내용

(1) 인적사항

성별 : 여자(1964년 9월 29일 출생), 사고 당시 연령 : 44년 5월 남짓

(2) 노동능력상실률

- 신경과 영역 : 맥브라이드 표 두부, 뇌, 척수항목 IX-B-2 27%
- 재활의학과 영역 : 맥프라이드 표 두부, 뇌, 척수항목 III-D 100%
- 중복장애 : 100%

(3) 가동기간 및 월 가동일수 : 이 사건 사고 시부터 만 60세가 되는 날인 2024년 9월 28일까지 매월 22일

(4) 가동 능력에 대한 금전적 평가 : 도시일용에 종사하는 보통 인부의 노임

(5) 기대여명 : 원고 신OO은 이 사건 사고로 인하여 약 50%의 여명기간 단축이 예상되므로 여명종료일은 같은 원고가 구하는 2029년 11월 2일이 된다.

나) 계산

별지 손해배상액 계산표의 일실수입란 기재와 같이 계산한 결과 합계 221,161,937원

2) 향후치료비 : 이 사건 변론 종결 다음날인 2012년 9월 19일 최초 지출하는 것으로 하여 별지 기다 손해 계산표의 기재와 같이 이 사건 사고발생일인 2009년 3월 26일의 현가로 계산하면 17,387,250원이다.

3) 보조구비 : 이 사건 변론 종결 다음날인 2012년 9월 19일 최초 지출하는 것으로 하여 별지 기다 손해 계산표의 기재와 같이 이 사건 사고발생일인 2009년 3월 26일의 현가로 계산하면 합계 7,609,370원이다.

4) 기왕개호비 및 향후개호비 : 원고 신OO은 생명 유지 장치, 일상생활 동작, 이동을 위하여 1일 8시간 1인의 개호가 필요하다고 봄이 상당하다. 2009년 5월 1일부터 여명기간인 2029일 11월 2일까지의 개호비를 별지 기타 손해배상액 계산표와 같이 계산한 결과 375,975,734원이다.

5) 책임의 제한

가) 피고 법인의 책임비율 : 25%

나) 계산 : 원고 신OO 155,533,572원=622,134,291원(일실수입 221,161,937원+향후치료비 17,387,250원+보조구비 7,609,370원+개호비 375,975,734원)×25%

6) 위자료

가) 참작한 사유 : 원고들의 나이, 가족관계, 이 사건 의료사고의 경위 및 결과, 피고의 과실 정도, 기타 이 사건 변론에 나타난 제반 사정

나) 결정금액 : 원고 신OO 20,000,000원, 원고 이OO 7,000,000원, 원고 이OO에게 7,000,000원, 원고 이OO, 이OO에게 각 3,000,000원

7) 소결론

따라서 피고법인은 원고 신OO에게 175,533,572원, 원고 이OO에게 7,000,000원, 원고 이OO,이OO에게 각 3,000,000원 및 위 각 돈에 대하여 이 사건 사고일인 2009년 3월 26일부터 같은 피고가 이행의무의 범위에 관하여 항쟁함이 상당한 이 사건 판결 선고일인 2012년 10월 16일까지는 민법에 정한 연 5%의, 그 다음날부터 다 갚는 날까지는 소송촉진 등에 관한 특례법에 따른 연 20%의 각 비율로 계산한 지연손해금을 지급할 의무가 있다.

3. 피고 법인의 반소청구에 관한 판단

가. 퇴거 청구에 관한 판단

원고 신OO이 2009년 3월 25일 피고 병원에 입원하여 현재 이 사건 병실에 입원해 있는 사실은 앞서 본 바와 같고, 위 각 신체감정 촉탁 결과에 의하면 이 사건 사고로 인한 치료가 모두 종결되었고 더 이상의 재활 치료가 같은 원고의 기능 호전에 큰 영향을 미치지 않으며 다만 관철 구축, 근경직 증가 등을 예방하여 현 상태를 유지하기 위한 기본적인 운동이 필요한데, 이는 의학적 상식을 갖춘 개호인에 의해 이루어질 수 있는 사실을 인정할 수 있으므로 원고 신OO은 더 이상 피고 병원에 입원하여 치료를 받을 필요가 없다고 봄이 상당하다. 따라서 위 입원진료계약을 해지한다는 의사표시가 기재된 이 사건 반소장 부본이 원고 신OO에게 송달됨으로써 위 계약은 해지되었다 할 것이므로 원고 신OO은 이 사건 병실에서 퇴거할 의무가 있다.

나. 진료비 청구에 관한 판단

원고 신OO이 2009년 3월 25일부터 2012년 9월 17일까지 피고 평원에 입원하여 치료를 받아왔고 그동인 발생한 진료비는 총 132,263,500원인 사실, 원고 이OO이 2009년 3월 25일 피고 법인에게 원고 신OO의 피고 법인에 대한 진료비채무에 관하여 연대보증한 사실이 인정되므로, 특별한 사정이 없는 한 원고 신OO, 이OO은 연대하여 피고 법인에게 위 진료비를 지급할 의무가 있다.

다만, 의사가 환자에게 부담하는 진료채무는 질병의 치료와 같은 결과를 반드시 달성해야 할 결과채무가 아니라 환자의 치유를 위하여 선량한 관리사의 주의의무를 가지고 현재의 의학수준에 비추어 필요하고 적절한 진료조치를 다해야 할 채무 즉 수단채무이므로, 위와 같은 주의의무를 다하였는데도 그 진료 결과 질병이 치료되지 아니하였다면 치료비를 청구할 수 있으나, 의사가 위와 같은 선량한 관리자의 주의의무를 다하지 아니한 탓으로 오히려 환자의 신체기능이 회복불가능하게 손상되었고, 또 위 손상 이후에는 그 후유증세의 치유 또는 더 이상의 악화를 방지하는 정도의 치료만이 계속되어 온 것뿐이라면 의사의 치료행위는 진료채무의 본지에 따른 것이 되지 못하거나 손해전보의 일환으로 행하여진 것에 불과하여 병원 측으로서는 환자에 대하여 그 수술비 내지 치료비의 지급을 청구할 수 없는데, 피고 병원 의료진이 위와 같은 과실로 인하여 원고 신OO에게 위와 같이 악결과가 발생한 사실은 앞서 본 바와 같은 바, 위 치료비 중 피고의 책임비율인 25%에 해당하는 진료행위는 진료채무의 본지에 따른 것이 되지 못하거나 손해전보의 일환으로 행하여진 것에 불과하여 피고는 원고 신OO, 이OO에 대하여 그 치료비를 청구할 수 없다.

그러므로 피고 법인은 원고 신OO, 이OO에 대하여 미납 치료비 중 나머지 75%에 해당하는 99,197,625원(=132,263,500원×75%)만을 청구할 수 있으므로 같은 원고들은 연대하여 피고 법인에게 99,196,625원 및 그 중 53,228,557원(반소장 상 청구취지 금액 70,971,140원×위 75%)에 대하여는 이 사건 반소장 부본이 송달된 다음날인 2011년 2월 15일부터 같은 원고들이 그 이행의무의 범위에 관하여 항쟁함이 상당한 이 사건 판결 선고일인 2012년 10월 16일까지는 민법에 정한 연 5%의, 그 다음날부터 다 갚는 날까지는 위 특례법에 정한 연 20%의 각 비율로 계산한 지연손해금을, 나머지 45,969,068원반소 청구 취지 확장신청서 상의 청구 확장 금액 61,292,090원(=청구 확장 후의 청구 취지 금액 132,263,500원-반소장 상 청구 취지 금액 70,971,410원)×위 75%에 대하여는 위 반소 청구 취지 확장신청서 부본이 송달된 다음날인 2012. 9. 18.부터 이 판결 선고일인 2012년 10월 16일까지는 위 연 5%의, 그 다음날부터 다 갚는 날까지는 위 연 20%의 각 비율로 계산한 지연손해금을 지급할 의무가 있다.

4. 결론

그렇다면 원고 신OO, 이OO의 피고 법인에 대한 각 본소 청구, 원고 이OO, 이OO의 피고 법인에 대한 각 청구 및 피고 법인의 반소 청구는 각 위 인정범위 내에서 이유 있으므로 이를 인용하고 그 각 나머지 본소 및 반소 청구 및 원고 이OO, 이OO의 피고 법인에 대한 각 나머지 청구와 원고들의 피고 장OO에 대한 각 청구는 모두 이유 없으므로 이를 각 기각하기로 하여 주문과 같이 판결한다.

§ 사례2 성형외과

I. 사건 개요

환자(여자 30세)는 2010년 7월 12일 서울 OO구 OO동 소재 OOOO 성형외과의원에서 국소마취하에 코 보형물 제거술을 시행받고, 이어 전신마취하에 하악골 축소술을 시행받았음.

수술 직후 환자가 의식이 회복된 것을 확인한 후 기관 튜브를 발관하였으나 출혈이 계속되고(blood oozing), 호흡곤란과 산소포화도가 떨어져 재삽관을 시도하였으나 실패하고 기관절개술(tracheostomy)을 시행하였으며(19시 30분), 일시적으로 혈압이 심하게 떨어져 epinephrine 0.5㎎을 두 차례 주입하였고 이후 환자 상태의 호전이 없어 21시 30분경에 강남 OOOO 병원으로 환자를 이송하였음.

강남 OOOO 병원의 환자진단서에는 수술 후 출혈, 급성 폐손상, 흡인성 폐렴, 스트레스로 인한 심근병증, 심인성 쇼크, 순환혈액량 감소성 쇼크 등으로 기록되어 있으며 그 후 중환자실에서 치료를 받고 상태가 호전되어 퇴원하였으나 환자는 안면비대칭, 반흔 등의 후유증이 남아 있다고 주장하고 있음.

II. 서울OO지방법원 민사OO단독 진료기록 감정촉탁에 대한 회신

[2011가단 000000 손해배상(의)]

감정사항

1 2010년 7월 12일경 피고의원 측에서 수술 전 원고에 대하여 시행한 마취적응증 검사는 무엇인지, 이는 당시 원고의 상태에 비추어 요구되는 검사와 차이가 있는지요?

▷ 성형외과의원의 진료기록부에 의하면 환자는 2009년 10월 1일부터 2010년 7월 12일 이전까지 여러 차례 이 성형외과의원을 방문하여 상담과 성형수술을 받은 것으로 기록되어 있으며 병력, 수술 경험, 알레르기 반응에 대해서는 문진을 통해 확인하였을 것으로 추정합니다(상담기록지에 해당 항목들이 인쇄되어 있음). 그리고 2010년 7월 1일에 생화학 검사(신기능 검사, 간기능 검사), 혈액학 검사, 출혈성 소인검사를 받았고, 2009년 9월 22일에는 흉부방사선 검사를 시행받았으며 모두 정상으로 판정되었습니다. 환자의 연령(30세)과 수술 전 전신 상태를 감안할 때 마취 전 검사는 적절하게 이루어졌다고 판단합니다.

2 2010년 7월 12일 수술 당시 원고에게 발생한 이상증상은 무엇이며, 이러한 증상이 발생한 원인은 무엇인지요? (여러 가지 원인이 있는 경우 그 원인들을 기재하여 주시고, 그 중 가장 추정되는 원인에 대한 의견 기재해주십시오.)

▷ 마취기록지에 의하면 수술 중에는 출혈이 1200㏄ 정도 있었으나 2700㏄ 정도의 수액이 투여되었으며 혈압과 심장박동 수는 정상범위를 유지한 것으로 기록되어 있습니다. 수

술 직후 환자가 의식이 회복된 것을 확인한 후 기관 튜브를 발관하였으나 혈액삼출(blood oozing)이 계속되고 호흡곤란과 산소포화도가 떨어져 재삽관을 시도하였으나 실패하고 기관절개술을 시행하였으며(19시 30분), 일시적으로 혈압이 심하게 떨어져(기록지에는 60/40㎜Hg로 기록되어 있음), epinephrine 0.5㎎을 두 차례 주입하였고 이후 21시 30분경에 강남 OOOO병원으로 환자를 이송한 것으로 기록되어 있습니다.

첫째, 일시적인 혈압하강의 주요 원인은 수술 후에도 계속되는 출혈로 인해 체내 혈액량이 부족하여 발생한 것으로 추정됩니다.

둘째, 기관 튜브를 발관한 후에 발생한 호흡곤란과 산소포화도 감소는 구강 내로 흘러나왔던 혈액삼출액의 일부가 기도와 폐로 들어가 흡인성 폐렴(aspiration pneumonia)을 일으켰을 가능성이 주요 원인으로 추정됩니다.

3 이 사건 수술 당시 원고에게 발생한 이상증상(출혈, 호흡곤란 및 구강 내 출혈)과 관련하여, 위 증상에 대한 피고의원 측 마취 의사의 조치는 무엇이었는지, 이러한 피고의원의 조치는 당시 원고의 상태에 비추어 일반적으로 요구되는 조치와 차이가 있는지요?

▷ 마취 의사는 환자가 호흡곤란을 일으키고 산소포화도가 감소한 직후 즉시 재삽관을 시도하였으나 실패하여(아마 이때는 구강 내 혈액으로 인해 후두경을 사용한 기관 삽관이 어려웠을 것으로 추정됩니다) 기관절개술을 시행하였고 혈압하강에 대한 치료로는 승압제인 epinephrine 0.5㎎을 두 차례 주입하였고 이후 의원에서의 계속적인 치료가 힘들어 강남 OOOO 병원으로 이송한 것으로 보입니다.

마취 의사가 환자가 호흡곤란을 일으키고 산소포화도가 감소한 직후 즉시 재삽관을 시도하였고, 실패하자 즉시 기관절개술을 시행한 것은 그 상황에서 기도확보를 위한 적절한 조치였다고 판단합니다.

심한 혈압 하강 시에 혈압을 상승시키기 위해 epinephrine을 투여한 것은 적절한 조치였다고 생각합니다만, 환자의 혈압 하강 원인이 출혈로 인한 체내 혈액량 부족이었다면 수액투여와 함께 수혈을 하였을 터인데 총 투여 수액량(2700㏄)은 기록되어 있으나 수혈량은 기록되어 있지 않아 얼마 정도의 혈액이 투여되었는지는 알 수 없습니다. 그리고 환자의 수술 부위가 코와 하악골(mandible) 등 얼굴 부위였고 수술 부위로부터 출혈이 계속되는 상태에서는 기관 튜브 발관을 좀 더 환자 상태를 관찰한 후에 시행하였더라면 혈액삼출액의 기도와 폐내 흡인으로 인한 흡인성 폐렴이나 폐 손상이 발생하는 것을 방지할 수도 있지 않았을까 추정합니다.

4 이 사건 수술 당시 원고에게 발생한 이상증상과 관련하여 air leakage 검사가 필요한 상태였는지, 피고의원측은 위 air leakage 검사를 하였는지, 위 검사를 하지 아니한 것이 당시 원고의 상태에 비추어 의료상 원칙에 부합하지 아니한다고 볼 수 있는지요?

▷ 질문에서 환자의 이상증상(출혈, 호흡곤란, 산소포화도 감소)과 관련한 공기누출(air leakage) 검사가 구체적으로 무엇을 의미하는지를 알 수가 없습니다. 만일 공기누출 검사가 전신마취 시에 환자의 기도확보를 위하여 삽관하는 기관 튜브 커프 풍선(cuff balloon)

의 팽창에 관한 것이라면 모든 마취 의사는 마취 시작 전에 기관 튜브 cuff balloon의 공기가 새는지를 반드시 확인하게 되어 있습니다. 그리고 마취 중에 balloon이 찢어져 공기누출이 발생한다면 즉시 발견할 수 있고 수술 중에라도 기관 튜브를 교체하여야 합니다. 이 환자의 경우에는 마취기록지에 그러한 기록이 없고 환자에게서 발생한 호흡곤란과 산소포화도 감소의 원인인 흡인성 폐렴과 폐 손상은 수술이 끝나고 기관 튜브를 발관한 후에 발생한 것으로 보입니다. 따라서 이 환자의 마취가 종료된 후 발생한 증상과 기관 튜브 커프 풍선의 마취 전 공기누출 검사와는 관련이 없을 것으로 추정합니다.
공기누출 검사가 다른 의미라면 구체적으로 재질의 해주시기 바랍니다.

§ 사례3 흉부외과

I. 사건 개요

(1) 원고 임OO는 2004년 3월 출생 직후 심실중격결손 진단을 받고 병원 외래에서 관리를 받던 중, 2004년 7월 1일부터 부종이 있을 시 투여하는 이뇨제인 라식스, 알닥톤을 투여하기 시작하였고 2004년 10월 5일 다시 심장 초음파상 심실중격결손의 크기가 줄어들지 않음을 확인하였고, 이후로도 지속적으로 이뇨제를 투여하였으며 2004년 11월 16일 폐렴이 동반되어 항생제, 기관지 확장제 등을 투여하였고, 이후 소아청소년과에서 수술을 미루기가 힘들다는 판단하에 2004년 12월 10일 흉부외과에 수술을 의뢰하여 2005년 1월 3일 흉부외과에 입원하였습니다.

(2) 원고 임OO는 입원 당시 건강상 문제는 없었으며 예방 접종도 정상적으로 다 받은 상태로서 피고병원 의료진은 입원 다음날인 1월 4일 심실중격에 패치를 이용한 성형술(폐동맥판막하타입)을 계획하였습니다.

병원 의료진은 원고 임OO에 대해 10시 10분 마취를 시작하여 11시부터 수술을 했으며, 중앙 흉골절개 후 심장을 노출시키고 수술을 하는 과정에서 통상적인 방법으로 케뉼라를 삽입하여 수술을 한 후(대동맥, 상대정맥, 하대정맥, 대동맥근, 우상 폐정맥의 출구) 14시 25분 수술을 마치고 14시 40분 기관 삽관을 한 상태로 중환자실로 옮겼습니다.

중환자실에 도착한 원고 임OO의 상태는 마취에서 안 깬 상태로 동공의 빛반응은 좌우 ±/±이고 동공 크기는 우측이 좌측보다 산대된 것으로 확인되었으며, 안면은 창백하고 전신에 경한 부종이 있고 후두부가 발적된 상태이었고 동맥혈가스분석 검사 결과 PH 7.08, 중탄산염 18.1로서 대사성산증으로 나와 병원 의료진은 원고 임OO에 대해 중탄산염나트륨을 주사하였습니다.

원고 임OO는 중환자실에 도착하고 10분 후인 14시 50분 경미한 경련이 발생되어 의료진은 안정제 아티반 1㎎을 혈관주사하였으나 14시 55분 우측 팔다리 경련이 계속되어 아티반

1㎎을 다시 혈관주사하였고, 다시 오후 3시에도 경련이 멈추지 아니하여 아티반 5㎎을 혈관주사한 후 15시 10분 항경련제 페니토인 150㎎을 생리식염수 20㎖에 섞어 20분 동안 주입하였습니다.

원고 임OO는 15시 30분 직장 온도가 39.6℃로 상승이 되어 의료진은 해열진통소염제 페나카를 근육주사하였고 15시 40분 혈압이 70~80㎜Hg로 체크가 되어 혈압상승제 도파민을 연결하였으며 우측 사지 경련이 계속 되자 원고 임OO에게 진정제 디아제팜을 혈관주사하였습니다.

16시 20분 혈압이 53/35㎜Hg으로 더 저하되자 도부타민 주사를 주입하기 시작하였고 16시 30분 체온이 여전히 39.5℃로 체크되자 병원 의료진은 다시 해열소염 진통제 페나카를 근육주사하였습니다.

이때도 동공 빛반응은 여전히 ±/± 및 좌우 부동으로 확인되었습니다. 17시 30분에는 비위관을 삽입하여 자연배액을 시켰습니다.

원고 임OO는 20시 호흡이 얕은 상태가 지속되었고 심전도상 ST 분절상승과 빠른맥이 체크되었으며 우측 눈이 중앙으로 쏠려 있었습니다.

23시 호흡은 얕으나 규칙적이고 동공 빛반응은 여전히 ±/±이고 동공은 우측이 더 산대가 되었으며 우측 눈은 중앙으로 몰려 있는 상태가 지속되었습니다.

(3) 1월 5일 1시 원고 임OO의 체온이 39℃로 체크가 되자 피고병원 의료진은 해열제를 투여하였고 1시 20분에는 좌측 팔다리 몸부림이 심하여 진정제 디아제팜을 혈관주사하였으며, 이 후에도 밤새 체온은 고열을 유지하였습니다(2시 체온 38.8℃, 3시 39.3℃, 4시 38.7℃, 6시 38.2℃).

다시 5시 원고 임OO의 사지 몸부림이 심하여 진정제 디아제팜을 주사한 후, 6시에는 진정 상태로 사지 간간히 조금씩 움직이고 심전도 리듬 규칙적이며, 동공 빛반응 있고 동공 양측 정상이며, 우측 눈 중앙으로 쏠려 있지 않고 중앙에 있으며, 경련 양상 없고 사지 움직임 활발하나 우측 팔 힘이 조금 약한 상태이며, 후두부 발적은 여전한 상태이었습니다.

8시 호흡은 여전히 얕은 상태이고, 양팔 다리 움직임은 활발한데 자극을 주었을 때 눈을 뜨지 않으며, 체온은 38.4℃로 고열이 지속되어 해열소염 진통제 타이레놀을 비위관으로 주입하였습니다.

9시 체온이 37.5℃로 저하되었고, 9시 30분 다시 37℃로 저하되었습니다

또한 9시 30분 헤모글로빈이 9.3/27.1로 저하되어 10시 55분 수혈을 시작하였습니다.

12시 원고 임OO는 간간히 사지 버둥거리고 자극 수면 인상을 찡그리나 눈은 안 떴으며 15시 50분 기관 삽관을 제거한 후 호흡수와 산소포화도가 정상으로 유지되어 비강으로 산소 1ℓ/분 흡인케 하였습니다.

19시 50분 심박동 170~180회/분, 혈압 140~150㎜Hg로 체크되어 도파민을 중단하였고, 20시 사지 움직임 원활하나 자극에 눈을 안 뜨고 22시 혈압이 78/47㎜Hg로 체크되어 도파민을 다시 주입 시작하였고 23시 안면 부종 여전히 있으며 사지 움직임 원활하나 자극에 눈을 안 뜨고 심박동 175~180회/분으로 빠른맥 지속되었습니다.

(4) 1월 6일 원고 임OO는 오전 5시 사지 움직임이 원활하였으나 오전 8시 처져 있고 사지 바둥

거렸고 시선을 잘 모으지 못하며 간간히 경련을 하였고 12시 50분 혈압은 100/60, 맥박 131회, 호흡 36회/분, 체온은 36.8℃로 체크되었고 15시 5분에도 체온 36.8℃로 정상이며 그 외 활력징후는 정상이었으나 우측 손과 발을 끄덕거리고 입을 우측으로 실룩거리며 30분가량 경련을 하였고 15시 40분 다시 38℃ 이상의 고체온이 지속되었으며 18시 38.1℃로 체크되어 타이레놀 4cc 투여하였고 혈압은 140/80으로 상승되었으며 19시 체온이 36.9℃로 확인되었습니다.

원고 임OO는 계속 처져 있고 호흡은 얕고 빠르며 사지 움직이나 우측이 약한 상태로 22시 20분 맥박이 160회/분으로 빠른맥 상태가 되었고, 23시에는 170회/분으로 확인되고 우측 손과 다리에 약 30초 동안 경련이 계속되어 소외 의료진은 진정제 아티반을 혈관주사하자 23시 3분 경련이 중단되었습니다.

(5) 1월 7일에도 호흡은 얕고 빠른맥 지속되었으나 힘들어 보이지는 않았고 간간히 자발적으로 눈을 뜨나 눈 마주침이 안 되었으며 우측이 밤보다 힘이 좋아졌습니다.

그러나 원고 임OO는 계속 처져 있다가 간간히 칭얼거리며 뒤집고 일어나려고 하며 눈 깜박이나 시선을 못 마주치고 가누지 못하였으며 우측 사지는 여전히 좌측에 비해 약한 상태는 지속되었습니다.

8시 30분 의료진이 회진 중 원고 임OO를 진찰한 결과 우측 팔 자극에 움직임이 있었으나 양발 바빈스키 반사가 있고 9시 5분 시선이 우측에 고정되어 있으며 자극에 반응이 없는 상태에서 심박동이 갑자기 80회/분으로 저하되었다가 울면서 다시 심박동 100회/분으로 회복이 되는 등 간간히 느린맥이 나타났고 시선이 우측으로 고정되어 있고 꼼짝도 안하고 있으며 경피적 산소포화도 검사 결과 79~80%로 저하되었고 입술은 옅은 청색증이 나타났다가 다시 회복이 되었으며, 11시 10분 호흡이 없으며 산소포화도 84%, 심박동 90회/분으로 체크되고 입술은 옅은 청색증이 체크되고 움직임 없으며 우측에 시선이 고정되었고 눈동자 우측에서 좌측으로 시선 움직임이 반복되었으며 10초 정도 무호흡이 되었다가 흉부 타진과 흡인한 후 산소포화도 100%로 회복이 되었고, 12시 20분 다시 입술 새파래지면서 시선 우측에 고정되었고 호흡 없으며 사지 움직임이 없고 산소 포화도 78%로 체크되다가 100%로 회복이 되었습니다.

피고 병원 의료진은 원고 임OO에 대해 두부 MRI 촬영의 필요성을 설명한 후 15시 12분 MRI를 촬영한 결과 경막하 혈종과 저산소성 뇌손상의 결과가 나와 16시 40분 신경과에 협진 의뢰하였습니다.

20시 5분 머리 뒷부분의 발적되었던 부위는 3×3㎝정도로 약간 돌출되었고 단단한 상태이고 체온이 38.2℃로 상승되어 피고 병원 의료진은 원고 임OO에 대해 미온수 마사지를 해주었습니다.

(6) 1월 8일 8시 10분 호흡 안정적이고 심전도 리듬 규칙적이며 경련 증상 나타나지 않았습니다. 8시 30분 피고 병원 의료진은 원고 임OO에 대해 다시 조영제 증강하여 두부 CT를 촬영한 결과 판독지에는 경막하 혈종과 측두 후두부위 균열골절의 소견이 나왔습니다.

원고 임OO는 10시 35분 입술을 우측으로 실룩대면서 시선이 우측으로 고정되고 사지에 약간의 청색증이 있고 우측 손발 까딱거리며 경련이 발생되었습니다.

(7) 1월 10일 원고 임OO에 대해 신경과 협진을 한 결과 경련을 조절하면서 보존적 치료를 하는 것이 최선이라는 회신을 받았습니다. 우측 후두부 여전히 부어 있고 간간히 갑자기 심박동 80회 정도로 느린맥이 발생되었다가 깨우면 정상적으로 회복이 되는 등의 증상이 반복되었습니다.

(8) 원고 임OO는 1월 12일부터는 사물에 초점을 맞추었고 페니토인 계속 투여하면서 구강으로 항전간제 오르필을 추가하여 투여하였고 1월 13일부터는 사지의 움직임도 활발해졌고 이후 상태 호전이 되어 일반병실로 전실하였는데 설사가 지속되어 소아과로 전과되어 치료를 받았습니다.

1월 17일 설사 호전되어 지사제 중단하였고 이후 차츰 상태 호전되어 1월 24일 퇴원하였습니다.

퇴원 시 약은 항전간제 오르필과 이뇨제 알닥톤, 라식스, 강심제 카테프를 처방하였습니다.

(9) 이후 항전간제 치료를 계속하고 있는 상황에서도 아이의 상태가 개선되지 않고 평소 생활 중에 고개를 떨구고 쓰러진다던지 오른쪽 손발 눈이 돌아가는 경기를 계속하여 OO대학교 OOOOOO병원에 2005년 8월 24일부터 2005년 9월 01일까지 입원을 하여 뇌파와 MRI 검사 등을 한 후 항경련 치료를 받았는데, 이후 현재까지도 오른쪽 손발 눈이 돌아가는 심한 경기를 자주하여 OO대학교 의과대학 OOOO병원 소아신경과에서 항경련 치료를 받고 있습니다.

Ⅱ. 서울OO지방법원 민사OO단독 진료기록 감정촉탁서에 대한 회신

[2011가단 000000 손해배상(의)]

감정사항

■ 체외순환요법과 관련하여

1 체외순환이란 무엇이며 심실중격결손 수술을 할 때 체외순환을 하는 목적은 무엇인지요?

▷ 체외순환(extracorporeal circulation)은 개심술(open heart surgery), 관상동맥 우회술(coronary artery bypass graft), 혹은 흉부 대동맥류 수술을 시행하려는 환자에서 수술기간 동안 수술을 용이하게 하기 위하여 환자의 자발적 심폐기능을 일시적으로 정지시키고 상대정맥과 하대정맥으로부터 심장으로 들어오는 혈액을 인공심폐기를 이용하여 체외에서 순환시켜 다시 대동맥으로 들어가게 함으로써 심장 내로 혈류가 들어가는 것을 방지하면서 환자의 폐기능(산소 흡입과 단산가스 배출 등)과 순환기능을 대신 유지시키는 방법을 말합니다.

심실중격결손 수술을 할 때 체외순환을 하는 목적은 심장을 열고 수술을 하는 동안 혈류가 심장으로 들어오지 않아야 수술이 가능하기 때문입니다.

2 체외순환을 하는 과정에서 저체온요법이란 무엇이며 어떻게 하는 것인지요?

▷ 저체온요법(hypothermic technique)은 체외순환 동안 체내의 대사율을 감소시켜 산소 소모를 줄임으로써 환자의 뇌, 심장 등의 중요 장기를 저산소증으로부터 보호함과 동시에

혈류요구량을 감소시켜 혈액손상을 최소화하고 전신적 생리학적 손상을 감소시키기 위하여 사용하는 방법입니다. 저체온의 가장 큰 장점은 명백한 뇌손상 없이 환자가 견딜 수 있는 심정지 기간을 연장시킬 수 있다는 점입니다.

방법은 체외순환을 하는 동안 환자의 체온을 수술방법에 따라 15℃에서 32℃까지 떨어뜨리는 것입니다.

3 체외순환 전후로 헤파린(heparin)과 프로타민을 투여하는 이유는 무엇인지요?

▷ 체외순환 전 헤파린의 투여는 체외순환을 하는 동안 관류액(순환혈액)의 응고를 막아 혈액이 원활하게 심폐우회로를 순환하도록 도와주기 위한 것이며, 체외순환의 끝 무렵 프로타민을 투여하는 것은 헤파린 투여로 인한 응고기전의 장애를 다시 가역시켜 수술 후의 출혈을 방지하기 위한 것 입니다.

4 헤파린 투여 전후 활성화 응고시간을 측정하는 이유는 무엇이며 원고 임OO의 활성화 응고시간은 각 얼마로 측정이 되었는지요?

▷ 헤파린 투여 전후 활성화 응고시간을 측정하는 이유는 먼저 환자의 정상 활성화 응고시간(activated clotting time : ACT)을 측정하고 다음 헤파린을 투여한 후 체외순환 시 혈류가 원활하게 순환되게 하기 위하여 혈액이 응고되지 않을 정도로 응고기전이 억제되었음을 알기 위한 것이며 체외순환이 끝난 후엔 프로타민의 투여로 환자의 활성화 응고시간이 정상으로 돌아왔음을 확인하기 위한 것입니다.

임OO 환자의 활성화 응고시간은 진료기록부(마취기록지, 체외순환기록지)에서 찾지 못하였습니다.

5 각 측정된 활성화 응고시간은 적정하였는지요?

▷ 진료기록부에서 활성화 응고시간을 찾지 못하여 적정 여부를 알 수 없습니다.

6 『대한흉부외과학회지』(연세대학교 흉부외과학교실, 223쪽)에 보면 "체외심폐순환 상태에서 수술 중에는 혈액가스 검사나 전해질 검사, 활성화 응고시간 검사를 지속적으로 실시해서 결과를 확인하고 필요한 경우 보정해주어야 한다"고 나옵니다.

①검사를 지속적으로 실시해서 결과를 확인하고 보정해주는 이유는 무엇인지요?

②원고 임OO에 대해 체외심폐순환 수술 중 활성화 응고시간 검사를 지속적으로 실시한 검사 결과가 있는지요?

▷ ① 체외순환을 이용한 심장수술 중에는 수액, 혈액의 대량 소실, 전해질의 불균형 등으로 환자의 혈액가스, 전해질, 그리고 활성화 응고시간의 변화가 항시 일어날 가능성이 있기 때문에 지속적으로 검사를 하여 문제가 있을 시에는 빨리 정상으로 교정을 해주어 환자 상태를 안정되게 유지하려는 목적 때문입니다.

② 체외순환기록지에 활성화 응고시간을 기록하는 칸은 있으나 수치는 기록되어 있지 않았습니다.

7 저체온요법은 저체온을 유지하는 온도에 따라 어떻게 구분하는지요?

▷ 체온을 25~32℃까지 떨어뜨리는 중등도의 저체온요법(moderate hypothermic technique)과 15~20℃까지 떨어뜨리는 심한 저체온요법(deep hypothermic technique)이 있으며, 심한 저체온요법(이때는 체온을 15℃까지 떨어뜨림)과 함께 전체 순환정지를 시키는 심한 저체온 순환정지(deep hypothermic circulatory arrest : DHCA) 요법이 사용되기도 합니다.

8 저체온요법에서 저체온을 유지하는 온도를 정할 때는 어떤 사항들을 참작하여 결정하게 되나요?

▷ 수술의 종류와 수술방법에 따라 저체온을 유지하는 온도를 정합니다. 즉 신생아나 유아, 소아의 복잡한 선천성 심장수술이나 성인에서 중증의 대동맥궁(aortic arch) 질환 수술에서처럼 수술을 용이하게 하기 위하여 일시적으로 전신적인 순환의 정지가 필요한 경우에는 뇌 보호를 위하여 심한 저체온요법이 필요할 수 있으며 순환의 정지가 필요하지 않은 일반적인 심장수술의 경우에는 중등도의 저체온요법을 사용합니다.

■ 체외순환 시의 저체온 상태와 관련하여

1 문헌(『마취과학 교과서』, 1686쪽)에 보면 중등도 저체온은 25~32℃인 것으로 나오는데 맞는지요?

▷ 『마취과학 교과서』(2002년, 군자출판사) 1686쪽에 위 문항의 기술 내용대로 기록되어 있습니다.

2 원고 임OO에 대해 10시 10분 마취를 시작하여 11시 53분부터 13시 8분까지 75분간 체외순환을 하였고 이때 체온이 33~34℃를 유지한 것으로 아는데 그렇다면 위 문헌에 있는 온도보다 높은 온도로 체외순환을 하는 것으로서 어떤 차이가 있는지요?

▷ 이 환자처럼 심실중격결손 수술을 받는 경우는 수술 중 순환을 정지시킬 필요가 없기 때문에 33~34℃로 체온을 유지하더라도 인공심폐기를 통해 산소화 정도, 혈압, 헤마토크리트치, 순환혈류량을 적절하게 유지한다면(저체온요법 때보다는 높게 유지하여야 함) 문제가 없을 것으로 생각합니다. 저체온요법을 사용하는 것은 순환정지 시에 뇌손상을 최소화하기 위한 것이기 때문에 체외순환 시간이 비교적 짧고 순환의 정지가 필요 없는 수술의 경우에는 중등도 내지 경도의 저체온요법을 사용할 수 있습니다.

■ 저혈량성 손상 여부 및 관련 처치

1 문헌(『마취과학 교과서』, 1687쪽)에 보면, "유아나 신생아의 경우 체외순환을 하는 과정에서 헤마토크리트를 20~25%를 유지해야 하는 것"으로 나오는데 그 이유는 무엇인지요? 혹 이보다 낮을 경우 저혈량성 손상을 받기 때문인지요?

▷ 저체온 상태에서는 혈액의 점도가 증가하여 혈류가 감소함으로 체외순환(심폐우회술) 시에 비박동성 혈류방법을 사용하면 미세순환 혈류장애가 초래되어 혈류 폐쇄, 소혈관 폐쇄 및 여러 부위 조직의 저관류가 발생하므로 저체온요법 심폐우회술 시 혈액 희석은 위와 여러 문제들을 해결하는 데 중요한 의미를 갖고 있습니다. 그러나 심폐우회술 시에 저체온 정도에 따라 적절한 혈액 희석의 정도(헤마토크리트치)가 정해져 있는 것은 아니며

저체온에서 헤마토크리트치를 20-25% 유지하여도 심폐우회술 중 펌프혈류량과 관류압을 유지하면 적절한 산소운반을 유지할 수 있습니다. 심한 저체온법을 시행할 때는 헤마토크리트치를 20±2%로 유지하는 것을 원칙으로 합니다. 체외순환 시에 헤마토크리트치가 18% 이하로 떨어질 경우에는 적혈구를 추가투여하여야 하나 더 낮은(18% 이하의 경우) 수치에서 조직으로의 산소운반 능력에 대한 평가는 아직 이루어지지 않고 있습니다.

그리고 저헤마토크리트치와 저혈량은 모두 조직으로의 산소운반 능력에 영향을 미치는 주요 인자이나 저헤마토크리트치는 혈액 내 적혈구 용적률을 말하는 것이며 저혈량은 체내 혈류량(관류량)의 감소를 의미하는 것입니다.

혈액의 조직으로의 산소운반 능력의 공식은 다음과 같습니다.

· 혈액 100mℓ당 산소함유량(Oxygen content) = [Hb(혹은 Hematocrit) × 1.34mℓ/dℓ blood × SaO_2] + (PaO_2 × 0.003mℓ O_2/dℓ blood/mmHg)

· 산소운반 능력(Oxygen delivery) = 산소함유량 × 심박출량(총 관류량)

따라서 조직으로의 산소운반능력에 영향을 미치는 주요 인자는 헤모글로빈(Hemoglobin) 혹은 헤마토크리트(Hematocrit)와 동맥혈 산소포화도, 심박출량(총 관류량)이 되겠습니다.

2 맞다면 저혈량성 손상에는 어떤 것이 있는지요? 혹 저혈량이 저산소성 허혈성 뇌손상의 원인일 수도 있을 것으로 판단이 되는데 맞는지요? 만일 아니라면 그 이유와 근거는 무엇인지요?

▷ 위의 문항에서의 답변처럼 헤마토크리트치의 감소와 혈류량의 감소는 모두 조직으로의 산소운반 능력을 떨어뜨리는 주요 인자이나, 저헤마토크리트치는 혈액 내 적혈구 용적율이 감소된 것을 말하는 것이며 저혈량은 체내 혈류량(관류량)의 감소를 의미하는 것입니다. 그러나 헤마토크리트치의 감소와 혈류량의 감소는 모두 조직으로의 산소운반 능력을 떨어뜨리는 주요 인자이므로 저혈량은 허혈성 뇌손상의 원인이 될 수 있습니다.

3 원고 임OO의 경우 체외순환을 하는 과정에서 충전액에 저장혈을 첨가시킨 기록이 있는지요? 있다면 어디에 몇 cc로 기록이 되어 있으며 적정 용량인지요?

▷ 체외순환기록지에 의하면 산화기 충전액의 총 충전액은 1,200cc이며 수액은 700cc, bicarbonate 40cc, calcium 30cc로 기록되어 있으므로, 역산하면 혈액량은 430cc가 되어야 하는데 혈액 기록란에는(N인지 U인지 글자가 확실하지 않음) "1, 5% 100cc, 20% 50cc, solumedrol(steroid 제제임) 500mg"으로 기록되어 있어 정확한 혈액 투여량을 알 수가 없습니다. 다만 혈액 기록란의 내용을 '농축적혈구(packed red cell) 1unit, 5% albumin 100cc, 20% albumin 50cc'로 해석한다면 총 충전액의 용량은 1200cc 정도가 됩니다. 농축적혈구 1unit의 용량은 270~280cc 정도가 됩니다.

4 원고 임OO는 체외순환 전 11시 25분에 헤마토크리트(적혈수용적률) 29, 헤모글로빈 9.0이었다가 체외

순환 시작 후 12시 5분과 12시 20분 헤마토크리트가 모두 15 이하이고 헤모글로빈은 체크가 되지 아니하고 "(?)"로 표시되어 있고, 12시 38분에는 헤마토크리트가 17, 헤모글로빈은 5.3으로 기록되었으며 심폐우회술이 끝난 후 13시 45분에 헤마토크리트 27, 헤모글로빈 8.4로 기록되었는데 심폐우회술 중 헤모글로빈이 기록되지 아니하고 헤마토크리트가 15 이하로 나온 것은 극심한 저혈량 상태를 의미하는 것으로 아는데 맞는지요?

▷ 33~34℃의 체온을 유지하는 체외순환(심폐우회술) 중 헤모글로빈이 체크되지 아니하고 헤마토크리트치가 15 이하로 나왔다면 관류 혈액 내 심한 적혈구 용적율 저하와 혈색소 저하 상태를 의미하는 것으로 이러한 상태는 조직으로의 산소운반 능력에 장애를 초래할 수 있습니다.

그리고 헤마토크리트와 헤모글로빈 수치는 혈액 내 적혈구의 용적율과 혈색소치를 나타내는 것이므로 이 수치만으로 혈류량의 정도를 알 수는 없으며 체외순환 동안의 혈류량(관류량)의 정도와 관류압은 별도로 수치를 측정하여야 합니다.

5 위 문항과 관련하여 저혈량 상태가 맞다면 극심한 저혈량 상태가 된 이유는 무엇인지요?

▷ 이 환자에게서 체외순환 동안에 극심한 저혈량 상태가 있었다면 체외순환 동안의 관류량이 체외순환기록지에 1.01~1.15ℓ/min/m^2로 기록된 것으로 보아 관류량이 정상보다 낮았기 때문으로 추정합니다.

참고로 표준 적정 관류량은 성인은 2.2~2.5ℓ/min/m^2, 소아는 2.4~2.6ℓ/min/m^2, 유아의 경우 2.4~3.0ℓ/min/m^2 정도로 맞추어 주는 것이 필요합니다.

6 이 상태에서 피고 병원 의료진은 이를 해결하기 위해 어떤 처치를 하였는지요?

▷ 일반적으로 체외순환 동안 환자에게 투여하는 전해질, 혈액, 각종 약제와 관류량, 관류압 등 체외순환과 관련된 기록은 흉부외과의 심폐기사(perfusionist)가 체외순환기록지에 기록합니다. 이 환자의 체외순환 기록에서는 체외순환 전 기간(75분)을 통해 관류량이 계속 낮았고 헤마토크리트와 헤모글로빈 수치도 계속 낮았던 것으로 보이나 이에 대해 구체적으로 어떤 처치가 이루어졌는지를 체외순환기록지에서 찾을 수 없었습니다.

7 만일 저혈량 상태가 아니라고 한다면 그 이유는 무엇인지요?

▷ 이 환자에서 체외순환기록지에 관류량이 체외순환 기간 동안 1.01~1.15ℓ/min/m^2로 기록되어 있는 것으로 보아 관류량이 정상보다 낮았던 것(저혈량 상태)은 사실로 보입니다.

8 원고 임OO에 대한 이 건 수술 당시 원고 임OO의 체중은 얼마이고, 원고 임OO의 몸 전체 혈액량은 얼마 정도로 예측할 수 있나요?

▷ 환자의 체중은 10kg이었고, 몸 전체 혈액량은 유아(infant)의 경우 체중 kg당 80mℓ로 계산하므로 '10kg × 80mℓ = 800mℓ'가 됩니다.

9 원고 임OO와 같이 체중이 작고 몸 전체의 혈액량이 적은 경우 헤마토크리트 수치 변화 및 헤모글로빈

의 수치의 변화, 관류량 변화 정도 등은 성인과 어떻게 다른가요?

▷ 이 환자와 같은 유아는 성인에 비해 생리적으로 체내 주요 장기들(심장, 폐, 신장 등)의 기능이 미성숙하여 심한 빈혈이나 저관류량 발생에 대한 보상기전(compensatory mechanism)이 불충분합니다. 따라서 헤마토크리트 수치 변화 및 헤모글로빈의 수치의 변화, 관류량 변화 정도에 매우 민감하게 반응할 것으로 생각합니다.

> **참고** 심폐우회술의 성인과 소아의 차이점
>
> (『마취과학』, 대한마취과학회 지음, 엘스비어 코리아, 2009년판, 1435~14366쪽 참조)
>
> 신생아, 영유아 및 소아에서 심폐우회술의 생리적인 효과는 성인과 뚜렷한 차이를 나타낸다. 소아 환자에서는 심폐우회술 중 성인에서는 볼 수 없는 생리적인 극한 상황에 이른다. 여기에는 심한 저체온법, 혈액희석, 저관류압, 다양한 펌프유량, 혈액의 pH 유지방법의 차이 등이 속한다. 이와 같은 상황에서는 정상 생리와 크게 다르며 심폐우회술 중 또는 후에 장기의 정상적인 기능을 보존하는데 영향을 미친다. 이외에도 포도당 보충, 캐뉼라 거치, 대동맥-폐의 부행순환 여부, 환자의 연령 등이 심폐우회술 중 장기의 장기의 기능에 중요한 영향을 미친다.
>
> 대부분의 소아용 충전액은 전해질, 칼슘, 포도당, 젖산의 양이 매우 다양하다. 많은 양의 저장혈액을 함유하면 전해질, 포도당, 젖산의 용량이 매우 높고 소량 함유하면 매우 낮아진다. 충전액의 주요 구성성분은 전해질 용액, 저장혈액(온도에 따라 적절한 헤마토크리트 유지목적), 교질액이다. 충전액에 첨가되는 다른 보충성분에는 mannitol, 중탄산나트륨, 스테로이드 등이 있다.
>
> 많은 병원에서 신생아와 유아에서는 펌프 충전액에 교질액(colloid solution)과 신선동결혈장(fresh frozen plasma)을 첨가시키거나 충전액에 전혈을 혼합하기도 한다. 유아에서는 심폐우회술 중 혈액 희석이 아주 심한 경우 신선동결혈장이나 전혈을 첨가한다. 대부분의 병원에서는 충전용액에 농축적혈구를 첨가하거나 전혈을 첨가하기도 한다.

10 원고 임OO의 경우 헤마토크리트 수치 변화, 헤모글로빈 수치 변화, 관류량의 변화가 자주 발생하는 것은 무엇 때문인가요?

▷ 이 환자에서 헤마토크리트 수치 변화, 헤모글로빈 수치 변화, 관류량의 변화가 발생한 것은 모두 체외순환을 시행하는 도중이었습니다. 체외순환 중에 헤마토크리트와 헤모글로빈의 수치와 관류량을 조절하는 것은 관류기사(perfusionist)의 역할인데 왜 이러한 수치들의 변화가 체외순환 중에 자주 발생하였는지(특히 계속 정상보다 낮게 유지되었는지) 그 이유는 체외순환기록지만으로는 알 수가 없습니다.

• 피고 측이 제출한 추가 촉탁사항

11 심장수술 과정에서 일시적으로 혈류량이 감소할 경우 의료진은 저산소성 손상이 발생되지 않게 하기 위해 어떤 최선의 조치를 취해야 하는지요?

▷ 먼저 혈액과 수액을 충분히 투여하여 헤모글로빈, 헤마토크리트치를 올려주고 관류량을 증가시켜주며, 혈압이 떨어졌을 경우 혈압상승제(dopamine, dobutamine, phenylephrine, epinephrine 등)를 투여하고, 대사성산증의 교정을 위하여 sodium bicarbonate 를 투여해야 할 것으로 생각합니다.

12 원고 임OO의 헤모글로빈과 헤모토크리트의 수치가 변화되었을 때 그 수치가 낮아 저혈량성 손상의 위

험수치라고 한다면 어떤 조치를 위해야 하는지요? 또 병원에서 그 조치를 취한 기록이 있는지요?

▷ 위와 같은 경우 추가로 농축적혈구 또는 전혈을 투여해주어야 합니다. 진료기록부의 체외순환기록지에서는 추가로 혈액을 투여한 기록을 찾지 못하였습니다만 마취기록지에는 체외순환이 끝난 후부터 농축적혈구를 투여한 기록이 있으며(투여 용량은 정확히 알 수 없음) 12시 57분의 혈액가스분석 결과와 13시 45분 혈액가스분석 치를 비교해 볼 때 수혈의 결과로 헤마토크리트치는 16에서 27로 헤모글로빈 수치는 5에서 8.4로 증가한 것으로 보입니다.

13 이 건에서 원고 임OO에게 뇌손상이 발생된 원인은 무엇인지요?

▷ 체외순환 중의 저관류량과 심한 빈혈이 저산소성 뇌손상을 일으켰을 가능성을 추정할 수는 있으나 정확한 원인은 진료기록부만으로는 알 수 없습니다.

▪ 관류량과 대사성산증 발생 여부 및 관련 처치

1 『대한흉부학회지』(연세대학교 흉부외과학교실, 222쪽)에 보면 "표준 적정 관류량은 성인은 2.2~2.5ℓ/min/㎡, 소아는 2.4~2.6ℓ/min/㎡, 유아의 경우 2.4~3.0ℓ/min/㎡정도로 맞추어준다. 성인의 경우 28℃일 때 관류량을 1.8ℓ/min/㎡ 이하로 낮추면 대사성산증을 유발한다. 4세 이하의 소아에서는 2.0ℓ/min/㎡ 이상 유지하는 것이 좋다"라고 나오는데, 적정 관류량을 유시하지 아니하였을 때 대사성산증을 유발하는 이유는 무엇인지요?

▷ 대사성산증은 조직으로 가는 산소공급이 충분하지 못할 때 나타나는 현상으로 일반적으로 심폐기능의 이상이나 정지 시(체내 산소 섭취의 부족과 조직 관류의 불충분)에 대사성산증이 발현됩니다. 적정 관류량이 유지되지 않았을 경우 조직으로의 산소공급이 부족하여 대사성산증이 발현될 수 있습니다.

대사성산증의 발생기전은 체내 조직으로의 산소공급이 정상일 때는 체내에 저장된 포도당이 대사과정(Krebs cycle)을 거쳐 주요 에너지원인 고에너지 포스페이트(adenosine triphosphate)를 생성하나 조직에 산소가 부족할 경우 혐기성 대사(anaerobic pathway)가 일어나 에너지의 생성은 5%에 불과하며 대신 젖산(lactic acid)을 생성하여 체내에 수소이온(H^+)을 증가시켜 대사성산증이 발생합니다.

2 원고 임OO는 체외순환 중 관류량은 얼마로 유지되었는지요?

▷ 체외순환 중 관류량은 1~1.15ℓ/min/m^2로 기록되어 있습니다.

3 체외순환 중 실시한 동맥혈가스검사 결과 pH가 7.20~7.17, HCO_3^-(중탄산염)이 10.8~12.4㎜ℓ/ℓ로 체크가 되었고 또한 수술 후 중환자실로 온 후에는 pH 7.08, 중탄산염(HCO_3^-) 18.1㎜ℓ/ℓ로 나왔는데 그렇다면 이는 대사성산증 상태로 판명이 되는데 맞는지요?

▷ 동맥혈가스 검사에서 정상치는 pH는 7.34~7.43, HCO_3^-는 21~29㎜ℓ/ℓ이므로 위의 수치는 대사성산증 상태를 나타낸다고 할 수 있습니다.

4 맞다면 원고 임OO에게 대사성산증이 발생한 이유는 무엇인지요?

▷ 이 환자의 경우 체외순환 기록만으로 볼 때는 체외순환 시에 관류량이 정상보다 많이 낮아 있고 hematocrit치와 hemoglobin 수치도 낮은 것을 보아 조직으로의 산소운반에 문제가 있었을 가능성이 있습니다. 조직이 저산소증 상태일 때의 대사성산증의 발생기전은 위 '대사성산증 발생 여부 및 관련 처치' 문항1의 답변 내용을 참고하시기 바랍니다.

5 대사성산증이 헤마토크리트와 헤모글로빈의 저하 등 저혈량증과 관련이 있을 것으로 판단이 되는데 맞는지요?

▷ 대사성산증은 헤마토크리트와 헤모글로빈의 저하 및 저혈량증과 관련이 있습니다.

6 대사성산증이 발생된 경우 어떤 처치를 하여야 하며, 조정이 되지 않으면 어떤 문제가 발생하는지요?

▷ 대사성산증이 발생하였을 경우 가장 중요한 치료 방법은 조직에 충분한 산소를 공급해주는 것이나, 여기에 관여하는 인자가 다양하기 때문에 여러 치료방법이 필요합니다. 첫째, 충분한 산소공급을 통하여 혈액 내 산소분압과 산소포화도를 정상으로 유지시켜주고(호흡기능 유지) 둘째, 헤모글로빈의 농도를 정상으로 유지시켜주고(필요할 경우 혈액 투여) 셋째, 심박출량(순환혈액량)을 증가시켜 조직에 충분한 산소가 운반되도록 해야 하며(순환기능 유지) 넷째, 대사성산증의 직접 교정을 위해서는 Bivon(sodium bicarbonate)을 투여해주어야 합니다.

대사성산증 상태가 심할 경우 심근수축력과 말초혈관저항을 감소시켜 혈압하강을 심화시킬 수 있고 조직 저산소증을 악화시키며, 심장과 혈관평활근에 대한 catecholamine의 반응을 약화시키고 심실세동에 대한 역치를 낮추어 쉽게 심실세동을 일으킬 수 있으며, 중추신경계를 억제할 수 있습니다.

7 또한 피고 병원 의료진은 원고 임OO의 대사성산증에 대해 언제 어떤 처치를 실시하였는지요?

▷ 체외순환이 끝난 후 대사성산증을 교정하기 위하여 환자에게 Bivon(sodium bicarbonate)을 2회 투여(5㎖, 3㎖ 정맥투여)하였고, 혈압을 상승시키기 위하여 phenylephine(혈압상승제) 20㎎을 정맥으로 투여한 것으로 기록되어 있습니다.

4부

수술 과정과 관련하여 발생한 사고

01 수술 중의 출혈 관련 사례

02 수술수기 관련 사례

03 수술 합병증 관련 사례

01

수술 중의 출혈 관련 사례

§ 사례1 산부인과

I. 사건 개요

산모인 이OO(32세, 여) 환자는 분만을 하기 위해 산전 진료를 계속 받고 있던 OOOO병원에 입원하였음. 환자는 태아 분만 후 자궁근육 무력증(uterine atony)과 출혈이 발생하여 응급으로 전신마취하에 자궁적출술을 받음. 수술 과정에서 다량의 출혈이 발생하여(4000cc 정도) 대량 수혈이 이루어졌고 수술이 끝날 무렵 심실 부정맥, 저혈압, 빠른맥이 발생하여 epinephrine(수차례 투여)과 atropine을 투여하고 심실제세동기까지 사용하여 소생술을 시행하였으나(심실제세동기를 사용한 것으로 볼 때 환자는 심정지 상태에까지 이른 것으로 추정됨) 심장기능이 회복되지 못하여 즉시 상급병원인 OOO병원으로 이송되었음.

환자는 OOO병원 응급실 도착(19시 27분) 후 계속된 심폐소생술에도 불구하고 1시간 이상에 걸쳐 심정지와 회복을 수차례 반복하였고 맥박산소포화도가 45~78% 사이로 저산소증 상태에 있었으며 21시 55분경에야 혈압이 안정되었고 맥박산소포화도도 90%까지 상승하여 중환자실로 옮겨졌음. 환자는 OOO병원 중환자실에서 계속 치료를 받았으나 현재 저산소성 뇌손상을 받은 상태로 있음.

Ⅱ. 서울OO지방법원 제OO민사부 진료기록 감정촉탁에 대한 회신

[2011가합 0000 손해배상(의)]

감정사항

■ 수술 중 수혈 관련

1 피고병원의 간호진행기록지 II에서 피고 이OO(이하 산모로 지칭)에게 15시 20분경 질출혈 발생, 15시 45분경 수혈을 결정하였고, 15시 50분경 혈액 검사 및 수혈을 위한 교차 검사를 시행, 첫 교차 시험결과는 17시 10분으로 보고되어 있는 것으로 기재되어 있으며, 첫 수혈은 16시 50분 이루어진 것으로 기재되어 있는 바, 일반적인 경우 보통 혈액 교차 시험결과가 나온 후 수혈을 시작하는데 교차 시험결과 이전에 수혈이 이루어지는 경우가 있는지요?

▷ 일반적인 경우 수혈은 수혈 전 적합성 검사(ABO-Rh 혈액형 검사, 교차반응 검사, 항체 선별 검사)를 시행하여 적합수혈이라고 판단된 후 시작하는 것이 원칙입니다. 그러나 갑작스런 대량 출혈의 경우 혈액교차반응의 결과를 기다리는 동안 수혈이 늦어져 환자의 생명이 위험할 수 있는 상황에서는 단축 적합성 검사를 시행할 수밖에 없습니다. 교차반응 검사가 안 된 혈액을 사용할 때는 ABO-Rh 혈액형 검사와 단축 교차반응 검사(소요시간 1~5분)를 시행합니다. 단축 교차반응 검사는 환자의 혈청과 공혈자의 적혈구를 섞는 불완전한 교차반응 검사이나 심각한 용혈반응을 예방할 수 있으며 이 경우에도 빨리 정상적인 교차반응의 결과를 확인하고 계속 투여 여부를 결정하여야 합니다. 정상 교차반응 검사를 완료하는 데는 45~60분이 소요됩니다.

2 이와 같은 경우 신속한 수혈이 필요한 상황으로 판단할 수 있는지요?

▷ 갑작스런 대량 출혈로 즉시 수혈하지 않으면 환자의 생명이 위험하다고 의사가 판단한 경우에는 신속한 수혈이 필요합니다. 진료기록부를 볼 때 위의 상황에서 담당 의사가 환자에서 대량 출혈의 가능성이 크다고 판단하였던 것으로 보입니다.

3 15시 20분경 질출혈 발생, 15시 30~40분에 자궁이완 소견이 확인된 산모에 대하여 15시 45분경 분만을 담당한 의사 외의 추가 의사가 호출되었고, 15시 50분경 혈액 검사 및 수혈을 위한 검사가 시행되고 16시 50분경 첫 수혈이 이루어졌는데 피고 병원의 처치 및 수혈 결정이 적정하게 이루어졌다고 볼 수 있는지요?

▷ 진료기록부(간호진행기록)를 보면 위 문항의 사항들이 모두 자세하게 기록되어 있고 당시 의사들은 환자의 대량 출혈 가능성을 예견하고 신속하게 수혈을 위한 조치들을 취하였다고 판단합니다.

4 15시 50분경 시행하여 16시 2분경 보고된 혈액 검사 결과는 어떠하였는지요?

▷ Hb 12.4, Hematocrit 35.3, Platelet count 140,000은 모두 정상범위 내의 수치에 들어가며 WBC 숫자(15,900)는 정상보다 증가된 수치를 보이고 있습니다.

5 위 혈액 검사 결과에 의하면, 산모에게 즉시 응급수혈이 필요한 상태인지요?

▷ 출혈 초기에는 혈액 검사 수치가 큰 변화를 보이지 않을 수도 있기 때문에 단 한 번의 혈액 검사 수치만으로는 이 시점에서 응급수혈의 필요성 여부를 판단하기는 어렵습니다. 참고로 말하면 분만 직후에 발생하는 자궁근육 무력증(uterine atony)으로 인한 출혈은 초기에는 소량으로 출혈이 되다가 바로 대량 출혈을 일으킬 수 있기 때문에 응급수혈의 필요성 여부는 환자의 상태를 가장 잘 알 수 있는 담당의사의 판단에 달렸다고 생각합니다.

6 16시 31분경 원고의 활력징후는 어떠하였는지요?

▷ 혈압은 100/60㎜Hg로 정상이었으며, 맥박 수는 분당 120회로 빠른맥을 보였습니다.

7 개인의원 및 3차 병원에서 수혈이 결정된 후 실제 수혈이 시행되기까지 걸리는 시간은 각각 얼마인지요?

▷ 3차 병원(대학병원이나 대형병원)에서는 혈액은행이 항시 가동되고 있기 때문에 혈액형 검사와 항체선별 검사만 시행한 혈액을 비축해두며 이 방법을 type and screen이라고 합니다. 이것은 항체선별 검사가 음성인 환자에게 혈액형 검사와 교차반응 검사를 함께 한 것과 동일합니다. Type and screen을 시행한 후 응급수혈이 필요하면 단축 교차반응과 ABO-Rh 혈액형 검사만을 시행하여 혈액을 먼저 공급함으로써 ABO-Rh 혈액형의 부적합으로 일어나는 수혈반응을 배제할 수 있습니다. 따라서 ABO-Rh 혈액형을 확인하는 데 1~5분, 단축 교차반응을 시행하는 데 1~5분이 소요되니 10분 이내면 수혈을 할 수 있으리라 생각합니다. 그러나 혈액은행이 갖추어지지 않은 개인의원이나 병원의 경우에는 혈액은행이 있는 장소까지의 이동시간을 고려하면 수혈을 하기까지 좀 더 많은 시간이 소요될 것으로 생각합니다.

▪ 자궁적출술 관련

1 피고병원은 위와 같은 조치에도 불구하고 산모의 질출혈이 지속되자 16시 35분경 보호자에게 자궁적출술에 대해 설명하고, 보호자가 수술에 동의하여 16시 45분경 산모를 수술실로 옮겨 수술 준비, 마취 및 수혈을 시작하고, 17시경 부분자궁적출술을 시행하였다가 좌측 자궁벽의 열상소견이 있고 자궁출혈이 지속되어 부분자궁파열 의심하에 전자궁적출술을 시행하였는데, 자궁마사지, 수액요법 등의 보존적인 처치에도 불구하고 출혈이 지속되는 경우 어떠한 처치를 시행하여야 하는지요?

▷ 자궁마사지, 자궁수축제의 투여에도 자궁수축이 일어나지 않아 출혈이 계속되고 수액, 혈액투여 등으로도 환자의 생체활력징후를 유지할 수 없을 경우에는 출혈부위를 제거하기 위한 방법, 즉 자궁적출술을 시행하는 것이 환자의 생명을 구하기 위한 방법이라고 생각합니다.

2 부분자궁적출술을 시행하였다가 좌측 자궁벽의 열상소견이 있고 자궁출혈이 지속되는 경우, 적절한 치치방법은 무엇인지요?

▷ 역시 전자궁적출술을 시행하는 것이 적절한 치료방법이라고 생각합니다.

3 이 사건 산모의 경우 자궁벽에 열상이 발생한 원인이 무엇으로 추정되는지요?

▷ 정상 분만이더라도 급속분만 시에는 산모 자궁에 열상이 발생할 가능성이 있는 것으로 알고 있습니다만 더 자세한 내용은 산부인과 전문의에게 문의하시기 바랍니다.

4 피고병원에서 수혈한 혈액의 종류 및 그 양은 어떠한지요?

▷ 농축적혈구(packed RBC) 13단위(400cc×13=5,200cc)와 신선동결혈장(fresh frozen plasma) 6단위(400cc×6=2,400cc)를 투여한 것으로 기록되어 있습니다.

5 전원 전까지 산모에게 투여된 수액, 자궁수축제, 혈액의 총량은 얼마인지요? (출혈량에 비하여 수액 및 수혈량이 부족하였다고 볼 수 있는지요?)

▷ 투여된 수액량[교질액(colloid solution)+정질액(crystalloid solution)]은 모두 3,200cc 정도로 마취기록지에 기록되어 있고 자궁수축제(oxytocine)는 5차례에 걸쳐 6ample이 투여되었으며 수혈량은 농축적혈구 13단위(5,200cc), 신선동결혈장 6단위(2,400cc)였고 출혈량은 4,000cc, 소변량은 100cc 정도로 기록되어 있습니다. 기록된 양으로만 보면 출혈량에 비하여 투여된 수액 및 수혈량이 좀 많았다고 생각됩니다.

■ 대량 수혈에 대하여

1 마취기록지상 심실 부정맥이 발생한 시점까지 약 농축적혈구 13단위, 신선동결혈장 6단위가 투여되었는데, 환자의 임신 말 몸무게가 67킬로그램이었는 바, 이와 같은 경우 피고병원에서 수혈한 양이 적정하였는지요?

▷ 이 환자의 체내 혈액량은 67kg×65mℓ/kg(여자의 평균 혈액량)=4,355mℓ로 계산되는데 전체 수혈량은 농축적혈구 5,200cc와 신선동결혈장 2,400cc를 합하여 7,600cc가 됨으로 체내 전체혈액량의 약 1.7배를 투여 받았습니다. 실제 환자의 출혈량이 마취기록지에 기록된 것처럼 4,000cc가 맞다면 많은 양이 투여되었다고 할 수 있습니다.

2 상기 환자의 심실부정맥이 대량 수혈로 인한 전해질 이상으로 발생될 수 있는 가능성이 있는지요?

▷ 대량 수혈의 정의는 24시간이내 성인에서 5ℓ 이상, 농축적혈구 10단위 이상 혹은 체내 전체 혈액량 이상의 많은 수혈이 이루어졌을 때로 정의합니다. 대량 수혈의 경우 전해질 이상으로서는 저칼슘증, 저칼륨증, 고칼륨증 등의 전해질 이상이 나타날 수 있으나 진료기록부와 마취기록지에서 수술 중 혈장 전해질을 검사한 결과를 찾을 수 없어 상기 환자의 심실부정맥이 대량 수혈로 인한 전해질 이상으로 발생하였는지 여부는 알 수 없습니다. 참고로 전해질 이상이 심할 경우 심혈관 기능에 미치는 영향은 다음과 같습니다.

① 고칼륨혈증(hyperkalemia, 7mEq/ℓ 이상일 때, 가장 위험) : 심부정맥(cardiac arrhythmia), 심실빈맥(ventricular fibrillation), 심장무수축(asystole)

② 저칼륨혈증(hypokalemia) : 심전도 변화와 부정맥, 심근기능저하

③ 저칼슘혈증(hypocalcemia) : 심부정맥, 심근수축력 감소, 심부전, 저혈압

3 수술 중 대량 수혈로 인한 각종 부작용을 사전 방지하였거나 감지할 수 있는 충분한 감시, 처치가 이루어졌는지요(수술 중 혈액 검사 등)?

▷ 수술 중 대량 수혈로 인한 각종 부작용을 사전 방지하거나 감지할 수 있는 검사와 방법으로는 기본적인 생체활력 징후(혈압, 맥박, 호흡, 체온, 맥박산소포화도 등) 변화에 대한 지속적 감시, 혈장 전해질 검사(특히 칼륨이온), 출혈성 소인 검사, 동맥혈가스 분석과 심전도 감시 등이 있습니다. 생체활력징후 변화와 심전도 변화에 대한 감시는 실시한 것으로 보이나 혈장 전해질 검사, 출혈성 소인 검사, 동맥혈가스 분석의 결과는 찾을 수가 없었습니다.

4 위와 같이 대량 출혈, 대량 수혈이 이루어지는 경우 프로포폴이 적당한 마취방법이었는지요?

▷ 프로포폴은 펜토탈 소디움(pentothal sodium)과 함께 전신마취 시 마취유도제로 가장 많이 사용되는 진정·수면작용을 가진 약제입니다. 이 환자의 마취 시작 시에는 혈압이 100~120/50~70㎜Hg 정도를 유지하고 있었으며, 또한 대량 출혈이 발생하기 전이라 프로포폴 100㎎을 마취유도제로 사용하는 것은 문제가 없는 것으로 마취과 의사가 판단한 것 같습니다. 마취유도 시에 어떠한 약제를 사용할 것인가는 그 당시 환자의 상태를 가장 잘 알고 있는 마취과 의사의 선택에 달렸으며 사용약제의 종류보다는 마취유도 당시 환자 관리를 어떻게 하였는가가 더 중요하다고 생각합니다.

■ 전원 조치를 취하기까지 과정에 대해

1 피고병원은 수술이 끝날 무렵인 19시경 산모의 혈압이 저하되면서 심실부정맥이 발생하여 약물투여, 심장마사지, 전기충격 등 응급소생술을 시행하였으나, 호전이 없어 심폐소생술을 시행하면서 19시 20분경 OOO병원으로 전원하여 19시 27분경 응급실에 도착하였는데, 위와 같은 피고병원의 수액요법, 자궁마사지, 수혈 등의 보존적인 처치 및 응급 자궁적출술 등의 수술적 처치에도 불구하고 산모가 결국 심폐정지에 이르게 된 이유는 무엇으로 보이는지요?

▷ 진료기록부를 통해 이 환자의 사건과정을 살펴보면 환자가 정상분만 후 자궁근육 무력증(uterine atony)과 출혈이 발생하여 응급으로 전신마취하에 자궁적출술을 받는 과정에서 환자의 과다 출혈을 치료하기 위해 대량 수혈이 이루어졌고 환자는 수술이 끝날 무렵 심실부정맥이 발생하여 심한 혈압하강과 빠른맥을 보였으며 epinephrine(수 차례 투여), atropine 을 투여하고 심실제세동기까지 사용하여 소생술을 시행하였으나(심실제세동기를 사용한 것으로 볼 때 환자는 심정지 상태까지 이른 것으로 추정됩니다) 심장기능이 회복되지 못하여 즉시 상급병원인 OOO병원으로 환자를 이송한 것으로 기록되어 있습니다.

환자가 심폐정지에 이르게 된 원인을 진료기록부상의 내용을 근거로 몇 가지 가능성을 추정하면 다음과 같습니다.

① 대량 출혈에 의한 저혈량성 쇼크(hypovolemic shock)로 심정지가 발생했을 가능성 이것은 출혈 초기부터 수액과 혈액투여 등으로 실혈량을 충분히 보상하였다고 판단되기 때문에 가능성이 낮을 것으로 생각됨.

② 환자의 심실부정맥이 대량 수혈에 의한 전해질 이상으로 발생될 수 있는 가능성

대량 수혈의 경우 전해질 이상으로서는 저칼슘증, 저칼륨증, 고칼륨증 등의 전해질 이상이 나타날 수 있으나 진료기록부에서 혈장 전해질을 검사한 결과를 찾을 수 없어 상기 환자의 심실부정맥이 대량 수혈로 인한 전해질 이상으로 발생하였는지 여부는 알 수 없으나 가능성을 완전히 배제할 수는 없음.

③ 양수색전증(amniotic fluid embolism)과 같은 폐색전에 의한 심정지 가능성

양수색전증이란 분만 중이나 분만 직후에 찢어진 태반막이나 자궁정맥, 자궁경부 정맥을 통해 양수가 모체혈액순환에 들어감으로써 유발되는 분만과 관련된 매우 심각한 합병증으로 모성 사망의 주요 원인임. 발생빈도는 약 30,000~50,000회 분만 당 1건으로 다양하게 보고되고 있으며 치사율은 61~86%로 극히 높아 일단 발생하면 거의 사망하게 되며 현대의학으로 아직까지 이에 대한 예견이나 예방이 불가능하다고 함.

임상증상으로는 의식이 있는 환자에서는 가끔 오한, 오심, 구토, 불안 및 빠른 호흡 등의 예고 증상이 나타날 수 있으나 대부분은 갑작스럽게 청색증과 심혈관성 쇼크 및 심한 호흡곤란을 보이며, 어떤 경우에는 경련과 혼수상태, 전반적인 출혈을 동반하며 산후출혈의 원인이 됨. 마취하에 있는 환자에서는 심혈관성 쇼크(갑작스런 혈압의 저하 혹은 심정지), 청색증, 전반적인 출혈이 주요 소견이며 나중에 폐부종이 발생할 수도 있음. 양수색전증의 3가지 중요한 병태생리적 현상은 급성 폐색전, 파종성 혈액응고(DIC), 자궁근육무력증(uterine atony)임. 양수색전증의 유인은 산모가 나이가 많은 경우 경산부, 난산 등을 들 수 있음.

지금까지 양수색전증을 확실하게 진단할 수 있는 방법은 밝혀지지 않았으며, 병리조직학적 검사에서 태아에서 유래된 편평세포나 조직파편을 발견하는 것이 양수색전증의 진단에 필수적인 것은 아니며 근래에는 다른 원인을 배제한 후에 전형적인 임상증상과 징후를 통해 진단하는 것이 보통이며 보조적인 진단방법으로 병리조직학적 검사를 실시함.

이 환자의 경우에는 분만 후 자궁근육무력증(uterine atony)과 계속되는 출혈로 자궁적출술을 시행받는 과정에서 수술이 끝날 무렵 갑작스런 심실부정맥, 혈압하강, 빠른맥, 청색증(이때 맥박산소포화도가 측정되지 않은 것으로 기록됨)이 나타났고 이어 심정지가 초래된 사실과 적극적인 심폐소생술에도 불구하고 심폐기능이 회복되지 못한 점으로 볼 때 원인으로 양수색전증 발생가능성도 고려하여야 할 사항으로 생각함.

④ 산과 환자에서 대량 출혈과 대량 수혈로 인해 발생할 수 있는 파종성 혈액응고(disseminated intravascular coagulation : DIC)

파종성 혈액응고는 다량의 조직 내 thromboplastin이 혈관 내로 분비되거나 또는 혈관의 내피세포가 손상을 받아 응고기전이 활성화되면 혈관 내에서 혈액이 응고되어 이를 분해하기 위한 섬유소 용해기전이 활성화되고, 이 현상이 반복됨으로써 혈관 내 응고인자인 혈소판, 섬유소 및 기타 응고인자 등이 모두 소모되어 출혈이 일어나며, thrombin과 fibrin이 주요장기의 미세혈관 내에 침착되어 혈관 내에서 미세섬유소혈전이 형성되고 혈류를 차단하므로 부분적 출혈성 괴사를 일으키는 증후군으로 계속되는 출혈과 주요장기의 기능저하에 따른 소견들(저산소혈증, 저혈압 등)이 나타날 수 있음.

DIC의 원인으로는 광범위한 조직손상이나 대수술, 쇼크 등이 있으며 산과 분야에서는 양수색전증 발생 시에 혹은 대량 출혈과 그에 따른 대량 수혈 후에 파종성 혈액응고가 나타날 수 있음.

이 환자의 경우에도 대량 수혈 직후 갑자기 발생한 혈압하강, 빠른맥, 심실부정맥, 심정지 상태와 OOO병원의 응급실의 처치기록에 기관 튜브 내에서 출혈이 계속되어 지속적으로 흡인(suction)을 시행한 사실, 그리고 흉부방사선 소견에서 폐포출혈(pulmonary alveolar hemorrhage)과 폐부종을 의심하는 소견을 보이는 점으로 볼 때 환자에게서 출혈성 소인이 계속 존재하였다고 볼 수 있으며 이러한 점 등을 고려할 때 양수색전증과 더불어 파종성 혈액응고의 발생이 환자의 심폐정지 발생의 원인일 가능성이 있다고 생각합니다.

2 위 문항에서 언급된 바와 같이, 당시의 심실부정맥이 저산소성 뇌손상의 원인인지요? (산모는 상급병원으로 전원된 이후 3번의 심정지가 추가로 발생하였습니다.)

▷ 환자에서의 문제 발생과 처치과정을 보면 다음과 같이 판단됩니다.

① 분만병원에서 수술이 끝날 무렵(19시 10분) 심실부정맥, 심한 혈압하강, 빠른맥, 청색증 발현에 이어 심정지가 발생되어 심폐소생술을 시행하였으나 심폐기능이 회복되지 않아 환자를 OOO병원으로 이송하였습니다.

② OOO병원 응급실 도착(19시 27분) 이후 계속된 심폐소생술에도 환자는 1시간 이상에 걸쳐 심정지와 회복을 수차례 반복하였고 20시 50분까지 맥박산소포화도가 45~78% 사이로 저산소증 상태에 있었던 것으로 추정되며 중환자실로 이송할 무렵(21시 55분)에야 맥박산소포화도가 90%로 상승하였습니다(CPR 간호진행기록에 기록됨).

이와 같은 사실을 볼 때 17시 10분에서 21시 55분 사이의 과정에서 환자에서 저산소성 뇌손상이 발생한 것으로 판단합니다만 정확한 저산소성 뇌손상의 발생 시점은 알 수 없습니다.

3 피고병원이 상급병원으로 산모를 전원한 이유는 무엇인지요?

▷ 분만병원에서의 마취기록지와 간호진행 기록지를 보면 마취가 끝날 무렵인 19시 10분부터 급격한 혈압하강(50/30㎜Hg까지 혈압이 떨어진 것으로 기록되어 있음)과 심한 빠른맥(맥박수 150회/분)이 발생하여(기록 내용을 볼 때 이때 이미 심정지가 발생한 것으로 추정됨) 즉시 심폐소생술(epinephrine 2회 투여, atropine 투여, 심실제세동기 사용 등)을 시행하였으나 환자에서 청색증이 나타나고 산소포화도가 체크되지 않자 심폐소생술에도 불구하고 심장기능이 돌아오지 않은 것으로 판단하고 급히 환자치료를 위한 장비와 시설이 잘 되어 있고 의료인력이 충분한 상급의료기관인 OOO병원으로 전원한 것으로 보입니다.

4 위 전원 결정 및 전원 조치가 좀 더 일찍 이루어졌다면 예후가 달라졌을 것이라고 보이는지요?

▷ 19시 10분경에 급격한 혈압하강과 빠른맥에 이어 심정지가 발생하자 즉시 심폐소생술을 시행한 것은 적절한 치료방법이었고, 환자가 심폐소생술에 반응하지 않자 바로 상급병원

으로 환자를 전원한 것은 신속한 조치였다고 생각합니다. 환자가 분만병원을 출발한 시간은 19시 20분으로 기록되어 있고 OOO병원 응급실에 도착시간은 19시 27분으로 기록되어 있으며 환자이송 도중에는 마취과 의사와 산부인과 의사가 동행하여 계속 인공환기를 시키면서(Ambu bagging) 심폐소생술을 시행한 기록으로 보아 심정지 발생 직후 환자에 대한 처치방법, 환자의 전원 결정 시간과 전원 중의 처치는 적절하였고 따라서 전원 결정 및 전원 조치에는 아무런 문제가 없다고 생각합니다. 즉 진료기록대로 시행되었다면 더 이상 빨리 환자를 전원시키기는 어려웠을 것으로 생각합니다.

5 위 전원까지의 과정에서 추가로 시행하였어야 하는 처치가 있는지요?

▷ 위 문항의 답변내용을 참조하시기 바랍니다.

■ OOO병원 진료기록에 대하여

1 이 사건 산모는 19시 27분경 OOO병원 응급실에 도착하였는데, 응급실에 도착 당시 산모의 활력징후 및 의식상태는 어떠하였는지요?

▷ 환자의 활력징후는 체온이 35℃로 기록되어 있고 혈압, 맥박, 호흡수는 측정불가로 기록되어 있으며 의식은 혼수상태였습니다.

2 산모에게 어떠한 처치가 시행되었는지요?

▷ OOO병원 응급실 도착 시 환자는 혈압, 맥박, 호흡수가 측정불가한 상태, 즉 심정지 상태였던 것으로 추정되며 심장마사지, Ambu-bagging(인위적으로 환자의 환기를 시키는 방법)을 시행하면서 epinephrine, dopamine, dobutamine, norepnephrine 등의 혈압상승제와 atropine, sodium bicarbonate(Bivon)를 투여하는 등의 심폐소생술을 시행하였고 혈압, 맥박산소포화도, 심전도 측정이 시행되었습니다. 그리고 기관 삽관 튜브에서 계속 출혈이 있어 자주 흡인(suction)을 해준 것으로 CPR 간호진행기록지에 기록되어 있습니다.

3 결국 이 사건 산모에게 저산소성 뇌손상이 발생한 원인은 무엇으로 추정되는지요?

▷ 분만병원에서의 마취기록지와 간호진행 기록지를 보면 마취가 끝날 무렵인 19시 10분부터 급격한 혈압하강(50/30㎜Hg까지 혈압이 떨어진 것으로 기록되어 있음)과 심한 빠른맥(맥박수 150회/분)이 발생하였고 즉시 심폐소생술(epinephrine 2회 투여, atropine 투여, 심실제세동기 사용 등)을 시행하였으나 환자에서 청색증이 나타나고 산소포화도가 확인되지 않자 심폐소생술에도 불구하고 심장기능이 돌아오지 않는 것으로 판단하고 급히 상급의료기관인 OOO병원으로 전원한 것으로 보입니다(기록 내용을 볼 때 분만병원에서 이미 심정지가 발생한 것으로 추정됩니다).

OOO병원의 응급실 기록을 보면 환자는 OOO병원 응급실에 도착하였을 당시에도(19시 27분) 생체활력징후가 측정불가로 기록되어 있고 CPR 간호진행기록에는 지속적인 심폐소생술(심장마사지, epinephrine, atropine, bivon 투여 등을 수차례 시행하였음) 후 19시 36분경 심리듬이 일시적으로 돌아왔으나 19시 38분에 다시 혈압측정이 안된 것으로 기록되어 있습니다. 이후에도 계속 혈압상승제인 dopamine, dobutamine, norepinephrine과 bivon을 투여하고 100% 산소로 계속 Ambu-bagging을 하였으나 혈압(54~120/35~87㎜Hg)과 맥박산소포화도(50~70% 사이)는 계속 낮게 유지되다가 20시 40분경부터 혈압이 정상범위 내에서 유지된 것으로 기록되어 있으나 맥박산소포화도는 환자가 중환자실로 옮겨질 때(21시 55분)까지도 70~90% 정도를 유지하였습니다. 이상의 기록들로 볼 때 환자는 19시 10분부터 20시 40분경까지는 심폐소생술에도 불구하고 심정지와 일시적 회복 상태를 반복하였고 21시 55분까지 계속 저산소 상태에 있었을 것으로 생각됩니다. 이러한 상황들이 환자에게 저산소성 뇌손상을 일으킨 복합적인 원인이었을 것으로 판단합니다.

02

수술수기 관련 사례

§ 사례1 산부인과

I. 사건 개요

37세 여자 환자가 2008년 8월 4일 자궁내막 유착증(endometrial synechiae)으로 OO OO대학병원 산부인과에 내원하여 8월 5일 자궁 내 유착(intrauterine adhesion)에 대한 자궁내막 유착 박리술(division of endometrial synechiae)을 받기로 하고 유로졸 투여와 함께 자궁경(hysteroscope)에 의한 시술을 받던 중 자궁파열이 발생하였고, 그 직후 환자는 산소포화도 하강 및 혈압하강으로 기관 내 삽관 및 심폐소생술을 시행받았음. 이후 환자는 중환자실로 이송되어 뇌자기공명 영상 검사 및 뇌파 검사 등 각 검사 시행 후 저산소성 뇌병증(hypoxic encephalopathy)으로 진단받고 신경과로 전과되었으며, 그 후 2009년 1월 3일 현재까지 입원 치료 중으로 반혼수상태(semicomatous state)의 의식 저하를 보이고 있음.

II. 서울OO지방법원 제OO민사부 진료기록 감정촉탁에 대한 회신

[2009가합 00000 손해배상(의)]

감정사항

1 자궁경을 삽입하고 자궁강을 확장하기 위하여 유로졸을 주입하였는바, 유로졸 주입의 적절한 유입압

은 어느 정도인지요?(적절한 유입압을 유지해야 하는 이유는 무엇인지요?)

▷ 유로졸은 저장성(hypotonic), 비이온성 용액으로 유입압은 초기 40mmHg를 넘지 않도록 하며, 후에 시야가 흐려질 때도 70mmHg를 넘지 않도록 해야 합니다.
적절한 유입압을 유지해야 하는 이유는 유입압이 높으면 자궁 내 압력이 높아져서 자궁경부 주변으로의 누출, 혈관 내 흡수와 자궁관(fallopian tube)을 통한 복부 내 유출 등으로 유로졸이 소실될 수 있으며 이것이 혈관 내로 들어가게 되면 심각한 합병증을 초래할 수 있기 때문입니다. 또한 좋은 시야(visualization)를 유지하기 위하여 유입압을 적정 압력 범위 내로 유지시켜야 합니다.

2 유로졸 유입압이 높은 경우 발생할 수 있는 악결과로는 무엇이 있는지요?(유입압이 높아지는 것을 예방하기 위하여 어떠한 조치를 취하는지요?)

▷ 유입압 상승에 따라 자궁 및 질(vagina)의 벽면 혈관구조를 통한 혈관 내 침투 효과가 상승합니다. 즉 자궁혈관의 평균동맥압보다 높은 압력으로 유입액이 주입될 경우 유로졸의 혈관 내 침투에 따른 합병증 발생 위험도가 크게 증가합니다. 일반적으로 유입액의 유입압력이 60~70mmHg일 경우 자궁 내 압력은 10~15mmHg를 유지한다고 알려져 있으며 만일 이보다 더 높은 압력으로 유입될 경우 혈관 내 흡수 증가에 따른 전해질 불균형을 유발하게 되어 저삼투압혈증, 저혈압 등이 초래되며 전신적 현상으로는 폐부종, 뇌부종 등이 발생하게 됩니다.
유입압이 높아지는 것을 예방하기 위하여서는 자궁 내 압력이 최소로 될 수 있는 유입압을 사용하여야 출혈을 막을 수 있으며 높은 유입압이 반드시 시야를 좋게 해주는 것은 아니기 때문 유입압은 시야 확보가 되는 조건에서 최소로 유지되어야 합니다. 그리고 자궁 내 압력이 높아지면 유입액의 혈관 내 흡수가 일어나게 되므로 유입액의 혈관 내 침투를 방지하기 위해서는 필요한 최소의 유입압을 유지하는 것과 함께 유입량/배출량(intake/output)을 계속 지켜보는 것이 필요합니다.

3 시술 과정에서 투입되는 유로졸의 양은 매우 중요한데, 총량이나 유입압 그리고 제거용량은 어느 정도였다고 기록되어 있는지요?

▷ 진료기록부에서는 주입한 유로졸의 총량이나 유입압력, 그리고 배출량(제거용량)의 기록을 찾지 못하였습니다. 다만 질문항의 내용을 볼 때 12,000cc가 투여된 것으로 보입니다.

4 위 환자에게 투여된 유로졸의 사용량인 12,000cc는 과도한 양이라고 할 수 있는지요?

▷ 유로졸을 사용하여 자궁경 시술을 시행할 때는 3ℓ 용량 백이 적당하며 흡수량을 계속 측정하여 1ℓ 넘게 흡수되면 전해질 검사를 반드시 실시하여야 하고 1.5~2ℓ가 넘으면 즉각 시술을 중지해야 합니다. 따라서 12,000cc가 유입되었다면 일반적으로는 과도한 양으로 추정되나 시술의 과정을 모르는 상황에서 유입량의 과도함 여부를 밝히기는 어렵습니다.
일반적으로 자궁경 시술 시 사용되는 저장성 용액(hypotonic solution)은 1.5% glycine, 3% sorbitol, 5.0% mannitol로 구성되어 있습니다.

5 이 건 유로졸 투여 과정상 주의의무를 위반한 사실이 있는지요?

▷ 진료기록부상으로는 투여 과정에서의 주의의무 위반 여부를 알 수 없습니다.

6 자궁경 시술 중에서 관류액 흡수에 영향을 주는 인자들이 있는바, 자궁을 확장시키기 위한 주입압이 40~60mmHg 정도를 초과할 경우는 관류액의 흡수가 증가하게 되는지요?

▷ 유로졸의 유입압은 초기 40mmHg를 넘지 않도록 하며 후에 시야가 흐려질 때도 70mmHg를 넘지 않도록 해야 합니다. 이 압력을 초과할 경우에는 혈관 내 흡수기 증가할 수 있습니다.

7 전신마취 중에 자궁경 수술을 할 때, 유로졸의 과다흡수로 인한 저나트륨혈증의 중요한 소견(폐부종, 부종, 호흡부전)이나 임상증상으로는 무엇이 있는지요? 그리고 이러한 임상증상이나 소견들을 조기에 발견하기 위하여 어떠한 사항들을 관찰하여야 하는지요?

▷ 심한 저나트륨혈증이 발생하였을 경우 폐부종, 뇌부종, 전신부종이 나타날 수 있습니다. 뇌부종의 정도에 따라 오심, 두통, 혼란에서부터 경련, 발작, 의식소실이 나타날 수 있고, 폐부종이 심할 경우 호흡과 순환기능의 심한 장애, 나아가 호흡과 순환정지까지 초래될 수 있습니다. 조기발견을 위하여서는 중추신경계 이상소견의 감시, 호흡기능에 대한 감시($ETCO_2$와 SpO_2 측정, 호흡 수, 호흡양상 감시 등), 순환기능에 대한 감시(혈압, 맥박의 연속적 측정, 심전도 감시 등), 전해질 측정 등으로 환자 상태를 면밀히 감시하여야 합니다.

8 전신마취하에서 자궁경 검사를 시행함에 있어서 11시 40분부터 미다졸람을 투여하고 심전도, 산소포화도를 모니터하면서 수술을 시행하였는 바, 마취기록지의 표에 의하면 수술 초기인 11시 45분~12시의 호흡수가 17회에서 8회 그리고 25회까지 불규칙적이었는데, 이러한 현상이 발생하는 원인은 무엇인지요? 어떠한 처치와 확인이 필요한지요?

▷ 환자의 분당 호흡수 변화가 심하였다는 것은 환자의 호흡이 불안정하였다는 것을 의미합니다. 즉 호흡수가 8회로 감소된 것은 호흡억제가 발생하였을 가능성을 암시하고 호흡수가 정상 이상으로 증가된 것은 어떠한 자극(수술자극 혹은 혈관 내 CO_2 저류에 의한 자극)에 대한 반응으로 일시적으로 빈호흡이 나타난 것으로 추정됩니다.

9 $ETCO_2$의 임상적 의의는 무엇이며 정상수치는 무엇인지요?

▷ $ETCO_2$는 End Tidal CO_2의 약자로서 호기말 이산화탄소분압을 말하며 환자 환기 상태의 적정여부를 판단할 때 이용됩니다. 정상치는 대략 25~35mmHg 사이이며 정상환기 시에는 동맥혈 이산화탄소분압($PaCO_2$) 보다 2~5mmHg 낮으며 혈압이 현저히 떨어지거나 폐색전증이 발생하였을 경우에는 이 차이가 커집니다.

10 그리고 $ETCO_2$가 21~42mmHg까지의 불규칙적 변화를 보였는데 그 의미는 무엇이라 판단할 수 있는지요(어떠한 조치가 요구되는지요)?

▷ 환자의 환기(호흡)가 불안정한 것을 의미하며 그 원인이 폐부종이나 폐색전증과 같은 갑작스럽게 발생한 폐질환 때문인지 혹은 MAC 마취(수면마취) 중일 경우 마취약제에 의한 환

기억제나 순환억제 때문인지를 감별하는 것이 매우 중요합니다. 원인이 밝혀진 후에는 원인치료를 해주고 인위적인 환기 관리가 필요할 수 있습니다.

11 마취기록지 표에 의하면 12시 20분 심장박동 35회, 호흡수가 8회임에도 산소포화도가 100%으로 체크되어 있는데, 임상에서 이러한 현상의 원인은 무엇인지요?

▷ 심박수가 분당 35회(성인의 정상 심박수는 60~100회 사이임)이고 호흡수가 분당 8회(정상 호흡수는 15~20회/분 정도임)라는 것은 순환과 호흡에 모두 문제가 있음을 의미하며 이 경우 일반적으로는 산소포화도가 떨어질 것으로 예상됩니다. 이 환자의 경우 마취기록지를 보면 12시 15분에 심박수(94회/분)와 혈압, 호흡수(14회/분) 모두가 정상일 때의 산소포화도가 82%로 기록되어 있으며 12시 20분에 심박수가 현저히 감소하고 호흡수도 감소하였는데도 산소포화도는 100%로 기록되어 있고 12시 25분에는 약제의 투여(glycopyrrolate 1amp 정맥투여)로 심박수도 95회로 증가하고, 호흡수도 19회로 증가하였으나 산소포화도는 29%로 기록되어 있습니다. 그 후 계속 13시 15분까지 산소포화도는 최저 12%에서 최고 89%로 낮은 수치를 보이고 있습니다(정상 산소포화도는 95% 이상입니다). 따라서 12시 20분 앞뒤의 상황으로 볼 때 12시 20분의 산소포화도 100%는 설명하기가 힘들며 기록에 착오가 있었던 것이 아닌가 하는 생각이 듭니다만 정확한 원인은 알 수 없습니다.

12 위 문항11과 같은 경우, 어떠한 조치가 필요한 상황인지요?

▷ 항콜린성 약제(glycopyrrolate 혹은 atropine)를 투여하여 심박수를 증가시키고 bag-mask 방법이나 기관 삽관을 시행하여 100% 산소로 환자의 환기를 도와주거나 인공환기를 시켜 산소포화도를 95% 이상으로 유지시켜주는 것이 필요합니다.

13 위 문항11과 같은 경우, 마취기록지의 표에 의하면 심전도 모니터상 어떠한 양상을 보였겠는지요?

▷ 진료기록부상에서의 심전도는 14시 40분부터 기록되어 있으며 14시 40분~15시까지는 정상 리듬으로, 그 이후에는 동성빈맥(sinus tachycardia)이 나타난 것으로 기록되어 있습니다.

14 위 문항11과 같은 경우, 산소포화도가 100%이었다가 저하되기 시작하여 29%로까지 저하되었다면 즉시 어떠한 처치가 필요하겠는지요?

▷ 즉시 기관 삽관을 시행하고 100% 산소로 인공환기를 시켜 산소포화도를 95% 이상으로 증가시키고 순환가능(심박수나 혈압 등)에도 문제가 있을 경우 승압제를 사용하여 환자의 생체활력징후를 정상으로 유지시키는 것이 중요합니다.

15 마취기록지의 12시 25분 기록에 의하면 수술실에 들어올 때보다 부어 보인다고 기록되어 있는데 이는 어떠한 의미인지요? 그 원인은 무엇이라 보이는지요?

▷ 전신적인 부종이 발생한 것으로 추정되며 원인은 유로졸의 갑작스런 혈관 내 흡수량 증가로 인해 발생한 저나트륨혈증 때문인 것으로 추정됩니다.

16 위와 같은 환자 상태에서, 임상적으로 지속적인 자궁경 수술 진행이 가능한지요?

▷ 이러한 긴박한 상황이 발생한 경우에는 일단 유로졸의 투여와 수술을 중단하고 환자의 소생을 위해 전력을 다하는 것이 원칙입니다. 그러나 급격한 출혈이 발생하여 지혈이 필요한 경우 등 수술상황에 따라 수술을 진행하여야 하는 경우도 있을 것으로 생각합니다.

17 수술 과정상 유착부위 이외에 다른 부위를 손상시킨 사실이 있는지요(시술상 과실 여부 포함)?

▷ 진료기록부에 의하면 자궁경 수술 시행 중 자궁파열이 발생하였고 그 직후 산소포화도가 급격히 떨어졌다는 기록이 있습니다. 시술상의 과실 여부는 진료기록부상으로는 판단하기 힘듭니다.

18 자궁벽 파열이 확인된 시점은 언제이며, 자궁벽 파열이 발생한 원인으로 추정되는 것에는 무엇이 있는지요(풍선도뇨관 관련 여부 포함)?

▷ 진료기록부에서는 자궁벽이 파열된 정확한 시간기록을 찾을 수 없었으나 환자 상태 변화와 관련시켜 볼때는 12시 20분경 갑자기 느린맥과 호흡수 감소가 발생하고 그 이후 산소포화도가 급격히 떨어진 것으로 보아 그 시점 보다 조금 앞서 파열이 발생한 것이 아닌가 추정할 뿐입니다. 유로졸 투여와 함께 자궁경 시술을 할 때의 자궁벽 파열의 원인은 일반적으로 유로졸 유입압력의 상승, 시술 중에 발생한 외상성 손상 등이 있을 수 있으나 이 환자에서의 자궁 파열의 정확한 원인은 진료기록부상의 기록만으로는 알기 어렵습니다.

19 타과의뢰서에 의하면 MAC 마취하에 금일 자궁경 수술시행 중 자궁이 파열되었고 이후 산소포화도가 20대로 감소하였다고 기록되어 있는 바, MAC 마취란 무엇인가요?

▷ MAC은 Monitored Anesthesia Care의 약자이며 소수술을 위한 국소 또는 부위마취 시에 최면밑 용량(subanesthetic dose)의 정맥마취제(수면·진정제, 진통제)를 사용하여 환자의 진정, 불안 해소, 기억상실과 편안함을 가져오기 위해 사용하는 마취방법의 한 종류이며 일명 수면마취라고도 합니다. 일반적인 전신마취와의 차이점은 기관 삽관을 하지 않고 근이완제를 사용하지 않으며 환자 스스로의 호흡을 유지하게 하고 의식도 완전하게 소실시키지 않는 마취방법이나 드물게 투여 약제에 의한 호흡억제나 순환억제가 발생할 가능성이 있으므로 환자의 순환과 호흡에 대한 철저한 감시가 필요합니다. 최적의 수면마취는 수술 중에는 호흡억제, 혈압하강, 오심, 구토와 같은 부작용을 일으키지 않고 적절한 진정상태를 유지하며 수술 후에는 의식이 빨리 돌아올 수 있도록 하는 것으로 약제의 용량을 적절하게 조절하여야 합니다.

20 자궁 파열로 인하여 유로졸의 유입이 급속하게 진행되었을 가능성이 있는지요?

▷ 가능성이 있을 것으로 생각합니다.

21 자궁이 파열되면 유로졸의 유입이 가속화되는 것을 예상할 수가 있는데 그렇다면 즉시 시행하여야 할 조치로는 무엇이 있는지요?

▷ 유로졸의 투여를 즉시 중단하고 환자의 상태 변화를 면밀히 관찰하면서 호흡과 순환에 문제가 있을 경우, 약제와 장비를 이용하여 호흡과 순환을 도와주고(100% 산소투여, 항콜린성 제제, 승압제 등의 사용), 유로졸의 과량투여로 합병증(전신 부종, 폐부종, 저나트륨혈증 등)이 발생하였을 경우 그에 대한 적절한 검사(전해질 검사, 동맥혈가스 검사, 출혈성 소인 검사 등)와 치료(이뇨제의 투여, Foley catheter의 삽입, 3% NaCl의 투여 등)가 필요할 것으로 생각합니다.

22 유로졸을 유입하면서 자궁경 검사를 시행하는 도중에 심장박동이 저하(분당 34회 정도)되고 산소포화도가 저하되면서 전신부종이 발생하였다면 즉시 어떠한 조치를 취하여야 하는지요(유로졸 주입 중단, 수술 중단, 투약, 검사 등)?

▷ 즉시 유로졸의 투여와 수술을 중단시키고 먼저 항콜린성 약제(glycopyrrolate 혹은 atropine)를 투여하여 맥박수를 증가시키고 혈압하강이 동반될 경우에는 혈압상승제(ephedrine, phenylephrine epinephrine 등)를 투여하여 혈압을 상승시킴과 동시에 기관 삽관을 하고 100% 산소를 양압환기로 투여하여 산소포화도를 올려주어야 합니다. 전신부종에 대해서는 lasix 등 이뇨제를 사용하여 체내 수분을 배설시키고 전해질 검사, 혈액학적 검사를 시행하여 치료방침을 세워야 합니다.

23 12시 40분에 시행한 동맥혈가스분석 검사 결과 6.830-112.7-15.4-18.4, e 89.1-5.22-74가 체크되었는바, 전해질이 저하되기 시작하면서 그리고 89.1까지 저하되는 동안 환자에게는 어떠한 증상이 나타났을 것으로 추정되는지요(임상 증상, 모니터상의 내용)?

▷ 동맥혈가스분석 검사의 결과를 보면 동맥혈 내 이산화탄소분압의 현저한 상승($PaCO_2$ 112.7mmHg), 산소분압의 심한 감소(PaO_2 15.4mmHg), HCO_3^-의 감소(18.4mEq/ℓ), 심한 저나트륨혈증(89.1mmoℓ/ℓ), 저염소혈증(hypochloremia 74mmoℓ/ℓ) 상태를 보이고 있으며 이는 환자가 심한 대사성산증과 호흡성산증, 그리고 심한 전해질 불균형 상태에 있음을 말해줍니다. 이러한 동맥혈가스분석 결과의 원인은 환자에게 호흡과 순환기능의 심한 장애가 나타났음을 의미하며 환자에게 나타날 수 있는 증상으로는 호흡곤란, 혈압하강, 폐부종을 포함한 전신 부종, 경련, 발작, 혼수상태, 의식소실, 나아가 호흡과 순환정지까지 발생하였을 가능성이 있습니다.

24 저나트륨혈증의 치료는 즉각적으로 시작되어야 하는지요?

▷ 만성 저나트륨혈증은 세포 내 삼투질을 감소시키는 기전에 의해 뇌부종을 최소화하며 잘 유지될 수 있지만 그럼에도 심한 만성 저나트륨혈증(Na$<$123mEq/ℓ)인 경우에는 뇌부종이 발생할 수 있습니다. 이 환자의 경우처럼 급격하게 나트륨 농도가 하강하고 심한 증상(혼수, 경련, 의식 저하, 이상반사 등)을 나타내는 저나트륨혈증 발현 때는 신속한 치료가 필요하며 나트륨 농도를 125mEq/ℓ 이상 올려주면 증상이 완화될 수 있습니다. 그러나 나트륨 농도의 급격한 교정은 또 다른 심각한 신경학적 장애(central pontine myelinolysis)를 유발할 수 있기 때문에 투여 속도와 투여량의 조절에 유의하여야 합니다.

저나트륨혈증의 치료원칙은 혈장 내 나트륨(Na^+) 농도 교정과 발생 원인에 대한 치료가 동시에 이루어져야 합니다. 체내 전체 나트륨양이 감소되어 있는 저나트륨혈증 환자에서는 생리식염수의 투여가 일반적인 치료방법이며 반면에 체내 나트륨양이 정상이거나 증가되어 있는 저나트륨혈증 환자에서는 수액투여를 제한하는 것이 주요 치료방법이고 심부전이 있는 환자에서는 심박출량을 개선시켜주는 것이 필요합니다.

25 저나트륨혈증에 대한 치료 시에 3% NaCl을 0.3㎖/kg/hr로 주입하게 되면 시간당 0.5mM 이하로 교정되는 이유는 무엇인지요?

▷ 저나트륨혈증 환자에서 나트륨의 투여용량 계산방법은 다음과 같습니다.

· 보충하여야 할 나트륨 용량(Na^+ deficit) = 체내 전체 수분량(TBW) × [(원하는 나트륨 농도 (desired Na^+) - 현재 나트륨 농도(present Na^+)]

'3% NaCl 0.3㎖ = 9㎎'이며 이 환자의 체중은 약 55㎏이므로 495㎎/hr으로 주입한 것이 됩니다. 이 양을 다시 mEq로 환산하면 '495㎎ ÷ (NaCl의 분자량은 23+35.45) = 8.47mEq'가 됩니다. 즉 시간당 8.47mEq로 투여한 것인데 이 수치를 환자의 체내 전체 수분량으로 나누면 '8.47 ÷ 약 28ℓ(체중의 약 50%) = 0.3'이 되어, 약 0.3mEq/ℓ/hr의 수치가 나옵니다. 즉 환자는 0.3mEq/ℓ/hr의 나트륨이 투여되었으므로 0.5mEq/ℓ/hr 이하로 투여된 결과가 됩니다. NaCl은 1mEq = 1mM입니다.

26 급속도의 저나트륨혈증을 교정할 때 나트륨 수치가 시간당 2mM 이상 증가하지 않게 유의하여 교정하여야 하는데 그 이유는 무엇인지요? 심각한 신경학적 후유증이나 사망까지도 발생할 수 있는지, 그리고 그 이유는 무엇인지요?

▷ 저나트륨혈증의 급속한 교정은 교뇌(pons)에 심각한 영구적 신경학적 후유증을 초래할 수 있는 말이집 탈락 병소(demyelinating lesion)와 연관이 있습니다[중추 교뇌 말이집(수초) 용해(central pontine myelinolysis) 발생]. 저나트륨혈증의 교정 속도는 증상의 심한 정도에 맞추어져야 하는데 즉 경미한 증상일 경우는 0.5mEq/ℓ/hr 이하로, 중등도의 증상일 경우에는 1mEq/ℓ/hr 이하로, 심한 경우에는 1.5mEq/ℓ/hr 이하로 투여하는 것이 원칙입니다.

27 이 사건에서 저나트륨혈증에 대하여 어떠한 처치가 시행되었는지요?

▷ 처음엔 Na^+ 투여 속도를 0.5~1.0mEq/ℓ/hr로 6~12시간 투여하고 이후 0.5mEq/ℓ/hr로 교정한 것으로 기록되어 있습니다.

28 삼투성 수초용해가 발생하게 되면 뇌 CT나 뇌 MRI에 어떠한 소견으로 확인되는지요?

▷ MRI나 CT상에 특별한 해부학적 이상이 보이지 않을 수도 있으므로 진단 시 신경학적 검사가 반드시 동반되어야 합니다. 방사선학적 검사로는 MRI가 선택적 검사이며 일반적으로 T2 강조영상(T2-weighted image)에서 교뇌(pons)에 고신호강도(high signal intensity)를

보입니다.

§ 사례2 산부인과

I. 사건 개요

(1) 2009년 4월 7일 15시 40분경 임OO(43세 여자)이 복부 지방흡인수술(liposuction)을 받기 위해 OO의원에 내원하여 의사와 상담함. 의사에게 수면마취 후 복부에 약물 투입하여 지방흡인을 실시하겠다는 설명을 들음. 환자는 마취에 대하여 불안함을 호소하였으나 의사에게 안전하니 걱정하지 말라는 말을 듣고 수술을 결정함(기왕력이나 가족력 등 특별한 이상은 없었음).

(2) 2009년 4월 7일 17시 15분 수술 준비, 생리식염수 1ℓ 정맥 주입.
17시 25분 프로포폴 8cc 정맥투여 시작, 이어 투메액(생리식염수 1ℓ, 리도카인 1.5앰플, 에피네프린 1앰플, 탄산수소나트륨 1앰플) 주입.
17시 40분 투메액 주입을 마침.

(3) 2009년 4월 7일 17시 45분 환자 경련하면서 청색증이 발생하여 상기도유지기 삽입, 산소공급, 청색증 호전, 자발호흡 있고 안정적으로 됨.
17시 55분 환자 다시 경련을 일으켜 상기도유지기 확보, 산소공급, 분비물 제거 후 환자 상태를 관찰함. 이후 안정적으로 됨.
18시 OO 병원 응급실 119 연락.
18시 10분 119 구급차 도착, 임OO을 OO 병원으로 이송.

(4) 2009년 4월 7일 18시 21분 OO 병원 응급실 도착. 환자는 혼수상태로 호흡, 맥박이 없고 심전도상 심장박동이 없으며 동공 및 반사반응도 없어 심장마사지 시행. 구강 내 분비물 제거를 위해 자주 흡인 시행, 생리식염수 1ℓ 정맥주사 시작, 박스터(dopamine으로 추정됨) 800㎎ 정맥주사, 에피네프린 1앰플, 아트로핀 1앰플 정맥주사함.
18시 35분 인공호흡기를 부착하고 심장마사지는 중단함.
19시 자발호흡 없고 반혼수 의식상태 보여 의료진 동승하에 OO대 병원으로 전원.

(5) 2009년 4월 7일 19시 30분 OO대학교 병원 응급실, 반혼수 상태(추정 진단명 아나필락틱 쇼크 의증, 저산소성 뇌손상 의증).

II. OO지방법원 제O민사부 진료기록 감정촉탁 의뢰에 대한 회신

[2009가합 00000 손해배상(의)]

감정사항

1 임OO이 지방흡인수술 전에 받은 검사는 무엇이며 그 결과는 어떠하였는지요? 또한 지방흡인수술 시행 전 수술 시 투여할 약물에 의한 부작용 등의 방지와 응급상황을 대비하기 위하여 필요한 시설은 무엇이며 위와 같은 준비 조치가 적절하게 이행되었는지요?

▷ 진료기록부상에서 볼 때 수술 전 환자에게 병력과 가족력을 물어본 것으로 되어 있고, 환자 상태는 고혈압, 당뇨, 리도카인 알레르기가 없으며 전신 상태가 양호한 것으로 기록되어 있으나 다른 검사를 시행한 기록은 찾지 못하였습니다.

마취 및 수술 시 투여할 약물에 의한 부작용을 방지하기 위해서는 첫째, 마취와 수술을 시행하는 의사가 사용하려는 약제에 대한 충분한 지식(사용약제의 적응증, 적정용량, 작용, 부작용 등)과 사용 경험을 가져야 하며, 둘째, 약제투여 후의 환자의 생체활력증후 변화를 심전도, 자동 혈압기, 맥박 산소포화도 측정기 등으로 지속적으로 관찰해야 하고, 셋째, 응급상황에 대비하여 필요한 약제들(산소, 승압제, 항콜린성 제제 등)과 기구들(산소마스크, bag, 기관 삽관에 필요한 기구 등)을 미리 갖추어두는 것이 매우 중요합니다.

이 환자의 경우 경련이 일어나고, 청색증이 발현되었을 때 기도를 확보하고 산소를 공급한 것으로 보아 기도확보와 산소투여를 위한 기구는 갖추고 있었던 것으로 보입니다.

2 지방흡인수술 및 마취를 위하여 사전에 이루어져야 하는 검사에는 어떠한 것이 있는지, 임OO의 경우에 이러한 검사가 제대로 이루어진 것인지, 이러한 검사 없이 마취 및 지방흡인수술을 실시하는 경우 나타날 수 있는 문제점으로는 어떠한 것이 있는지에 대해 답변해주십시오.

▷ 대수술을 위한 마취뿐 아니라 소수술 마취 시에도 사전에 수술 전 환자의 병력청취, 이학적 검사(physical examination)와 기본검사로는 흉부방사선 검사, 혈액학적 검사, 생화학 검사, 간기능 검사, 심전도 검사, 뇨검사 등을 시행하는 것이 원칙입니다. 진료기록부상으로 볼 때 환자의 병력 청취와 이학적 검사는 시행한 것으로 보이나 다른 검사는 시행 여부를 알 수 없습니다(검사 결과 기록을 찾을 수 없었음).

환자의 병력청취에서 특별한 병력이 없고 이학적 검사에서 전신상태가 양호한 것으로 판단되는 환자라도 발견되지 않은 동반질환을 가진 경우가 간혹 있을 수 있기 때문에 환자의 안전한 마취 및 수술 관리를 위하여 기본 검사를 시행하는 것입니다. 소수술 시행의 경우 기본 검사를 시행하지 않았다고 하여 항상 문제가 발생하는 것은 아니지만 문제가 발생하였을 경우에는 발생한 문제의 원인을 찾기 위해서도 수술 전 기본 검사는 필요합니다.

3 임OO에게 투여한 마취제에 어떤 부작용이 있을 수 있는지요?

▷ 환자에게 투여한 마취제는 프로포폴(propofol)로 적정 사용량과 효능, 부작용은 다음과 같습니다.

① 프로포폴의 사용량 : 마취유도 용량은 정맥투여 시 1~2.5mg/kg이고 마취유지를 위해서는 50~200μg/kg/min, 진정효과를 위해서는 25~100μg/kg/min의 범위에서 사용하나 반드시 환자의 호흡상태, 심혈관계 상태 변화를 면밀히 관찰하면서 용량을 적절히 조절하

여야 함.

② 프로포폴의 효능 : 최근에 소개된 정맥마취제로 thiopental과 유사한 작용을 가진 진정 최면제이고 alkyl phenol 유도체임. 최면효과 이외에도 진정효과, 기억상실을 일으킬 수 있으며 뇌압, 뇌관류압, 뇌대사율, 안압을 감소시킴.

③ 호흡에 미치는 영향은 thiopental과 마찬가지로 심한 호흡억제를 일으킬 수 있고 마취 유도 시 일시적인 무호흡(30~90초)을 유발하며 발생빈도는 thiopental과 유사함.

④ 심혈관계에는 thiopental보다 심한 억제작용을 일으키며 평균 동맥압을 30% 정도 감소시키는데, 이는 심근에 대한 직접적인 억제와 전신혈관 저항의 감소에 기인되며 노인 환자나 저혈량증 환자의 마취유도 시에는 특별한 주의가 필요함.

⑤ 다른 마취약제와 혼합투여 할 때는 각 약제들의 상승효과(synergy effect)로 인하여 호흡과 순환억제가 발생할 가능성이 높기 때문에 약제의 용량을 줄여 사용하는 것이 원칙이며 적정용량은 환자의 생체활력징후(호흡, 혈압, 맥박 등)의 변화에 따라 조절하여 결정하여야 함. 약제가 과다 투여될 때는 물론 마취유지를 위한 용량을 사용할 때도 호흡억제와 순환억제 발생가능성이 있으므로 마취 중에는 항상 환자의 상태를 지속적으로 관찰하면서 기도확보, 호흡 관리, 순환 관리에 유의하는 것이 환자의 안전관리를 위해 매우 중요함.

4 임OO에게 투여한 마취제의 투약량, 투약방법 및 투여 횟수는 적정하였는지요?

▷ 프로포폴 80㎎을 정맥으로 1회 투여한 것으로 기록되어 있으며 투약량, 투약방법 및 투여 횟수에는 문제가 없었습니다.

5 임OO에게 투여한 투메선트 용액에 어떤 부작용이 있을 수 있는지요?

▷ 투메선트 용액은 생리식염수 1ℓ, 리도카인 1.5앰플, 에피네프린 1앰플, 탄산수소나트륨($NaHCO_3$) 1앰플로 구성되어 있으며 이 용액은 정상적으로 주입 시 특별한 부작용은 없는 것으로 알려져 있습니다.

6 임OO에게 투여한 투메선트 용액의 투약량, 투약방법, 투약 횟수는 적정하였는지요?

▷ 이 용액을 투여하였다는 기록은 있으나 구체적인 투여량과 투여 횟수는 진료기록부에 기록되어 있지 않습니다. 일반적 사용방법으로 볼 때 1ℓ의 투메 용액을 바늘이나 카테터가 달린 주사기를 사용하여 여러 차례 나누어 복부의 피부 아래 지방층에 주입하였을 것으로 추정합니다.

7 마취 후 수술 종료 시까지 취해야 할 조치(혈압, 심전도, 산소포화도 모니터링 등)가 적절하게 이행되었는지요?

▷ 혈압과 심박동수는 기록되어 있으므로 혈압과 심전도 감시는 시행한 것으로 보이나 산소포화도 수치는 기록상에 나와 있지 않아 산소포화도 모니터링 여부는 알 수 없습니다.

8 임OO에게 발현된 청색증 증상과 관련하여 청색증 이전 발현되는 징후(저산소증에 의 한 산소포화도 감소 등)가 있다면 무엇이며, 위 징후를 발견할 경우 어떠한 조치가 필요한지 여부 및 그 조치가 적절하게 이행되었는지요?

▷ 청색증은 일반적으로 5g/dℓ의 환원 Hemoglobine(reduced Hb)이 혈액 내 존재 시에 발생하는 현상으로 피부, 점막, 손톱이 푸른 색깔로 변하는 것을 말하며 이것은 저산소혈증의 존재 가능성을 알리는 강력한 증거이나 청색증이 나타나지 않는다고 하여 저산소혈증이 없다는 것을 의미하는 것은 아닙니다. 예를 들어 빈혈이 있는 환자에서는 청색증 없이도 저산소혈증이 발생할 수 있고 반대로 적혈구 증가증(polycythemia) 환자에서는 청색증이 발현하더라도 경미한 저산소혈증을 가졌거나 조직산소화 정도가 충분할 수도 있습니다.
마취 및 수술 중에 맥박 산소포화도 측정을 하고 있었다면 청색증 발현 이전에 저산소증의 발생을 알았을 것으로 생각되며 산소포화도가 95% 이하로 떨어지지 시작하면 산소마스크를 착용시키고 90% 이하로 떨어지면 bag-mask를 사용하여 인위적으로 산소를 투여해주는 것이 원칙입니다. 이 환자의 경우는 청색증이 발현된 후에야 저산소증이 발견된 것으로 보이며 이후에는 기도유지, 산소투여 등의 처치를 한 것으로 판난합니다.

9 청색증 및 경련 발생과 관련하여 청색증 이전 발현되는 징후를 조금이라도 빨리 발견하였으면 혼수상태의 결과에 이르지 않을 수 있었는지요?

▷ 이 환자의 경우 청색증 발현 전에 저산소증의 발생을 미리 알고 빨리 산소를 투여하는 등의 처치를 하였다면 환자의 예후가 달라졌을 가능성도 있으나 경련과 청색증의 발생 원인이 무엇인지를 모르는 상황에서 빨리 산소를 투여한 것만으로 환자가 혼수상태까지 가는 것을 방지할 수 있었을지 여부는 판단하기가 어렵습니다.

10 기초사실에 의하면 임OO은 마취약이 투여된 때부터 20분이 경과한 후에 경련을 일으키며 청색증이 나타난 것으로 기록되어 있는바, 통상 청색증이 나타나기까지 소요되는 시간 및 마취약 투여 후 20분 동안 환자를 방치해두는 것이 적절한 것인지요?

▷ 진료기록부에 의하면 2009년 4월 9일 17시 25분에 프로포폴 8cc(80㎎)가 투여되었고 이어 투메 용액이 주입되기 시작하여 17시 40분에 투메 용액 주입이 끝났으며 17시 45분에 환자가 경련을 일으키며 청색증을 나타낸 것으로 기록되어 있습니다. 청색증은 위 문항8에서 답변한 것처럼 혈액 내 환원 Hb이 5g/dℓ 이상일 때 나타나는 현상이기 때문 환자의 혈액 내 Hb 농도, 자발호흡과 산소공급의 정도에 따라 청색증 발현 시간은 다양할 수 있으므로 청색증이 나타날 때까지 소요되는 시간을 정확하게 알 수는 없습니다. 즉 청색증 발현 전 환자의 상태가 어떤 상황(Hb 농도, 자발호흡의 정도, 산소공급 여부 등)이었는가에 따라 청색증 발현 소요시간은 달라질 수 있습니다.
마취약제 투여(17시 25분) 후 환자 상태 변화에 대한 기록이 17시 40분과 청색증 발현 후인 17시 45분에 혈압과 심박수를 측정한 것뿐이라 그 20분간 환자의 호흡 상태나 산소포화도를 관찰하였는지 여부를 알 수 없으나 만약에 호흡상태나 산소포화도를 관찰하지 않았다면 청색증이 나타날 때까지 수술 의사가 환자의 저산소증 발현을 몰랐을 것으로 추정합니다.

11 청색증과 경련이 발생할 경우 어떠한 조치가 필요한지 여부 및 그 조치가 적절하게 이행되었는지 여부에 대해 답변해주십시오.

▷ 청색증이 발생하였을 때는 환자에게 빨리 100% 산소공급을 해주어 저산소증을 치료하는 것이 중요하며 경련의 발생 시에는 우선 항경련제를 사용하여 경련을 멈추도록 하고 다음은 경련의 원인을 알아내서 원인을 치료해주는 것이 중요하다고 생각합니다. 진료기록부상으로 볼 때 청색증에 대한 치료는 시행되었으나(기도유지, 산소투여) 경련에 대한 치료 내용은 찾지 못하였습니다.

12 청색증 발생 후 응급조치를 적절히 이행하였을 경우 혼수상태의 결과에 이르지 않을 수 있었는지요?

▷ 이 환자의 경우 청색증 발현 후 저산소증의 치료를 위해 기도유지와 산소투여를 한 것은 적절한 것으로 보이나 동시에 발생한 경련에 대해 치료한 기록이 없어 응급조치의 적절성 여부에 대해서 정확히 판단할 수가 없습니다. 적절한 응급조치가 이루어졌을 경우 환자의 결과(혼수상태)가 달라졌을 가능성에 대해서는 문항9에서 답한 것처럼 경련과 청색증 발생의 원인이 무엇인지를 모르는 상황에서 판단하기가 어렵습니다.

13 임OO에 대한 지방흡입수술 시행 전반에 걸쳐 관찰 및 응급조치 등을 포함하여 간과한 사항은 무엇인지요?

▷ 진료기록부만 볼 때 마취와 수술 전에 기본검사가 시행된 기록이 없으며 마취 및 수술 중에는 두 차례(17시 25분, 17시 45분)의 혈압과 심박동수의 기록 외에는 다른 생체활력증후(특히 호흡) 변화에 관한 기록이 없어 환자에서 저산소증(청색증)과 경련이 갑자기 발생한 이유를 정확하게 알 수가 없습니다. 청색증 발현 후에는 기도를 확보하고 산소를 투여하여 저산소증을 치료한 것은 적절하였으나 함께 발생한 경련의 치료를 위해서는 무엇을 하였다는 기록이 없습니다. 그리고 17시 45분과 17시 55분에 혈압, 심박동수 등 환자 상태가 안정된 것으로 기록되어 있는데 18시에 갑자기 타 병원으로 이송하였고 타 병원 도착 시에는 환자가 심정지와 호흡정지 상태에 있었던 것을 볼 때 18시를 전후하여 환자 상태에 변화가 있었을 것으로 추정되나 진료기록부 상으로는 그 내용을 알 수가 없습니다. 결론적으로 수술병원에서 마취와 수술 전의 환자 검사, 마취와 수술 중의 환자 상태 감시 및 청색증과 경련 발생 직후에 시행한 처치들에 대한 기록이 충분하지 못하여 사실관계 파악에 한계가 있습니다.

03

수술 합병증 관련 사례

§ 사례1 산부인과

I. 사건 개요

(1) OO병원

김OO(39세 여자)는 2005년 11월 26일 OO병원에서 자궁에 2.4×2㎝ 크기의 자궁근종이 있다는 진단을 받고 외래 추적관찰을 하던 중, 2009년 2월 21일 광명 OO산부인과에서 자궁근종이 2개가 있고 크기도 계속 커지므로 자궁근종을 절제하는 것이 좋겠다는 담당 의사의 권유를 받았습니다.

(2) OO OO병원

이에 김OO는 2009년 3월 21일 OO OO병원에서 초진을 받고 같은 해 4월 7일 외래로 와서 같은 해 4월 10일 자궁근종 절제술을 받기로 하였습니다. 김OO는 4월 10일 수술을 위해 9시 30분에 OO OO병원에 입원하였고, 병원에서 수술 전 조치를 받고 10시 30분에 수술실로 내려간 후 11시에 수술실로 들어갔습니다. 이후 12시경 의사는 수술실에서 나와서 망인의 기도가 기형인지, 목 때문인지, 턱 때문인지 모르지만 기도확보가 안 돼서 수술을 못했다고 말하고 다시 수술실로 들어갔습니다.

(3) 김OO의 심장정지 및 심폐소생술

수술을 마친 김OO는 17시 37분경 병실 502호로 올라왔습니다. 19시 4분경 간호사가 라운딩 도중 김OO의 전신이 창백해진 것을 발견하고, 혈압이 잡히지 않으며 맥박이 미약한 것을 확인하여 19시 6분경 의사에게 전화를 하였고, 의사는 19시 13분경에 도착하여 이후에 심폐소생술을 시작하였습니다.

(4) 심폐소생술에 의한 심장기능의 회복

위 심폐소생술 이후 김OO의 심장기능이 회복되었고, 심폐소생술을 담당한 의료진들은 이어 19시 30분경 김OO를 근처 OO대학교 의과대학 부속병원으로 이송하였으나, OO대학교 부속병원에서도 특별한 처치가 불가능하여 당일 23시 30분경에 서울 OO구에 소재한 OOO 대학교 OOOO병원으로 전원하였습니다.

(5) 저산소증에 의한 뇌손상

김OO는 위에서 본 바와 같이 심폐소생술의 성공으로 심장기능은 회복되었으나 심장이 멈춘 시간이 오래되어 뇌의 생존에 필요한 산소가 부족하여 뇌의 대부분이 괴사에 이르러 의식회복이 되지 않았고, 이로 인하여 2009년 4월 15일 14시경 사망하였습니다.

Ⅱ. 서울OO지방법원 제OO민사부 진료기록 감정촉탁 의뢰에 대한 회신 (1)

[2009가합 0000 손해배상(의)]

감정사항

1 김OO의 자궁근종 절제술을 위해 시행한 마취방법은 무엇이고, 그 마취방법은 어떻게 시행하는 것인지요?

▷ 시행한 마취방법은 척추마취와 경막외마취를 병행한 부위마취였으며, 3번과 4번 요추 사이에 경막외 카테터와 척추 카테터를 통해 각각 국소마취제를 주입하였습니다.

2 김OO에게 주입한 병행마취제는 무엇이고, 용량은 얼마인지요?

▷ 경막외마취를 위해서 경막외강으로 2% lidocaine 6㎖(120㎎)를 주입하였고, 척추마취를 위해서는 척추 내로 0.5% marcaine(bupivacaine) 10㎎을 주입하였습니다.

3 병행마취에 사용한 마취제의 용량은 적정했는지요?

▷ 마취제의 용량은 적정하였다고 생각합니다. 참고로 척추마취를 시행할 경우의 마취제 용량은 하복부 수술 때는 bupivacaine 12~14㎎, lidocaine 50~75㎎, 상복부 수술 시에는 bupivacaine 12~18㎎, lidocaine 75~100㎎을 사용합니다.

4 김OO의 병행마취에 있어서 사용한 마취제는 한 번에 주입하고 수술에 임하는 것인지 아니면 수술이 종료될 때까지 계속 카테터 등으로 계속 주입하는 것인지요?

▷ 병행마취에서 척추마취를 위해서는 국소마취제를 1회 주입하고 자침(needle)을 뽑으나 경막외마취는 1회 주입 후에도 카테터를 경막외강 내에 남겨두어 수술시간이 길어질 경우나 수술 후 통증 조절을 위하여 간헐적으로 약제를 투여하는 경우가 많습니다. 이 환자

의 경우에는 마취 중에 약제를 추가 투여한 기록이 없는 것으로 보아 경막외로도 1회 투여한 것으로 추정됩니다.

5 김OO가 수술 종료 후 병실로 온 시간이 언제인지요?

▷ 마취기록부에 18시 15분경 병실로 옮겨진 것으로 기록되어 있습니다.

6 김OO의 심장이 멈춰 간호사가 의사를 호출(notify)한 시간과 의사가 도착한 시간은 언제인지요?

▷ 보내온 진료기록부 내 사실 조회사항의 기초사실 부분에 의하면 의사를 호출한 시간은 19시 6분이었고 의사가 도착한 시간은 19시 13분으로 기록되어 있습니다(원 진료기록부에서는 글씨가 너무 흐려 정확한 호출 시간과 의사 도착 시간을 알기 어렵습니다).

7 김OO는 수술을 마친 후 병실에 도착하였을 당시에는 병행마취여서 의식이 있었으나 서서히 의식이 사라지면서 전신이 창백해지고 혈압이 잡히지 않으며 맥박이 미약하게 되었는바(호흡곤란은 없었습니다), 이 같은 현상은 어떤 경우에 발생할 수 있는지요?

▷ 진료기록부만으로는 갑자기 상태가 악화된 정확한 원인을 알 수 없으나 마취와 수술 중에는 환자 상태가 매우 안정되어 있었고 병실로 옮겨진 후에도 19시경까지는 환자 상태가 안정되었던 것으로 보아 마취의 방법이나 투여된 국소마취제 때문에 상태가 갑자기 악화되었을 가능성은 매우 낮습니다. 다만 환자가 병실로 옮겨진 후부터 상태가 악화된 시점 사이에 심혈관기능에 영향을 미쳤을 어떤 원인이 있었을 것으로 추정할 뿐입니다.

8 김OO에게 수술 전 또는 수술 후 혈액학적 이상(지혈장애, 빈혈 등)이 있는지요?

▷ 지혈장애나 빈혈의 기록은 찾지 못하였습니다.

사실 조회사항

■ 마취시술에 관하여

1 척추마취 시 차단 높이에 영향을 미칠 수 있는 인자로는 무엇이 있고, 그 중 환자에게 강하게 영향을 미치는 인자는 무엇인지요?

▷ 척추마취의 범위에 영향을 주는 인자들은 다음과 같습니다. 이 중 ①, ②에서 기술된 인자들이 마취높이에 더 큰 영향을 미칩니다.

① 국소마취제의 특징

· 뇌척수액에 대한 국소마취제의 비중

· 국소마취제의 농도와 양(전체적인 주입량)

② 환자의 특성

· 신장 : 키가 클수록 척수의 길이도 길어지므로 더 많은 국소마취제가 요구됨.

· 복강내압 : 복강 내 압력이 높을수록 마취제의 양을 줄여야 함.

· 환자의 자세 : 주입되는 국소마취제의 비중과 함께 고려하여야 함. 고비중액을 주입한 후 두부하강 체위(head down position)를 취하면 마취의 높이가 올라가고 두부거상

체위(head up position)를 취하면 마취의 높이가 낮아짐.

③수기

- 천자부위 : 천자부위가 높을수록 마취의 높이가 올라감.
- 주입속도 : 주입속도가 빠를수록 마취의 높이가 올라감.

2 김OO에게 사용한 척추마취제와 경막외 마취제의 비중은 어떠한지요?

▷ 마취기록지에 의하면 사용한 척추마취제는 0.5% marcaine(bupivacaine) 10㎎이었고 경막외마취제는 2% lidocaine 6㎖를 경막외강 내로 투여한 것으로 기록되어 있습니다. 기록만으로 볼 때는 포도당 용액과 섞어 사용하였는지 여부를 확실히 알 수 없으나, 척추마취나 경막외마취 시 이러한 국소마취제는 대부분 5% 포도당 용액과 섞어 고비중 용액으로 만들어 사용하는 것이 일반적이며, 약제 자체가 고비중 용액으로 상품화되어 있는 경우가 많으므로 기록지상에서는 나타나 있지 않으나 고비중 용액으로 만들어 사용하였을 것으로 추정됩니다.

3 병행마취 시 경막외마취에 사용되는 마취제의 용량은 척추마취에 사용되는 용량의 몇 배인지요?

▷ 척추마취나 경막외마취를 각각 단독으로 시행할 경우에는 경막외강이 넓기 때문에 척추마취에 비해 경막외마취 시에 더 많은 용량의 마취제가 필요하나 경막외마취는 마취유지시간이나 마취 범위(높이)에 따라 추가 투여가 가능하기 때문 용량을 일률적으로 말하기는 어렵습니다. 병행마취 시에는(이때는 척추마취가 주 마취방법이고 경막외마취는 보조마취 또는 수술시간이 오래 걸리거나 수술 후 통증 관리를 목적으로 사용하는 경우가 많음) 척추마취제의 사용량과 그에 따른 척추마취에 의한 마취효과, 수술시간에 따라 경막외마취의 투여량이 조절되기 때문 역시 일률적으로 말하기는 어렵습니다.

4 척추마취와 경막외마취의 경우 마취제의 밀도를 주의 깊게 조절하여 사용하는 이유가 무엇인지요?

▷ 마취제의 밀도는 마취제의 농도나 비중을 말하는 것인데 질문 내용이 무엇을 의미하는지를 정확하게 알 수 없습니다. 마취제의 비중은 환자의 자세 변화에 따라 마취의 범위(높이)에 큰 영향을 주며, 농도는 마취 범위, 마취유지 시간, 마취제에 의한 합병증(독성 등) 발생에 영향을 줄 수 있기 때문에 주의 깊게 조절하여 사용하여야 합니다.

5 고비중 마취제로 요추에 병행마취를 시행하고 수술대에서 환자의 머리를 내리고 다리 부분을 올리는 경우 전척추마취로 이행할 가능성이 있는지요?

▷ 마취 시행 후 마취의 범위가 일정한 높이에서 고정될 때까지 충분한 시간(15~30분 정도)을 기다린 후 마취의 높이가 고정된 것을 확인하고 환자 자세 변화(머리 부위를 내리는 자세 포함)를 취하면 전척추마취로 이행될 가능성은 거의 없습니다. 그러나 과량과 고비중의 국소마취제를 투여 후 마취 범위가 고정되기 전에 급격히 머리를 떨어뜨리는 자세를 취할 경우에는 전척추마취의 발생 가능성을 배제할 수 없습니다.

6 경막외마취를 하였으나 수기를 시행한 의사의 경험 부족으로 경막외마취 주사침이 척수강 내에 들어가 척추마취에 이를 가능성이 있는지요?

▷ 경막외마취 시 경막이 천자되어 척수강 내로 국소마취제가 들어가 척추마취가 될 가능성은 드물기는 하지만 항상 존재합니다.

7 경막외마취에 사용되는 마취제가 척수강 내로 들어가 척추마취에 이르는 경우 어떠한 증상이 발생되는지요? 그리고 전척추마취제의 증상은 어떠한지요?

▷ 경막외마취 시 경막이 천자되어 척수강 내로 국소마취제가 들어가는 경우에는 투여된 약제의 용량에 따라 척추마취 시에 발생하는 합병증의 여러 증상(혈압하강, 호흡억제, 구역 및 구토, 두통 등)이 나타날 수 있으며 가장 주의하여야 할 합병증은 전척추마취의 발생입니다. 전척추마취의 증상은 척수신경이 모두 차단되어 혈압하강, 느린맥, 호흡정지와 심한 경우에는 의식소실이 나타날 수 있습니다.

8 척추마취의 경우 마취된 범위가 흉추 1번 또는 그 이상 올라가게 되면 이떤 생리적 변화가 생기고, 순환계 및 호흡계는 어떤 변화가 발생하는지요?

▷ 척추마취에서 마취 높이가 흉추 1번 이상으로 올라가면 순환계는 교감신경 차단에 의한 말초혈관 확장에 따른 정맥환류의 저하로 혈압하강, 미주신경 긴장의 항진으로 느린맥이 발생하고, 호흡계는 호흡에 관여하는 늑간근(intercostal muscle)과 횡격막 신경이 마비되어 호흡억제 내지 호흡정지가 나타나고 심한 경우에는 의식소실이 나타날 수 있습니다.

9 전척추마취 증상이 발생하는 경우 환자에 대해 어떠한 조치를 취해야 하는지요?

▷ 혈압하강에 대해서는 충분한 수액과 혈압상승제를 투여하여 혈압을 유지시키고, 느린맥에 대해서는 항콜린성 약제인 atropine을 투여하며, 호흡억제 시에는 마스크로 산소를 투여하고 보조호흡을 해주며, 호흡정지가 나타날 때는 즉시 기관 내 삽관을 하고 산소로 인공환기를 시행해주어야 합니다.

10 경막외마취에 사용되는 마취제가 척수강 내로 들어갔을 때, 수술받는 환자의 위치가 바로누운 자세(supine position)인 경우 바로 전척추마취 증상이 나타나는지요? 아니면 마취제가 척수강을 타고 위쪽(호흡근과 심장근을 지배하는 부위)으로 올라가는 경우, 그 마취제가 올라오는 속도에 따라 천천히 호흡근과 심장근을 지배하는 신경에 영향을 미쳐 전척추마취가 발생하는지요?

▷ 경막외마취에 사용되는 마취제가 척수강 내로 들어갔을 경우에도 바로 전척추마취가 일어나는 것은 아닙니다. 투여된 약제의 용량, 비중, 환자의 자세가 주로 전척추마취의 발생에 영향을 주기 때문에 고비중 약제를 과량투여하거나 빨리 두부하강 자세를 취했을 경우에는 전척추마취를 유발할 가능성이 있으며 따라서 전척추마취 증상이 나타날 수도 있습니다. 척추마취는 대부분 15분 이내에 생리적 변화가 발생하고 경막외마취의 경우에도 20분 이내 약제의 효과가 나타나기 때문에 마취제 투여 후 30분 정도까지는 전척추마취의 발생 여부를 알기 위해 환자의 상태 변화를 면밀히 관찰하는 것이 중요합니다. 문항에서

언급한 것처럼 마취제가 척수강을 타고 위쪽(호흡근과 심장근을 지배하는 부위)으로 올라가 그 마취제가 올라오는 속도에 따라 천천히 호흡근과 심장근을 지배하는 신경에 영향을 미쳐 뒤늦게(약제 주입 2~3시간 후) 전척추마취가 발생하는 경우는 매우 드뭅니다.

11 전척추마취 증상이 마취가 종료된 후 병실에 온 이후에도 발생할 수 있는지요?

▷ 위의 문항에서 답한 것처럼 국소마취제를 적절한 농도와 용량으로 적정부위에 투여하고 마취 시행 후 마취의 범위가 일정한 높이에서 고정될 때까지 충분한 시간(15~30분 정도)을 기다린 후 마취의 높이가 고정된 것을 확인하고 환자 자세 변화(머리 부위를 내리는 자세 포함)를 취하면 전척추마취로 이행될 가능성은 매우 낮습니다. 간혹 드물게 수술 시작 후에 발생할 가능성은 있으나 수술이 끝나고 병실로 환자가 옮겨온 이후 시간(이 환자의 경우 약제 주입 후 3시간 경과)에 전척추마취가 발생하였을 가능성은 매우 낮다고 생각합니다.

12 전척추마취 증상이 발생한 경우 어떠한 조치를 취해야 하고, 조치를 취하기 위해서는 어떠한 의료기기 등이 있어야 하는지요?

▷ 혈압하강에 대해서는 충분한 수액과 혈압상승제를 투여하여 혈압을 유지시키고, 느린맥에 대해서는 항콜린성 약제인 atropine을 투여하며, 호흡억제 시에는 마스크로 산소를 투여하면서 보조호흡을 해주어야 하고, 호흡정지가 나타날 때는 즉시 기관 내 삽관을 하고 산소로 인공환기를 시행해주어야 합니다.
필요한 조치를 해주기 위해서는 각종 수액제제들, 혈압상승제, 항콜린성약제, 산소 등 약제들과 의료기로는 먼저 산소를 투여할 수 있는 장비(산소탱크, 마스크, Ambu bag, 기관 튜브, 후두경 등)가 필요합니다.

13 전척추마취를 방지하기 위해서는 환자의 머리 쪽을 올려줘야 하는지요, 아니면 내려줘야 하는지요?

▷ 고비중의 국소마취제를 사용하였을 경우에는 상체 쪽으로의 마취제의 이동을 막기 위해 머리 쪽을 올려주어야 하고 저비중의 마취제를 사용하였을 경우에는 머리 쪽을 내려주는 것이 고부위 마취를 피할 수 있는 방법입니다.

14 일반적으로 수술 중 환자의 수술테이블의 높이나 기울기 등은 누가 조작하는지요?

▷ 대부분 수술 의사의 요청에 의해 마취과 의사나 수술실 간호사가 조작합니다.

15 복강경으로 자궁근종 절제술을 시행 시 산부인과 의사들이 복강의 구조물로 인해 자궁의 시야 확보를 위해 환자의 머리를 아래로 내리도록(head down, 수술대의 환자 머리 쪽을 아래로 내리고 자궁 쪽을 올려 시야를 확보하는 방법) 수술 테이블의 위치를 조절하는 마취과 의사 등에게 요구하는지요?

▷ 수술 중 수술 시야 확보를 위해 수술 의사가 수술 테이블의 위치 조절을 마취 의사에게 요구하는 경우가 있습니다.

16 김OO에게 사용한 마취제의 작용시간은 어느 정도인지요?

▷ 척추마취 때는 lidocaine은 2% 용액을 3.5~5㎖(75~100㎎)을 투여하였을 경우 작용 지속시간이 1시간 정도이고, bupivacaine은 0.5% 용액을 2.4~3.6㎖(12~18㎎) 투여하였을 경우 1.5~2시간 정도이며, 경막외마취 때는 lidocaine은 2% 용액을 20~30㎖ 투여 시 80분~2시간, bupivacaine은 0.5~0.75% 용액을 20~30㎖ 투여 시 2~4시간 정도 유지됩니다. 따라서 이 환자의 경우는 척수강 내로 투여한 bupivacaine(0.5% 10㎎)은 작용시간이 1시간 이내이고 경막외로 투여한 lidocaine(2% 6㎖)도 2시간 이내였을 것으로 추정합니다.

17 병행마취(경막외마취+척추마취)로 인한 수술 종료 후 사용한 마취제의 작용시간까지 환자에게 마취제의 잔류효과에 의한 증상이 발생하는지 여부를 관찰하여야 하는지요?

▷ 환자가 수술 후 회복실에 머물 때까지는 마취 의사가 환자 상태 변화를 관찰하나, 환자가 병실로 옮겨간 후에는 수술 의사가 환자 상태를 관찰하는 것이 일반적입니다. 그러나 수술 직후에나 회복실에서 환자 상태에 이상이 있을 경우에는 마취 의사와 수술 의사가 함께 환자 관리를 하여야 합니다.

▪ 심폐소생술에 관하여

1 사람이 뇌에 몇 분 정도 산소가 공급되지 않는 경우 뇌에 비가역적인 손상이 올 수 있는지요?

▷ 정상인에서 산소가 공급되지 않는 경우 뇌에 비가역적인 손상이 올 수 있는 시간은 약간의 개인별 차이는 있으나 대략 4~5분 정도이며 이 시간 이상 산소공급이 중단되면 비가역적 뇌손상을 받을 수 있습니다.

▪ 기타

1 정상 성인의 정상 심박동수(heart rate)의 횟수는 몇 번인지요?

▷ 정상 성인의 분당 심박동수는 연령과 개인에 따라 약간의 차이가 있으나 분당 60~100회 정도의 범위(80±20회/분)내의 심박수는 대부분 정상으로 간주합니다.

2 이 건 김OO의 경우 38세 1개월의 젊은 나이이고, 신체에 장애가 없는 젊은 여성이며, 수술시간이 1시간 30분에 불과하였고, 전신마취가 아닌 요추부위에서의 척추마취로 수술을 받은 사람임에도 수술 후 점차 호흡억제와 혈압하강 및 그로 인한 저산소증의 발현이 있었는 바, 심장과 폐에 아무런 이상이 없는 경우 마취제의 잔류로 인하여 위와 같은 결과가 발생할 수 있는지요?

▷ 이 환자의 경우는 여러 상황들(사용한 국소마취제의 농도와 용량, 투여 부위, 마취 및 수술 중의 환자 상태, 환자의 상태가 악화된 시간)을 종합해볼 때 마취제의 잔류효과로 위와 같은 결과가 발생하였을 가능성은 매우 낮을 것으로 생각합니다.

Ⅲ. 서울OO지방법원 제OO민사부 진료기록 감정촉탁 의뢰에 대한 회신 (2)

[2009가합 0000 손해배상(의)]

진료경위

(1) 39세의 여자 환자는 4월 10일 16시 15분경 병합마취(척추마취, 경막외마취)로 자궁근종 절제술을 시작하여 17시 37분경 수술을 종료하고 병실로 이송하였고, 18시 15분경 혈압 110/60 mmHg, 맥박 78회/분으로 확인되었습니다. 환자의 침대는 간호사실에서 2m 정도 떨어져 있는 근접한 거리에 있고, 병실문이 항상 열린 상태로 있어서 18시 48분경 간호사 인계 중 환자에게 별다른 문제가 없음을 확인하였고, 18시 56분경 퇴근하던 간호사가 병실에 있는 환자에게 상태가 괜찮은지 확인하였는데, 위 당시 환자는 별다른 이상증세 없이 명료한 상태로 침상에서 안정 중이었습니다.

(2) 피고병원 간호사는 19시 4분경 간호사실에서 환자를 보는데 갑자기 청색증 소견을 보여, 병실에 들어가서 환자를 확인한 결과 전신에 청색증이 있고 맥박이 미약하여 산소공급, 심장마사지 등 심폐소생술을 시행하여 19시 20분경 혈압 140/80, 맥박 104회, 피부색이 분홍색으로 회복되었으나 의식이 회복되지 않고, 심폐정지에 대한 정밀 검사 및 집중치료가 필요하여 OO대병원으로 전원하였습니다.

(3) 이후 환자는 OO대병원에서 OOO 서울OO병원으로 전원하여 심폐소생술 후 증후군으로 진단받고 인공호흡기 치료를 하던 중 4월 15일 14시경 다발성 장기부전으로 사망하였습니다.

(4) 부검감정서(별첨)에 의하면, "환자는 종아리 깊은 정맥에 형성된 혈전이 자궁근종 수술 후 떨어져 나와 허파동맥의 내강을 폐쇄하는 혈전색전증이 발생하여 4월 10일 전신 청색증과 의식소실이 나타났을 가능성이 있고, 심장동맥 내강의 고도협착(80% 가량 좁아짐)이 크지 않은 혈전색전증으로 인한 사망 가능성을 높였을 가능성이 추정되며, 경막외 및 척수 혼합마취와 관련된 의료사고 가능성은 사후 평가할 단서가 없고, 사망 전에 앓고 있던 하시모토씨 갑상샘염은 그 자체가 사망에 이를만한 질병이 아니며, 허파동맥 및 오른쪽 심실에 형성된 혈전은 기 형성되었던 것이 치료기간 중 악화되었을 또는 커졌을 가능성이 배제되지 않음"이라고 하면서 "허파동맥 혈전색전 가능성이 있음"이라고 하였습니다.

감정사항

■ 피고병원 진료기록에 대하여

1 폐색전증의 임상증상은 호흡곤란, 흉막성 통증, 기침 등이고, 증후로는 빈호흡, 빠른맥, 수포음 등이 동반될 수 있다고 하는데, 이 사건 수술 전에 환자에게 위와 같은 증상이 전혀 없었다면, 환자에게 폐색전증이 있다고 볼 수 있는지요?

▷ 이 환자의 수술 전 증상이나 증후로 보아 수술 전에는 폐색전증이 존재하지 않았을 것으로 생각합니다.

2 피고병원은 환자에게 자궁근종 절제술을 시행하였는데, 이러한 자궁근종 절제술이 폐색전증을 유발하거나 촉진 또는 악화시키는 인자로 작용할 수 있는지요?(39세된 환자에 대하여 자궁근종 절제술을 시행하는 경우 폐색전증 발생가능성이 높은지요?)

▷ 정상 환자에서는 자궁근종 절제술 자체가 폐색전증을 유발하거나 촉진 또는 악화시키는 인자로 작용하지는 않을 것으로 생각하나 심부 정맥혈전증(deep vein thrombosis)을 가진

환자에서는 수술자체가 폐혈전증을 유발하는 요인이 될 수 있습니다.

참고로 심부 정맥혈전증 및 폐색전증과 관련된 인자들은 다음과 같습니다.

· 장기간 침대에 누워 지내는 경우
· 출산 직후의 산모
· 하지골절 혹은 하지수술(정형외과 수술 등)
· 심부전 환자(심박출량의 감소)
· 비만
· 장시간이 소요되는 수술
· 환자가 응고항진성(hypercoagulability)을 가진 경우

3 통상적으로 자궁근종 절제술을 시행함에 있어 폐색전증의 가능성에 대비하여 수술을 하지 않거나, 수술방법을 달리하는 경우가 있는지요?

▷ 수술 전 환자평가에서 특별한 폐색전증 유발위험성이 없는 환자에서는 자궁근종 절제술을 시행함에 있어 폐색전증의 가능성에 대비하여 수술을 하지 않거나, 수술방법을 달리하는 경우는 없습니다. 그러나 수술 전 환자가 폐색전증 발생 위험요인(심부 정맥혈전의 존재)을 가진 것을 알았다면 예방을 하는 것이 가장 중요합니다. 예방을 위해서는 고위험군 환자에서는 수술 전이나 수술 직후 heparin을 투여하고, 수술 직후에는 경구용 항응고제인 warfarin, aspirin의 복용과 함께 조기보행을 하면 수술 후 폐혈전증 발생의 위험을 감소시킬 수 있습니다.

4 자궁근종 절제술을 시행함에 있어 폐색전증의 발생가능성에 대비하여 취하여야 할 조치가 있는지요?

▷ 위 문항에서 답한 것처럼 수술 전 환자가 폐색전증 발생 위험요인을 가진 것을 알았다면 예방을 하는 것이 가장 중요합니다. 예방을 위해서는 고위험군 환자에서는 수술 전이나 수술 직후 heparin을 투여하고, 수술 직후에는 경구용 항응고제인 warfarin, aspirin의 복용과 함께 조기보행을 하면 수술 후 폐혈전증 발생의 위험을 감소시킬 수 있습니다.

5 피고병원은 환자에게 자궁근종 절제술을 시행함에 있어, 병합마취로 척추마취와 경막외마취 방법을 선택하고 마취제로는 척추마취제인 0.5% 부피바케인 10mg, 경막외마취로 2% 리도카인 6mℓ(120mg)를 투여하였는데, 위와 같은 마취방법이나 마취제가 환자에게 폐색전증을 유발하거나 악화시키는 요인으로 작용할 수 있는지요?

▷ 마취방법이나 사용된 국소마취제가 환자에게 폐색전증을 유발하거나 악화시키는 요인으로 작용할 가능성은 없습니다.

6 피고병원는 16시경에 마취를 한 후 16시 15분경에 수술을 시행하였고, 17시 37분경 수술을 종료하였으며, 수술시간 내내 5분 간격으로 혈압과 맥박을 측정한 결과 마취 시행 전후의 혈압이 120/60mmHg였고(수술 종료 시 혈압은 110/60mmHg이었음), 수술시간 내내 혈압이 110/60mmHg로 유지하고 있었는데, 위 수술 도중에 환자에게 폐색전증이 발생하였다고 볼 수 있는지요?

▷ 마취 및 수술 중의 환자 생체활력증후(vital signs)의 변화를 볼 때 수술 중에 폐색전증이 발생하지는 않았을 것으로 추정합니다.

7 위와 같은 활력증후로 볼 때, 환자가 수술 종료 후에 폐색전증이 발생하리라고 예견할 수 있는지요?

▷ 이 환자에서는 수술 종료 후에 폐색전증이 발생하리라고 예상하기는 힘들었을 것으로 생각합니다.

8 부검감정서에 의하면 "경막외마취 및 혼합마취와 관련된 의료사고 가능성은 사후에 평가할 단서가 없고(…)"라고 하였는데, 위와 같은 마취방법, 마취용량, 마취 도중 환자의 상태, 마취 후의 환자의 상태 등에 비추어 보았을 때, 경막외마취 및 혼합마취가 환자의 폐색전증 또는 환자의 사망에 기여하였다고 볼 만한 근거가 있는지요?

▷ 경막외마취 및 혼합마취가 환자의 폐색전증 또는 환자의 사망에 기여하였다고 볼 만한 근거는 없습니다. 폐색전증 발생 위험군 환자의 일부 수술에서는 전신마취에 비해 부위마취 방법(특히 경막외마취)이 심부 정맥혈전(deep vein thrombosis)이나 폐색전증 발생위험을 감소시킨다는 보고도 있습니다. 그러나 부위마취는 항응고제의 잔류효과가 있거나 출혈시간이 연장되는 환자에서는 금기입니다.

9 환자는 17시 37분경에 수술 후 병실로 옮겨간 후, 18시 15분경까지 혈압이 정상을 유지하고 있다가, 갑자기 19시 4분경에 청색증 소견이 있고, 맥박이 미약하였는데, 수술시간 및 수술 이후의 회복 과정에서의 활력증후 등에 비추어 볼 때 환자에게 갑자기 폐색전증이 발생하리라 예견할 수 있는지요?

▷ 환자의 생체활력증후가 정상을 유지하고 있는 상황에서 폐색전증 발생가능성을 예견하기는 힘들었을 것으로 생각합니다.

10 부검감정서에 의하면 "허파동맥 혈전색전증 가능성이 있음"이라고 기재되어 있는데, 이 사건 수술 전, 후의 상황에 비추어 위 폐색전증이 이 사건 자궁근종 및 자궁근종 절제술과 관련하여 발생한 것으로 볼 수 있는지요?

▷ 이 환자에서 폐색전증의 발생이 자궁근종 및 자궁근종 절제술 자체와 직접 관련되었을 가능성은 낮을 것으로 생각합니다. 그러나 수술 전 발견되지 않았던 하지의 심부 정맥혈전(부검감정서 소견)이 어떤 원인으로 떨어져 나와 폐동맥을 막아 폐혈전색전증이 발생하였을 가능성은 있습니다.

11 (폐색전증이 자궁근종 등과 관련이 있다면) 이는 피고병원이 수술 전, 후에 환자에 대한 관리를 소홀히 하였기 때문에 발생한 것으로 볼 수 있는지요?

▷ 위 문항에서 답변한 것처럼 이 환자에서 폐색전증의 발생이 자궁근종 및 자궁근종 절제술 자체와 직접 관련되었다고 보기는 어려우나 환자 부검소견에서 하지의 심부정맥에서 혈전이 발견된 것으로 볼 때 다른 수술을 시행하였더라도 폐색전증이 발생하였을 가능성은 있습니다. 이 환자에서 폐색전증의 발생 원인이 환자 관리 소홀이라고 볼 수는 없을

것으로 생각합니다.

12 피고병원이 전신마취를 하였다면 폐색전증이 발생하지 않았을 것이라고 보이는지요?

▷ 마취방법이 폐색전증의 발생에 미치는 영향은 거의 없기 때문에 이 환자에서 부위마취 대신 전신마취를 시행하였다고 하더라도 폐색전증이 발생하지 않았을 것이라고 생각하기는 어렵습니다. 폐색전증 발생 위험군 환자의 수술에서는 전신마취에 비해 부위마취 방법이 심부 정맥혈전(deep vein thrombosis)이나 폐색전증 발생위험을 감소시킨다는 보고도 있습니다. 그러나 부위마취는 항응고제의 잔류효과가 있거나 출혈시간이 연장되는 환자에서는 금기입니다.

▪ 심장동맥 앞심실 사이가지의 내강이 동맥경화로 최대 80% 좁아진 부검소견

1 심장동맥경화로 내강이 최대 80%가량 좁아진 경우 그 예후는 어떠한지요?

▷ 좌측 심장의 앞심실 사이가지(left anterior descending coronary artery : LADCA)는 좌측 주관상동맥(left main coronary artery)의 주요 가지로서 주로 좌측 심실의 앞쪽 벽(anterion wall)과 심실중격(interventricular septum)에 산소와 영양분을 공급하는 혈관으로 80% 정도 좁아진 경우 좌심실의 심근경색 발생 가능성을 높힐 수 있으며 더 악화되어 혈류의 흐름이 막힐 경우 심정지까지 초래할 수 있습니다.

2 위 상태일 경우 혈전색전증으로 인한 사망 가능성은 어떠한지요?

▷ 이러한 상태에서 혈전이 심장이나 하지의 심부정맥으로부터 떨어져 나와 폐동맥이나 주요 관상동맥 혈관(앞심실 사이가지 포함)을 막을 경우 혈전색전증으로 인한 심정지 내지 사망 가능성은 항시 존재할 수 있습니다.

3 위 상태일 경우 심전도 검사에서 별다른 이상이 없이 나타날 수 있는지, 즉 심장동맥경화로 내강이 좁아지더라도 별다른 임상증상이 나타나지 않고, 심전도상 정상소견을 보이기도 하는지요?(이 사건 수술 과정에서 별다른 문제가 없었다는 것은 수술 전 검사 또는 수술 중의 심전도가 정상이었다는 것인지, 즉 수술의 금기증이 아니라는 것을 의미하는 것인지요?)

▷ 기본 심전도 검사에서는 관상동맥질환을 가진 환자들(앞서 심근경색의 병력을 가지지 않았던 환자들)이 25~50%에서 정상 심전도소견을 보이는 것으로 되어 있습니다. 따라서 심장질환의 병력이나 증상이 없었던 환자에서는 기본 심전도 검사만으로 심장(관상)동맥경화의 존재와 심한 정도 여부를 알기는 힘들며 관상동맥질환이 의심되는 환자의 경우에는 더 정밀한 심장 검사가 필요합니다.

4 부검 시 혈전색전증 소견을 볼 때, 지궁근종 절세술을 시행하지 않았다면 폐색전증이 발생하지 않았을 것으로 보는지요?

▷ 이 환자에서 자궁근종 절제술이 폐색전증 발생에 직접적인 영향을 마쳤을 것으로는 생각되지 않으나 이 환자처럼 하지에 심한 정맥혈전증을 가진 경우에는 수술을 받지 않더라

도 어떤 움직임이나 운동만으로도 갑자기 혈전이 떨어져 나가 폐동맥이나 관상동맥을 폐쇄시켜 심정지 내지 사망을 초래할 수 있습니다. 따라서 수술을 하지 않았을 경우, 이 환자에서 폐색전증이 발생하지 않았을 것인가에 대해서는 판단하기가 어렵습니다.

Ⅳ. 서울OO지방법원 제OO민사부 진료기록 감정결과 보완촉탁에 대한 회신 (3)

[2009가합 0000 손해배상(의)]

사실 조회사항

1 경막외마취 시 사용하는 리도케인의 상용량(㎎)은 얼마이고 위 상용량을 사용하였을 시 효과 발현시간 및 작용시간은 얼마나 되는지요?

▷ 경막외마취에 사용하는 리도케인(lidocaine)의 용량은 1~2% 농도로 15~30㏄를 투여하며, 최대용량은 500㎎이고 작용 발현시간은 5~15분, 작용시간은 30~90분 정도입니다.

2 척추마취 시 사용하는 bupivacaine의 상용량(㎎)과 최대용량(㎎)은 얼마이고 위 상용량을 투여하였을 시 효과 발현시간 및 작용시간은 얼마나 되는지요?

▷ 척추마취 시 사용하는 bupivacaine의 상용량(㎎)은 0.5% 용액은 3~4㏄, 0.75% 용액은 2~3㏄를 주입하며 최대용량은 15~20㎎ 사이이고 작용시간은 90~200분 정도입니다.

3 척추마취나 경막외마취 시 마취제 주입 후 수술시간이 길어지는 경우 마취제의 추가투입은 마취과 의사가 전적으로 알아서 주입하는지, 아니면 수술 집도의가 요구하여 주입하는지요?

▷ 수술시간이 길어지는 경우, 어느 정도 길어질 것인가에 대한 판단을 하기 위하여서는 수술 의사와 마취 의사간에 의견 교환이 있을 수 있으나 마취제의 추가 투여 여부는 마취 의사가 결정하는 것이 원칙입니다.

4 경막외마취 시 마취제 투입은 예상 마취 지속시간 유지를 위한 마취용량을 1회에 모두 주입하는지, 아니면 예상 마취 지속시간의 2/3 정도에서 초회 용량의 1/2 정도를 추가로 투여하는 등 수차례에 나누어 투입하는지요?

▷ 경막외마취 시 국소마취제의 투여방법은 1회에 마취 지속용량을 모두 투여할 수도 있고 경막외강에 카테터를 삽입한 경우에는 수술이 연장되거나 수술 후의 통증 조절을 위하여 여러 차례 간헐적으로 나누어 투여할 수도 있습니다. 즉 수술이 연장될 경우에는 적절한 마취 높이를 유지하기 위해 추가 용량을 주입하는데, 대개 마취 높이가 1~2피부분절 정도 떨어질 때 또는 예상 마취 지속시간의 2/3 정도에서 초회 용량의 1/2 정도를 추가로 투여합니다. 그러나 나누어 투여할 경우에도 초회 투여는 마취 지속용량을 투여하는 경우가 대부분이고 반복적인 주입은 내성이나 속성내성을 유발할 수 있습니다.

5 수술이 길어질 경우 마취과 의사가 경막외마취제를 추가로 투입할 수 있는지요?

▷ 수술이 길어져 예상했던 마취약제의 효과가 사라질 경우 경막외 카테터를 통해 약제를 추가로 투여할 수 있습니다.

6 망 김OO에게 주입한 경막외마취제인 lidocaine 6㎖(120㎎)가 척수마취제인 bupivacaine 10㎎과 별도로 용량이 척수강 내로 들어갔을 경우 어떤 일이 발생하는지요?

▷ lidocaine 120㎎이 척수강 내로 들어갔을 경우 마취부위가 좀 더 위로 올라가 혈압이나 호흡상태에 영향을 미칠 가능성도 있으나 환자의 생체활력증후 변화를 면밀히 관찰한다면 큰 위험이 초래될 가능성은 적다고 생각합니다.

7 망 김OO의 경우처럼 자궁근종 절제술 시 척추마취와 경막외마취를 위해 주입하는 주사부위는 요추 몇 번 사이인지요?

▷ 대부분 요추 3번, 4번 사이나 4번, 5번 사이에 국소마취제를 주입합니다.

8 자궁근종 절제술 시 척추마취에 사용한 bupivacaine의 마취부위에 따른 교과서적인 용량과 지속시간은 얼마인지요?

▷ 하지나 회음부(perineum) 수술 시에는 4~10㎎, 하복부 수술 시에는 12~14㎎, 상복부 수술 시에는 12~18㎎을 주입하며 bupivacaine 단독 사용 시에는 작용 지속시간이 90~120분이며 epinephrine을 첨가하였을 시에는 100~150분으로 연장됩니다. 자궁근종 절제술은 하복부 수술에 해당됩니다.

9 경막외마취제가 척수강 내로 주입될 경우 마취시간이 연장될 수 있는지요?

▷ 일반적으로 척추마취는 경막외마취에 비해 작용 발현시간은 빠르나 작용 지속시간은 짧은 것이 특징입니다. 그러나 약제가 추가로 척수강 내로 주입될 경우 작용시간이 연장될 가능성은 있습니다.

10 자궁근종 절제를 위해 경막외마취와 척추마취의 병행마취를 하는 경우, 마취 종료 직후 마취가 풀려 정상으로 돌아오는지, 아니면 어느 정도의 시간이 지나야 마취가 풀려 정상으로 돌아오는지, 정상으로 돌아오는 시간은 얼마나 걸리는지요?

▷ 척추마취나 경막외마취하 수술의 경우 수술이 종료될 때 바로 국소마취제의 효과가 사라지는 경우도 있고 수술 후 어느 정도 시간이 지나서야 약효가 사라지는 경우도 있습니다. 이론적으로는 수술 종료와 동시에 약효도 사라지도록 하는 것이 바람직하나 수술 후 통증 조절의 측면에서는 약효가 좀 더 지속되는 것이 유리한 경우도 있습니다. 그러나 투여된 대부분의 국소마취제는 최대 작용시간 이후에는 마취약제의 효과가 사라지고 감각신경이나 운동신경이 정상으로 회복되기 때문에 수술 후 어느 정도 시간까지 약효가 지속되더라도 큰 문제가 되지는 않습니다.

11 김OO의 자궁근종 절제를 위한 마취기록에 의하면 17시 40분에 수술이 종료된 것으로 기재되어 있고,

환자가 위 수술 종료 직후 바로 병실로 이송된 것으로 기재되어 있습니다. 환자가 병실에 왔을 때 국소마취 부위가 모두 마취가 풀려 감각이 정상으로 돌아온 상태인지, 아니면 어느 정도의 시간이 경과되어야 마취가 회복되는지요?

▷ 이 환자의 경우 마취 시작 시간(16시)에서 수술 종료 시간(17시 40분)까지 100분이 걸렸으나 사용한 bupivacaine의 작용 지속시간의 범위가 넓어(90~200분) 진료기록부의 내용만으로는 환자가 병실로 이송되었을 시 마취제의 효과가 사라지고 감각이 정상으로 돌아왔는지 여부는 판단하기가 어렵습니다.

12 김OO에 대한 국소마취가 정상적으로 이루어진 경우 김OO가 수술 중 의식이 소실될 가능성이 있는지요?

▷ 척추마취나 경막외마취는 부위마취이기 때문에 마취 자체만으로는 의식소실이 일어나지 않습니다. 따라서 척추마취나 경막외마취가 정상적으로 이루어졌다면 수술 중 의식이 소실될 가능성은 없습니다.

13 김OO에 대한 자궁근종 절제술의 마취방법이 국소마취임에도 불구하고 수술 중에 김OO가 의식이 없어 수술 후 회복실에서 의식을 회복하였다면 수술 중 전척추마취로 인하여 의식이 소실된 것이라고 볼 수 있는지요?

▷ 위의 문항에서 답한 것처럼 부위마취 자체만으로는 의식이 소실되지 않으나 부위마취의 경우에도 환자의 불안을 해소시키기 위하여 부위마취 후 수면·진정제를 투여하는 경우가 가끔 있습니다. 이 환자의 경우는 마취기록상에 수면·진정제의 투여기록은 없기 때문에 수술 중 의식소실이 있었다면 그 이유를 알 수는 없습니다. 그러나 마취기록지를 볼 때 마취 후 수술이 끝날 때까지 1시간 40분 동안 환자의 혈압, 심박수, 호흡이 안정되어 있었고(혈압은 계속 95~120mmHg/50~60mmHg를 유지하였고 심박수는 60~70회/분, 호흡수는 10회/분의 자발호흡을 유지한 것으로 기록되어 있음), 전척추마취가 일어난 경우는 약제 주입 후 20~30분 내에는 증상이 발현되는 것이 대부분이므로 이 환자에서 전척추마취가 의식소실의 원인이라고 보기는 어려울 것 같습니다. 참고로 전척추마취는 과량의 국소마취제가 투여되거나 고비중의 국소마취제를 투여한 후 두부 하강 자세를 취하는 등의 원인으로 인해 마취 높이가 너무 높아지면서 척수신경이 모두 차단되어 혈압하강, 느린맥, 호흡정지와 심한 경우에는 의식소실까지 나타날 수 있는 척추마취의 심각한 합병증입니다.

V. 서울OO지방법원 제OO민사부 판결문

[2009가합 0000 손해배상(의)]

주문

1. 피고들은 각자 원고 강OO에게 20,000,000원, 원고 김OO, 김OO에게 각 2,000,000원 및 위

각 금원에 대하여 2009년 4월 10일부터 2011년 6월 10일까지는 연 5%의, 그 다음날부터 다 갚는 날까지는 연 20%의 각 비율에 의한 금원을 지급하라.
2. 원고들의 피고들에 대한 각 나머지 청구를 기각한다.
3. 소송 비용 중 3/4는 원고들이, 나머지는 피고들이 각 부담한다.
4. 제1항은 가집행할 수 있다.

청구 취지

피고들은 연대하여 원고 강OO에게 374,069,550원, 원고 김OO, 김OO에게 각 10,000,000원 및 위 각 금원에 대하여 2009년 4월 10일부터 이 사건 소장 송달일까지는 연 5%의, 그 다음날부터 다 갚는 날까지는 연 20%의 각 비율에 대한 금원을 지급하라.

이유

1. 기초사실

가. 당사자들의 지위

망 김OO(이하 '망인'이라고 한다)는 2009년 4월 10일 피고 강OO가 운영하는 OO시 소재 OOOO 병원(이하 '피고 병원'이라고 한다)에서 병행마취(경막외 마취와 척추마취를 병행하는 마취)하에 자궁근종 절세술을 받은 후, 같은 달 15일 사망하였고, 원고 강OO은 망인의 어머니, 원고 김OO, 김OO은 망인의 동생들이며, 피고 홍OO은 위 자궁근종 절제술(이하 '이 사건 수술'이라고 한다)을, 피고 정OO은 위 병행마취(이하 '이 사건 마취'라고 한다)를 각 시행한 의사이다.

나. 망인의 피고 병원 입원 및 치료 경과

1) 망인은 2005년 11월 26일 OO시 소재 OO병원에서 자궁에 2.4×2㎝ 크기의 자궁근종이 있다는 진단을 받았고, 2009년 2월 21일 OO시 소재 OO산부인과에서 5.5×4.8㎝와 3.9×3.8㎝ 크기의 자궁근종 2개가 있다는 진단을 받았으며, 같은 해 3월 21일 피고 병원에서 6~7㎝ 크기의 자궁근종 2개가 있다는 진단을 받았다.

2) 망인은 2009년 4월 10일 자궁근종 절제술을 받기 위하여 피고 병원에 입원하였고, 같은 날 16시경 요추 3번과 4번 사이에 2% 리도카인(lidocaine) 120㎎을 주입하여 경막외마취를, 0.5% 부피바카인(bupivacaine) 10㎎을 주입하여 척추마취를 각 받은 후, 같은 날 16시 15분경부터 17시 35분경까지 자궁근종 절제술(진단과 달리 6㎝, 4㎝, 3㎝ 크기의 자궁근종 3개가 발견되어, 이를 모두 절제하였다)을 받았으며, 같은 날 17시 37분경 입원실로 이동되었다.

3) 같은 날 19시 4분경 피고 병원의 간호사가 망인의 전신이 창백해지고(청색증), 혈압이 잡히지 않으며, 맥박이 미약한 것을 발견하여 망인에게 산소를 공급하고 심장을 마사지하는 등 조치하였고, 간호사로부터 연락을 받은 홍OO은 같은 날 19시 13분경 입원실에 도착하여 망인에게 기관 삽관 및 심폐소생술을 실시하였다.

4) 같은 날 19시 20분경 망인의 혈압 140/80, 맥박 104회/분, 피부색은 분홍색로 회복되었으나, 의식이 회복되지 않았고, 심폐정지에 대한 정밀검사 및 집중치료가 필요한 상태여서, 망인은 같은 날 19시 30분경 OO시 소재 OO대학교 의과대학 부속병원으로 전원되었다가, 위 병원에서도 망인을 위한 특별한 조치가 불가능하며, 같은 날 23시 30분경 서울 OO구 소재 OOO대학교 OOOO병원으로 다시 전원되어, 그곳에서 치료를 받았으나, 의식을 회복하지 못하고, 2009년 4월 15일 14시경 심폐소생술 후 증후군으로 인한 다발성 장기부전을 직접 사인으로 하여 사망하였다.

다. 관련 의학지식

1) 자궁근종 절제술

자궁근종은 자궁 평활근 내에 생기는 종양이며 양성질환으로, 자궁 평활근을 이루는 세포 중 하나가 비정상적으로 증식하여 자궁근종을 이루는 것으로 알려져 있다. 자궁근종의 치료는 크게 약물적 치료와 수술적 치료로 나뉘는데, 환자의 연령, 폐경 여부, 증상 유무, 환자의 선호도에 따라 치료 방법을 선택하게 된다. 약물적 치료의 경우 그 작용이 일시적이므로 치료가 끝나면 다시 근종의 크기가 커질 수 있고 여성 호르몬의 감소에 따른 부작용이 있을 수 있다. 수술적 치료에는 근종만 절제하는 근종절제술, 자궁 전체를 절제하는 자궁절제술 등이 있으며 출산을 원하는 여성의 경우 근종절제술을 하여 자궁을 보존한다.

2) 병행마취

척수강 내에 직접 마취액을 주입하는 척추마취와, 경막외강에 마취액을 주입하는 경막외마취를 병행하는 마취방법으로, 척추마취로 작용 발현시간을 빠르게 하고, 경막외강 내 카테터를 삽입하여 마취지속시간을 연장시키는 장점이 있다.

3) 전척추마취

척추마취나 경막외마취 시 모두 발생할 수 있는 합병증으로, 경막이 천자된 것을 모르고 마취제를 주입하거나, 손상된 경막을 통해 카테터가 이동하여 척수강 내로 다량의 마취제가 주입되는 등 경막외로 주입할 마취제가 부주의로 척수강 내로 주입되는 경우 주로 발생한다. 경막외마취제 상용량은 척추마취제 상용량의 10배 이상이므로, 경막외로 주입할 고용량의 마취제가 척수강 내로 주입되면 의도했던 마취부위를 넘어서서 그 윗부분까지도 마취가 되는 결과를 초래하여, 교감신경이 차단되면서 저혈압, 느린맥이나 호흡정지 등이 올 수 있다.

4) 폐색전증(허파동맥 혈전색전증)

색전(emboli)에 의하여 폐동맥의 순환이 폐쇄되는 질환이다. 색전증은 약 95%가 하퇴정맥, 대퇴정맥 및 장골정맥 등 하지(下肢)의 심부정맥에서 형성된 혈전(thrombi)에 의하며, 하지에서 떨어진 정맥혈전이 우심실을 거쳐 폐동맥계로 들어가 혈관을 폐쇄하게 되는 경우 폐색전증이 발생한다. 정맥혈전은 혈행이 지체될 때 잘 발생하기 때문에 심장질환, 만성 폐질환, 암과 같은 병을 앓거나, 무릎 관절 환자 또는 비만자에게 합병증으로 잘 생기고, 하복부의 수술, 골반·하지의 외상 및 골절이 있을 때도 혈전이 생기기 쉬운데, 이러한 고위험군의 환자가 어떠한 행동이나 운동이 시작된 직후 가슴의 통증, 호흡곤란 및 청색증 등의 증세를 보이며 순환계 허탈(쇼크)에 빠져 갑작스럽게 사망하는 경우 폐색전증이 의심된다. 폐색전증의 경우, 사망한 사람의 약 1/3이 1시간 이내에 사망한 것으로 되어있으며, 약 60%의 경우에는 전혀 예기치 못한 상황에서 사망하였고, 정확하게 진단이 이루어져 치료가 실시된 경우는 약 7%에 불과하다고 한다.

2. 손해배상책임의 발생 및 그 범위

가. 병행마취의 잘못으로 전척추마취가 발생하였다는 주장에 관하여

1) 원고들은, 피고 병원 의료진이 2009년 4월 10일 16시경 망인에 대하여 병행마취를 시행하면서 경막외로 주입되어야 하면 마취제가 척수강 내로 흘러들어가지 않도록, 경막외 천자침이 경막외강에 있는지, 아니면 경막을 뚫고 척수강 내까지 들어간 것인지 확인할 주의의무가 있었음에도, 이러한 주의의무를 게을리하여 경막외로 주입되어야 할 고용량의 마취제가 척수강 내로 주입되게 하였고, 이로 인하여 같은 날 19시 4분경 망인에게 전척추마취로 인한 호흡정지 등의 증상을 발생케 한 잘못이 있다고 주장한다.

살피건대, 피고 병원 의료진의 과실로 경막외로 주입되어야 할 고용량의 마취제가 척수강 내로 주입되었다고 인정할 아무런 증거가 없고, 오히려 앞서 채택한 각 증거에 변론 전체의 취지를 종합하여 인정되는 다음과 같은 사정, 즉 ① 전척추마취가 발생한 경우 그 증상은 마취 후 20~30분이 경과한 때 나타나는 사실을 인정할 수 있는데, 이 사건의 경우 마취 후 약 3시간이 경과해서야 망인에게 호흡정지 등 증상이 발생하였으므로, 이 증상이 전척추마취로 인한 것으로 보기 어렵다는 점[원고들은 망인에게 호흡정지 등 증상이 늦게 나타난 것에 대하여, 이 사건 자궁근종 절제술이 예상보다 긴 시간 지속되어서 위 수술이 끝나갈 무렵 피고 병원 의료진이 망인의 경막외에 삽입된 카테터를 통하여 다시 마취제를 주입하였기 때문이라고나, 위 수술 당시 망인의 머리 부위를 아래로 내리는 자세(두부하강 자세)로 수술하였기 때문에, 고비중의 마취제가 서서히 망인의 머리 쪽으로 이동하여 호흡정지 등 증상의 발현이 늦어졌을 가능성이 있다고 주장하나, 위 수술이 끝나갈 무렵 다시 마취제가 주입되었다고 인정할 아무런 증거가 없고, 이 사건 수술기록지(갑 4호증의 6)에는 망인은 똑바로 누운 자세(supine position)로 수술받았다고 기재되어 있으므로(설령 망인이 수술시 두부하강 자세였다고 하더라도, 마취제가 척수강 내로 주입되었더라면 3시간이나 지나서야 뒤늦게 전척추마취가 발생할 가능성은 매우 낮다), (원고의 위 주장들은 모두 받아들일 수 없다)], ② ㉠망인을 부검한 결과, 망인의 종아리기은 정맥 내부, 오른 허파 하엽쪽 허파동맥의 내강 및 심장의 우심실 등에서 혈전(thrombi, 허파동맥의 내강에서 발견된 혈종의 길이는 약 2㎝, 직경은 약 0.6㎝이다)이 발견되었고, 망인의 심장동맥 내강이 동맥경화로 인해 최대 80%까지 고도협착되어서 크지 않은 혈전으로도 색전증을 일으켜서 사망할 가능성이 높은 상태였으며, ㉡2009년 4월 11일 OOO대학교 서울 OO병원에서 망인의 폐를 CT촬영한 결과 혈전을 발견하지 못하였으나, 망인의 허파동맥 혈전색전증은 몸 중심부로부터 먼 쪽에 있는 허파동맥 가지에 형성된 것으로서 이러한 경우 환자 호흡에 따른 움직임, 혈전의 크기가 작음 등에 의해 진단이 되지 않을 수 있고, ㉢정상 환자에서는 자궁근종 절제술이나 마취방법 또는 사용된 마취제가 폐색전증을 유발하거나 촉진 또는 악화시키는 요인으로 작용하지는 않으나, 심부 정맥혈전증(deep vein thrombosis)을 가진 환자에서는 수술 과정에서 의료진의 잘못이 없었다고 하더라도 수술자체가 폐색전증을 유발하는 요인이 될 수 있는 사정(자궁근종 절제술이 아닌 다른 수술을 시행하였을 때에도 마찬가지이다) 등에 비추어 보면, 망인은 종아리 깊은 내부에 심부 정맥혈전증(deep vein thrombosis)을 가지고 있었는데, 이 사건 수술을 받으면서 위 종아리 내부에 있던 혈전이 심장의 우심실을 거쳐 허파동맥을 폐쇄하여 폐색전증을 일으켰고, 이로 인하여 환자에게 호흡정지 등 증상이 발생하였다고 볼 여지가 큰 점 등에 비추어 보면, 결국 이 사건 마취상에 마취제가 척수강 내로 주입되게 하였다거나 또는 다른 잘못이 있음을 전제로 하는 원고들의 위 주장은 이유 없다.

나. 수술 후 경과관찰을 소홀히 한 잘못이 있다는 주장에 관하여

1) 먼저 피고 병원의 진료기록부 등 의무기록지가 변작되었는지에 관하여 본다. 갑 제4호증의 기재, 갑 제10, 11호증의 각 기재 및 영상에 변론 전취지를 더하여 인정되는 다음과 같은 사정, 즉 ①이 사건 마취기록지(갑 제4호증의 7)에는 2009년 4월 10일 17시 40분경 이 사건 수술을 종료한 것으로 기재되어 있으나, 실제로는 망인이 같은 날 17시 37분경 입원실로 이동되었으므로, 이 사건 수술은 그 전에 종료되었을 것이라는 점, ②이 사건 간호기록지(갑 제4호증의 5)에는 망인이 2009년 4월 10일 18시 15분경 입원실로 이동된 것으로 기재되어 있어, 피고 병원 의료진이 수술 후 약 30분 가량 회복실에서 망인의 상태를 지켜보다가 활력징후(당시의 활력징후는 혈압 110/60, 맥박 78회/분, 체온 36℃라고 기재되어 있다)가 정상범위 내이고 별다른 이상이 없어서 입원실로 이동된 것처럼 기재되어 있으나, 실제로는 망인이 같은 날 17시 37분경 이미 입원실로 이동되었으므로 이 사건 수술 직후에 회복실을 거치지 않고 바로 입원실로 이동된 것으로 보이는 점, ③이 사건 침상 간호기록지(갑 제4호증의 2) 및 간호기록지(갑 제4호증의 5)에는 피고 병원의 간호사가 2009년 4월 10일 18시 50분경 입원실을 회진하면서 망인의 활력징후가 혈압 110/70, 맥박 78회/분, 체온 36.5℃이고, 안정된 상태인 것을 확인하였는데 같은 날 19시 11분경 갑자기 망인에게 호흡정지 등의 증상이 나타난 것으로 기재되어 있으나, 실제로는 18시 8분경 피고 홍OO이 입원실에 와서 망인의 상태를 확인한 이후로, 같은 날 19시 4분경 피고 병원의 간호사가 망인에게 호흡정지 등의 증상이 나타난 것을 발견한 때까지 약 1시간 동안 피고 병원의 의료진 중 누구도 망인이 수술 및 마취에서 정상적으로 회복하고 있는지를 관찰하거나, 망인의 활력징후를 검사하기 위하여 입원실로 들어간 바가 없는 점 등을 종합하면, 이 사건 침상간호기록지, 간호기록지, 마취기록지 등 의무기록지는 망인에게 호흡정지 등 증상이 발생한 이후에, 실제와 다르게 정정, 가필되었거나, 또는 적어도 중요한 내용에 관하여 불성실하고, 부정확하게 기재되어 의무기록지를 작성하게 하는 취지를 저해하고 있다고 봄이 상당하고, 위와 같은 행위에는, 의사측이 가지고 이는 진료기록 등의 기재가 사실인정이나 법적 판단을 함에 있어 중요한 역할을 차지하고 있는 점을 고려하여 볼 때, 당사자간의 공평의 원칙 또는 신

의칙에 어긋난 입증방해행위에 해당한다 할 것이므로, 법원으로서는 이를 하나의 자료로 하여 자유로운 심증에 따라 의사 측에게 불리한 평가를 할 수 있다(대법원 1995. 3. 10. 선고 94다39567 판결).

2) 다만 진료기록 등을 변작한 것이 사실이더라도 그 행위만으로 당연히 악결과에 대해 의사 측에게 책임이 있다고 단정할 수는 없고, 그와 같은 진료기록 변작 등의 사정을 토대로 악결과 발생에 대해 의사 측에게 과실이 있음이 인정되어야 할 것인바, 이 사건에서 ①우선 피고 병원이 이 사건 마취 및 수술 후 망인의 경과 관찰을 소홀히 한 잘못이 있는지에 관하여 보건대, 앞서 채택한 각 증거에 변론의 전취지를 더하여 인정되는 다음과 같은 사정, 즉 이 사건에서 망인의 경막외마취에 사용된 2% 리도카인(lidocaine) 120㎎의 작용시간은 1시간 이내인데, 이 사건 마취는 2009년 4월 10일 16시에 시행되었으므로 마취제의 작용시간 내인 같은 날 18시까지는 망인이 마취로부터 완전히 깨어나는지 등을 더욱 주의 깊게 관찰할 의무가 있음에도 불구하고, 피고 병원의 의료진은 망인을 이 사건 수술 직후인 같은 날 17시 37분에 회복실을 거치지도 않고 바로 입원실로 이동시켰으며, 입원실에서도 특별히 망인을 주의 깊게 관찰한 것으로 보이지도 않는 점, 앞서 본 바와 같이, 이 사건 침상간호기록지 및 간호기록지에는 같은 날 18시 15분경과 18시 50분경 망인의 활력징후 등을 검사하였고, 아무런 이상이 발견되지 않은 것으로 기재되어 있으나, 실제로는 피고 홍OO이 같은 날 18시 8분경 환자의 상태를 확인한 이후로, 망인에게 호흡정지 등의 증상이 발견된 같은 날 19시 4분경까지 약 1시간 동안이나 피고 병원의 의료진 중 누구도 망인의 경과를 관찰한 바 없어서 망인은 입원실에 방치된 상태였던 점에 비추어 보면, 피고 병원 의료진에게는 마취 및 수술 후 망인의 경과를 관찰하여야 할 주의의무를 소홀히 한 잘못이 있다고 할 것이나, ②나아가 그러한 잘못이 망인의 사망과 인과관계에 있는지에 관하여는, 앞서 본 바와 같이 망인에게 발생한 호흡정지 등 증상은 폐색전증으로 인한 것인데, 위 폐색전증은 피고 병원 의료진의 잘못과는 무관하게 발생한 것으로 보이고, 폐색전증은 많은 경우 예기치 못한 상황에서 갑자기 발생하므로 피고 병원이 이 사건 간호기록지 등의 기재와 같이 18시 50분경 망인의 활력징후를 검사하였다고 할지라도 폐색전증의 발생가능성을 예측하기는 어려웠을 것이라고 보이며, 망인의 혈전의 크기 및 동맥내강의 협착 정도를 고려할 때 폐색전증의 발생을 더 일찍 발견하여 이에 대한 조치를 취하였다고 할지라도 그 예후가 달라졌을 것이라고 보기 어려우므로, 피고 병원의 의료진이 수술 후 망인의 경과관찰을 소홀히 한 잘못이 망인의 사망과 상당인과관계에 있다고 보기는 어렵고, 따라서 망인의 사망에 대하여 피고 병원에 책임이 있음을 전제로 하는 원고들의 일실수입, 장례비 및 치료비 청구는 받아들일 수 없다.

3) 그러나 한편, 의료진은 진찰·치료 등을 시행함에 있어서 사람의 생명·신체·건강을 관리하는 업무의 성질에 비추어 환자의 구체적인 증상이나 상황에 따라 위험을 방지하기 위하여 요구되는 최선의 조치를 취하여야 할 주의의무가 있다고 할 것인데, 이 사건의 경우 피고 병원의 의료진이 이 사건 마취 및 수술 후 망인의 경과관찰을 소홀히 하여 최선의 조치

를 취하였다고 볼 수 없을 뿐만 아니라, 나아가 경과관찰에 소홀히 한 바가 없는 것처럼 보이는 내용으로 의무기록지를 변작하기까지 하였고, 이로 인하여 망인이나 그 가족인 원고들이 상당한 정신적 고통을 입었음은 넉넉히 추인할 수 있다고 할 것이어서, 피고 홍OO, 정OO은 담당 의사로서, 피고 강OO는 위 피고들의 사용자로서 각자, 망인 및 원고들이 입은 정신적 고통을 금전으로나마 위자할 의무가 있다고 할 것이고, 그 위자료의 수액은 앞서 본 이 사건의 경위 등 제반 상황에 비추어, 망인의 경우 15,000,000원, 망인의 어머니인 원고 강OO의 경우 5,000,000원, 망인의 동생들인 원고 김OO, 김OO의 경우 각 2,000,000원으로 정함이 상당하다.

다. 설명의무를 이행하지 않았다는 주장에 관하여

원고들은, 피고 병원의 의료진이 이 사건 마취와 관련하여, 병행마취의 방법, 이로 인해 발생할 수 있는 부작용의 내용 및 그 발생가능성 등, 마취방법의 선택과 관련된 정보를 설명하지 않아서 망인의 자기결정권이 침해되었다고 주장한다.

살피건대, 의사의 환자에 대한 설명의무가 수술 시에만 한하지 않고, 검사, 진단, 치료 등 진료의 모든 단계에서 각각 발생한다 하더라도 설명의무 위반에 대하여 의사에게 위자료 등의 지급업무를 부담시키는 것은 의사가 환자에게 제대로 설명하지 아니한 채 수술 등을 시행하여 환자에게 예기치 못한 중대한 결과가 발생하였을 경우에 의사가 그 행위에 앞서 환자에게 질병의 증상, 치료나 진단방법의 내용 및 필요성과 그로 인하여 발생이 예상되는 위험성 등을 설명하여 주었더라면 환자가 스스로 자기결정권을 행사하여 그 의료행위를 받을 것인지 여부를 선택함으로써 중대한 결과의 발생을 회피할 수 있었음에도 불구하고, 의사가 설명을 하지 아니하여 그 기회를 상실하게 된 데에 따른 정신적 고통을 위자하는 것이므로, 이러한 의미에서의 의사의 설명은 모든 의료과정 전반을 대상으로 하는 것이 아니라 수술 등 침습을 가하는 과정 및 그 후에 나쁜 결과 발생의 개연성이 있는 의료행위를 하는 경우 또는 사망 등의 중대한 결과발생이 예측되는 의료행위를 하는 경우 등과 같이 환자에게 자기결정에 의한 선택이 요구되는 경우만을 대상으로 하여야 하고, 따라서 환자에게 발생한 중대한 결과가 의사의 침습행위로 인한 것이 아니거나 또는 환자의 자기결정권이 문제되지 아니하는 사항에 관한 것은 위자료 지급대상으로서의 설명의무 위반이 문제될 여지는 없다고 봄이 상당한데(대법원 1995년 4월 25일 선고 94다27151 판결 참조), 망인이 이 사건 마취의 잘못이나 그 부작용으로 인하여 사망한 것이 아닌 점은 앞서 본 바와 같으므로, 피고 병원 의료진이 이 사건 마취에 관하여 충분한 설명을 하지 않았다고 할지라도 이를 이유로 위자료를 청구할 수는 없다. 따라서 원고들의 이 부분 주장은 이유 없다.

3. 결론

그렇다면, 피고들은 각자 원고 강OO에게 20,000,000원(=자신의 위자료 5,000,000원+단독 상속한 망인의 위자료 15,000,000원), 원고 김OO, 김OO에게 각 2,000,000원 및 위 각 금원에 대하여 이 사건 수술 및 마취일인 2009년 4월 10일부터 피고들이 그 이행의무의 존부 및 범위에 관하여 항쟁함이 상당한 이 사건 판결선고일인 2011년 6월 10일까지는 민법이 정한 연 5%의, 그 다음날부터 다 갚는 날까지는 소송촉진 등에 관한 특례법이 정한 연 20%의 각 비율에 의한 지연손해금을 지급할 의무가 있으므로, 원고들의 피고들에 대한 청구는 위 인정범위 내에서 이유 있어 이를 인용하고, 각 나머지 청구는 이유 없어 이를 각 기각하기로 하여 주문과 같이 판결한다.

Ⅵ. 서울고등법원 감정결과 보완촉탁에 대한 회신(원고 측)

[2011나 00000 손해배상(의)]

사실 관계

2009년		경과
4. 10.	10:00	OO OO병원 입원
	10:30	전신마취 하 자궁근종 절제술을 받기 위해 수술방으로 이동
	12:00	보호자에게 기관 내 삽관의 어려움으로 마취방법 변경하겠다고 함 당시 환자는 수술방에서 나오지 않음
	16:00	척추 병행마취 시작
	17:40	마취기록지상 17:40 마취 종료, CCTV상 17:37 수술방에서 나와 병실로 입실
	19:04	(CCTV) 간호사가 환자의 청색증 및 심폐정지 발견
	19:06	(CCTV) 의사 호출
	19:13	(CCTV) 의사 도착
	19:16	(CCTV) 앰부백 병실로 들어감
	19:17	(CCTV) 기도 삽관을 위한 후두경 등이 병실로 들어감, 이 때 기도 삽관이 이루어진 것으로 추정됨
	19:21	(CCTV) 환자 모니터 병실로 들어감, 자발순환 회복되었다고 함
	19:22	(CCTV) 의사 병실에서 나와 전화
	19:24	(CCTV) 앰브백 병실에서 나옴
	19:40	(CCTV) 전원하기 위해 병실에서 나옴, 산소공급 및 앰부배깅 없음
OO대 OO병원		
4. 10	19:52 ~ 23:35	OO대 OO병원 도착 저혈압으로 응급약물 투여 및 인공호흡기 치료 보호자의 요청으로 OOO병원으로 전원
OOO대 OOOO병원		
4. 11.	00:33	응급실 도착 1. 심정지 의증 2. 폐색전증에 의한 심폐정지 의증
	01:12	폐색전증 의심하에 CT Pulmonary angio 3D(enhance 촬영) : 폐색전증 증거 없음 폐색전증 진단에서 배제시킴
4. 15.	14:00	저산소성 뇌손상으로 사망
4. 17.		부검-부검감정서 참조

감정사항

■ 전신마취 실패 후 병합마취 시행에 대하여

1 전신마취 또는 병합마취 시 마취제의 용량 결정을 위해 체중을 반드시 확인하는 이유는 무엇인지요?

▷ 정맥, 척수강, 경막외강으로 투여되는 마취약제들의 투여용량은 대부분 체중(kg)당 mg 혹은 mcg으로 계산하여 투여하기 때문에 환자의 체중 확인이 필요합니다.

2 OO OO병원 진료기록상 환자의 체중에 대한 기록이 있는지요?

▷ 보내온 진료기록부에서는 체중에 대한 기록을 찾지 못하였습니다.

3 전신마취는 정맥마취→기도 삽관→흡입마취의 순서로 진행되는지요?

▷ 대부분의 전신마취는 마취유도를 위해 수면.진정제를 정맥으로 투여하고 이어 기관 삽관을 위하여 근이완제를 투여하며, 기관 삽관을 시행한 후에는 흡입마취제를 마취유지 농도내에서 환자의 생체활력징후의 변화에 따라 농도를 조절하여 투여하는 것이 일반적입니다.
그러나 수면.진정제를 마취유도 목적뿐 아니라 흡입마취제 대신 마취유지 목적으로 사용하는 방법도 있습니다.

4 전신마취 시 기도 삽관을 시도하기 전에 투여되는 마취제들의 종류는 어떠하며, 일반적인 용량은 어떠한지요?

▷ ① 마취유도제로는 주로 thiopental sodium, propofol, midzolam, ketamine, etomidate 등을 사용하며 정맥으로 투여 시 마취유도 용량은 다음과 같습니다.
· thiopental sodium : 3~6mg/kg
· propofol : 1~2.5mg/kg
· midazolam : 0.1~0.mg/kg
· ketamine : 1~2mg/kg
· etomidate : 0.2~0.5mg/kg

② 기관 삽관을 시행하기 위한 근이완제로는 succinylcholine, rocuronium, vecuronium 등이 사용되며 기관 삽관을 위한 근이완용량은 다음과 같습니다.
· succinylcholine 1.0mg/kg, rocuronium 0.8mg/kg, vecuronium 0.12mg/kg

5 기도 삽관이 잘 되지 않을 때 근이완제, 수면마취제, 진통제 등이 더 투여될 수 있는지요?

▷ 환자의 의식소실이 충분하지 않아 자극에 심하게 반응할 때(환자가 움직일 때)나 기관튜브 삽관에 필요한 충분한 근이완이 일어나지 않았을 때 약제를 추가 투여할 수 있습니다.

6 기도 삽관 실패로 전신마취가 취소되는 경우에도 기도 삽관 전까지의 마취기록(마취제의 종류 및 용량, 투여시간, 환자의 활력징후, 산소포화도, 수액투여량 등), 마취제 투여 후 환자의 활력징후, 기도 삽관 실패 후 환자의 활력징후, 마취에서 회복된 시간 및 회복 당시 환자의 상태(활력징후, 의식상태, 산소포화

도 등)를 기록하여야 하는지요?

▷ 원칙적으로 위에 기술된 내용을 기록하여야 합니다.

7 OO OO병원 진료기록상 위와 같은 기록이 있는지요?

▷ 보내온 진료기록부에서는 위와 같은 기록을 찾을 수가 없었습니다.

8 환자가 10시경 이후 수술방으로 이동한 후 병행마취가 시작된 16시경까지 환자에 대한 기록이 있는지, 있다면 환자의 상태는 어떠하였는지요?

▷ 10~16시의 기록은 찾지 못하였습니다. 그러나 16시경 부위마취를 시작할 때의 혈압은 120/60mmHg, 맥박수는 65회/분, 호흡수는 10회/분으로 기록되어 있으며 척추나 경막외마취를 시행하기 위해서는 환자의 협조가 필요하기 때문에 이때 환자의 의식은 회복되었고 부위마취를 위해 자세변화를 취할 수 있는 능력은 가졌을 것으로 추정합니다.

9 기도 삽관의 실패로 병행마취를 시행하는 경우에 당일 병행마취를 시행하는지, 아니면 다음 날 마취를 시행하는지요?

▷ 기도 삽관의 실패로 전신마취를 중지한 후 병행마취(척추마취와 경막외마취)를 언제 시행할 것인가(당일 혹은 다음 날)를 결정하는 것은 마취유도를 위해 사용한 약제들로부터 환자가 회복되어 의식과 각종 활력징후들(혈압, 맥박, 호흡, 체온)이 정상으로 돌아와 환자가 병행마취 시행에 협조할 수 있는 능력이 있음을 확인한 후라면 마취과 의사의 판단에 따라 결정될 문제라고 생각합니다. 이 환자의 경우에는 기도 삽관 실패 후 병행부위마취를 시행할 때까지 5시간 이상의 간격이 있었던 것으로 보아 그 시간 동안 환자가 완전히 회복되어 병행마취를 시행할 수 있다고 마취과 의사가 판단한 것으로 추정합니다.

10 전신마취 실패 후 당일 병행마취를 시행할 수 있다면, 환자의 상태가 어떠할 때 시행할 수 있는지요?

▷ 위의 문항8, 9에서의 답변처럼 마취유도를 위해 사용한 약제들로부터 환자가 회복되어 의식과 각종 활력징후들(혈압, 맥박, 호흡, 체온)이 정상으로 돌아온 것을 확인하여야 하고 척추나 경막외마취를 시행하기 위해서는 환자의 협조가 필요하기 때문 환자의 의식회복은 물론이고 환자가 부위마취를 위해 자세 변화를 취할 수 있는 능력을 가져야 할 것으로 생각합니다.

11 일반적으로 전신마취 실패 후 몇 시간이 지난 후에 병행마취를 시행하고 있는지요?

▷ 마취유도와 기관 삽관을 위해 투여된 수면·진정제들은 대부분 작용 발현시간이 빠르고 작용유지 시간도 짧기 때문에 투여 후 1~2시간 이내는 대부분 대사되어 체외로 배설되며 비탈분극성 근이완제는 작용시간과 대사, 배설 시간이 좀 더 연장될 수 있으나 콜린에스테라제 억제제(cholinesterase inhibitor)의 사용으로 가역시킬 수 있어 역시 1~2시간 이내는 자발적 호흡을 유지할 수 있습니다. 그러나 환자가 고령이거나 신장과 간기능에 장애가 있는 경우에는 대사와 배설 시간이 훨씬 연장되고 따라서 회복시간도 길어질 수

있으므로 전신마취 실패 후 몇 시간이 지난 후에 병행마취를 시행할 수 있는지는 일률적으로 답하기 어렵습니다.

12 병행마취 전 환자의 활력징후, 호흡상태, 산소포화도, 마취에서의 회복 여부를 확인하여야 하는지요?

▷ 병행마취 전 환자의 활력징후, 호흡상태, 산소포화도, 마취에서의 회복 여부를 당연히 확인하여야 합니다.

■ 병행마취에 대하여

1 병행마취 전 환자 김OO의 의식상태, 활력징후, 산소포화도 등은 어떠하였는지요?

▷ 마취기록지의 내용으로 볼 때 활력징후, 호흡상태는 정상이었고 의식상태도 병행마취를 시행받은 것으로 보아 정상이었을 것으로 추정합니다(문항 8의 답변 내용을 참고하기 바랍니다). 산소포화도에 대한 기록은 찾지 못하였습니다.

2 병행마취를 통한 수술 중 환자의 혈압, 맥박, 호흡, 산소포화도 등을 확인하여야 하는지요?

▷ 부위마취하의 수술 중에도 환자의 혈압, 맥박, 호흡을 확인하는 것이 원칙입니다. 산소포화도의 측정은 의무사항은 아니나 환자의 상태, 마취와 수술의 종류에 따라 마취과 의사가 선택할 수 있습니다.

3 제왕절개수술 시 척추-경막외 병용마취의 순서는 아래와 같은데, 자궁근종 수술 시에는 어떻게 시행되고 있는지요? 아래와 같은 순서로 마취를 시행하고 있는지요?

> * 제왕절개수술 시 척추-경막외 병용마취
>
> i. 소량의 척추마취제를 사용한다(bupivacaine 6~9㎎+fentanyl 10~20㎎).
> ii. 경막외마취제의 주입은 척추마취가 부족한 경우나 수술의 연장 시 사용한다.
> iii. 분만 후 자궁을 좌측 전위시키며 10° head-down을 시킨다.

▷ 제왕절개 수술 시나 자궁근종 수술 시의 척추-경막외 병용마취의 방법은 원칙적으로 같습니다. 다만 어떤 종류의 국소마취제를 어느 용량으로 주입할 것인가는 마취과 의사의 판단에 따라 다를 수 있습니다(제왕절개술 시의 척추-경막외 병용마취 때 주입하는 국소마취제의 양은 자궁근종 수술 시에 비해 더 적은 양을 사용함). 위의 iii항은 자궁근종 수술 시에는 필요하지 않을 것으로 생각합니다.

4 마취기록지상 경막외 마취제, 척추마취제는 각각 언제 투여되었는지요?

▷ 마취기록지에 의하면 16시경에 투여한 것으로 기록되어 있습니다.

5 척추마취 시 약물주입은 어느 부위에서 주입하며, 차단위치 확인은 어떻게 이루어지며, 몇 분 동안 확인하여야 하는지요?(즉 척추마취 후 경막외 마취제의 주입 결정은 어느 정도 시간이 지난 후에 결정할 수 있는지요?)

▷ 일반적으로 요추 4, 5번 사이나 3, 4번 사이의 지주막하강(subarachnoid space)이나 경막외강(epidural space)으로 약물을 주입하며 차단위치 확인은 환자의 자세를 바로 누운 자세로 한 후 15~20분 정도 감각과 운동신경의 변화를 체크하여 확인합니다.

6 마취기록지상 이 사건 환자의 차단위치는 어디인지요?(어느 부위 아래로 부분마취가 시행되었는지요?)

▷ 마취기록지에는 차단부위가 기록되어 있지 않아 정확한 차단위치는 알 수 없습니다. 그러나 특별한 상황 없이 자궁근종 제거술(하복부 수술에 속함)을 끝낸 것으로 보아 수술을 시행하기에 충분한 위치까지 차단된 것으로 추정됩니다.

7 척추-경막외 병용마취 시 T4 이하 마취를 시행할 때, 마취제의 용량은 어떻게 결정하며, 척추마취제로 0.5% 부피바카인을 사용하고, 경막외 마취제로 2% 리도카인을 사용하는 경우 각각 어느 정도를 투여하고 있는지요?

▷ 척추-경막외 병용마취 시 마취의 범위에 영향을 미치는 인자들은 환자의 키, 복강내압, 환자의 자세, 천자부위, 주입속도 등이므로 이들 사항들을 고려하여 수술의 종류에 따른 마취부위를 정하고 마취제의 농도와 용량을 결정하여야 합니다.

하복부 수술의 경우 척추마취 시에는 0.5~0.75% 부피바케인 12~14㎎을 투여하며 경막외 마취 시에는 1~2% 리도카인 150~300㎎(최대 용량은 500㎎)을 투여합니다.

8 피고병원이 투여한 척추마취제의 용량과 경막외마취제의 용량은 병행마취 시 통상적으로 투여되는 용량인지요? 위 약제의 용량에 비추어 볼 때 마취의 작용시간은 어느 정도로 볼 수 있는지요?

▷ 병원이 투여한 척추마취제의 용량과 경막외마취제의 용량은 병행마취 시 통상적으로 투여되는 용량이며 작용시간은 90~120분 정도입니다.

9 경막외로 2% 리도카인 150~500㎎을 투여하는 경우 작용시간은 80~120분이고, 척추마취로 0.5% 마케인을 14~30㎎을 투여하는 경우 작용시간은 90~110분인바, 위 두 약제가 같이 투여되는 경우 마취의 작용시간은 위 작용시간보다 연장되는지요?

▷ 병합투여 시에는 작용시간이 연장될 수 있을 것으로 생각합니다.

10 마취기록지상 마취는 16시경 시행되었고, 수술은 16시 15분경에 시작되었는데, 마취부위 확인 시 찌르는 감각이나 온도감각을 이용하여 5분 단위로 확인하여야 하고, 국소마취제가 고정되기 까지 20~30분이 걸리므로 20~30분 동안 마취 위치의 확인을 계속해야하는 점에 비추어 볼 때, 마취 후 마취 위치 확인이 부족한 것은 아닌지요?

▷ 국소마취제 투여 후 마취가 고정된 것을 확인하기 위하여 15~20분까지는 고정 위치를 확인하는 것이 필요합니다만, 마취가 고정되는 시간은 환자에 따라 조금씩 차이가 있을 수 있기 때문에 이 환자의 경우 마취 15분 후 수술을 시작하였다고 하여 마취 위치 확인이 부족하였다고 단정할 수는 없습니다. 그 이유는 마취부위가 너무 높았다면 수술 중 환자에게서 호흡곤란이나 혈압하강 등의 생체활력징후에 변화가 있었을 것이며 너무 낮았으

면 수술을 시행하기가 어려웠을 것입니다. 실제로는 수술 중에도 환자의 마취 위치를 계속 확인하고 생체활력징후 변화를 지속적으로 관찰하면서 변화가 있을 경우에는 그에 대한 처치를 해주는 것이 일반적입니다. 마취기록지상에는 수술 중에 환자에서 특별한 생체활력징후 변화가 없었고 처치를 한 기록도 없었습니다.

11 마취기록지상 수술 시작부터 마취가 끝나고 환자를 깨울 때까지 호흡은 분당 10회, 맥박은 분당 65회(맥박은 일자로 줄이 그어져 있음)로 기록되어 있는데, 약제 주입 후에는 초기에 생리적 변동이 많은 점, 마취 후 환자가 다리에 온감 또는 저린 느낌을 호소하는 점, 마취부위 확인 시 찌르는 감각이나 온도감각을 이용하여 5분 단위로 확인하는 점, 국소마취제가 고정되기 까지 20~30분이 걸리므로 20~30분 동안 마취위치의 확인을 계속해야하는 점 등에 비추어 볼 때, 마취시작부터 마취가 끝날 때 까지 맥박과 호흡이 일정할 수 있는지요?

▷ 위 문항에서 기술한 내용이 일리가 있으나 마취기록지만으로는 마취와 수술 중 환자 상태가 기록된 것처럼 변화 없이 매우 안정되어 있었는지 혹은 마취 의사가 5분 단위로 정확한 기록을 하였는지 여부는 판별하기가 어렵습니다.

12 수술 중 내내 호흡수가 분당 10회인 것은 호흡이 너무 느린 것은 아닌지, 분당 호흡수가 적은바, 심호흡이 이루어지지 않을 경우 부적절한 환기나 저환기가 될 수 있는지요?

▷ 정상 성인의 분당 호흡수는 10~20회 사이입니다(교과서 저자들에 따라 약간의 차이가 있으나 대부분은 이 범위 내를 정상 호흡수로 봄). 그러므로 분당 10회의 호흡수가 비정상은 아닙니다. 환자의 분당 환기량(minute ventilation)은 1회 환기량(tidal volume)×호흡수/분이며 부적절한 환기나 저환기의 발생에는 호흡수 보다는 1회 환기량이 더 중요한 인자로 작용합니다. 따라서 1회 환기량이 충분하였다면 10회/분의 환기만으로도 충분한 분당 환기량를 유지할 수 있습니다.

13 이 사건 수술시 T4 이하 마취를 시행하였다고 하는데, 마취제의 영향으로 호흡이 억제되거나, 환자가 호흡곤란을 호소할 수 있는지요?

▷ 마취부위가 T4 level 이상으로 올라갔다면 호흡이 억제되거나 호흡곤란을 호소할 수가 있습니다.

14 그렇다면, 수술 중 산소포화도를 확인하거나, 동맥혈가스분석 검사가 필요한지요?

▷ 수술 중 환자의 호흡이 억제되었음을 발견하였거나 환자가 호흡곤란의 증상을 호소하였다면 즉시 산소마스크와 환기 bag으로 환기를 도와주는 조치가 필요하며 산소포화도를 확인하여 산소포화도가 정상이하로 떨어졌을 경우 동맥혈가스분석을 시행하여 PaO_2와 $PaCO_2$를 측정해 볼 수 있습니다.

15 수술 중 환자의 산소포화도는 어떠하였는지요?

▷ 마취기록지에서 산소포화도의 기록을 찾지 못하였습니다.

16 이 사건 병행마취는 환자의 의식이 깨어 있는 수술인데, 피고병원은 수술 후 환자를 깨워 의식이 회복되는 것을 확인하였다고 하는바, 수술 중 진정제 내지 수면안정제가 투여된 것으로 볼 수 있는지요?

▷ 마취기록지에서는 수술 중 진정제나 수면제의 투여 기록을 찾지 못하였습니다.

17 마취기록지에는 투여되는 약물을 순서대로 숫자로 표기하여 언제 투여되었는지 기록하고 있는데, 환자의 마취기록지는 마취제 투여 후 11번째 약물(PCA)이 17시 35분부터 투여되었다고 기록되어 있는바, 수술 중 9가지의 약물이 투여된 것인지요?

▷ 마취기록지에서 PCA(Patient Controlled Analgesia : 자가 통증 조절장치) 시행 전에는 병행마취시 투여한 국소마취제(부피바케인과 리도카인)의 투여기록 이외에는 다른 약제의 투여기록을 찾지 못하였습니다.

▪ 마취 후 상태에 대하여

1 마취 후 폐합병증으로 저환기가 가장 흔하다고 하는데, 저환기란 무엇인지요?

▷ 체내로의 산소 섭취와 체외로의 이산화탄소 배출이 정상적으로 이루어지기 위해서는 적절한 환기로 폐포가 충분히 확장되어 폐포에서의 가스 교환이 원활하여야 하는데 저환기는 폐환기량의 불충분으로 폐포가 충분히 확장되지 않아 가스 교환에 장애가 생겨 $PaCO_2$는 상승하고 PaO_2와 동맥혈 pH는 떨어지는 상태를 말합니다.

2 마취 후 의식이 깨어났다면, 호흡상태도 완전히 회복되었다고 볼 수 있는지요?(병행마취 후 어떠한 상태 또는 어느 정도 시간이 지난 후에 마취에서 완전히 회복되었다고 판단하는지요?)

▷ 마취 후 의식과 호흡의 회복은 환자 회복을 알려주는 중요한 지표로서 의식과 호흡은 동시에 회복되는 경우가 일반적이나 가끔 의식이 회복되어도 호흡이 충분하지 않은 경우도 있고 그 반대의 경우도 있기 때문에 회복의 정도를 각각 측정하여야 합니다.
병행마취(부위마취)는 정상적으로 시행되었다면 대부분 마취로 인한 의식소실과 호흡억제나 호흡마비는 일어나지 않으므로 수술 후 환자의 의식과 호흡의 회복은 문제가 되지 않습니다. 다만 병행마취 중 환자에게 수면·진정제를 투여하였거나 마취부위가 높아져서(T4 이상) 호흡억제나 곤란이 있었던 환자에서는 수술 후 전신마취에서 회복될 때와 같은 환자감시가 필요합니다.

3 마취 후 호흡상태 확인이 중요한 이유는 무엇이며, 환자의 호흡상태(환기)가 양호하다고 판단하는 기준은 무엇인지요?

▷ 호흡은 생명유지에 필수적인 산소섭취와 이산화탄소 배출에 관여하기 때문에 마취 후 호흡상태 확인은 절대적으로 중요합니다. 환자의 호흡상태(환기)가 양호하다고 판단하는 기준은 환자의 의식이 회복되고 충분한 환기량과 호흡수를 유지하는 것입니다. 맥박산소포화도의 측정과 동맥혈가스분석에서 pH, PaO_2, $PaCO_2$치를 측정하여 객관적으로 평가하는 것도 중요한 판단기준입니다.

4 수술 후 환자의 호흡상태(호흡 수, 호흡양상, 산소포화도 등)에 대한 기록이 있는지요?

▷ 수술실에서의 마지막 기록(17시 40분 호흡, 맥박, 혈압이 정상임) 이후 병실에서 호흡상태에 대한 기록은 없으나 18시 15분경 혈압, 맥박, 체온이 정상으로, 의식은 명료(clear)한 것으로 기록되어 있고 16시 50분경에도 혈압, 맥박, 체온은 정상으로 환자 상태는 안정되어 있는 것(stable)으로 기록되어 있는 것으로 보아 호흡 상태에도 이상이 없었을 것으로 추정합니다.

5 부적절한 환기, 저환기가 지속되는 경우 이산화탄소 누적(retention), 저산소혈증, 산증 등으로 심폐정지가 발생할 수 있는지요?

▷ 저환기가 장시간 지속되면 이산화탄소 누적(retention), 저산소혈증, 산증, 순환억제 등이 발생할 수 있고 즉시 적절한 처치가 이루어지지 않으면 심폐기능 억제에 이어 심폐정지가 발생할 수 있습니다.

6 마취 후 환자는 심폐정지의 가능성이 있으므로, 수술 및 수술 후 환자를 관리하는 병원에서는 응급처치에 대한 준비(의사 및 의료진이 병원에 상주, 응급장비 구비)가 되어 있어야 하는지요?(즉 심폐정지 시 5분 이내에 적절한 심폐소생술이 시행될 수 있도록 준비되어 있어야 하는지요?)

▷ 문항의 기술내용이 사실입니다. 수술 및 수술 후 환자를 관리하는 병원에서는 응급처치에 대한 준비가 되어 있어야 합니다.

7 심폐정지 시 5분 이내에 응급소생술을 시행하여야 하는 이유는 무엇인지요?

▷ 심폐정지 시에는 체내로의 산소공급이 중단되어 체내 조직과 장기가 저산소성 손상을 입게 되는데 특히 뇌의 경우는 5분 이내에 산소공급이 이루어지지 않으면 뇌가 비가역적 손상(irreversible brain damage)을 받을 가능성이 크기 때문입니다.

8 병원 내에서 심폐정지의 환자가 발생하는 경우 적절한 응급처치의 순서 및 방법은 무엇인지요?(응급처치의 ABCD는 무엇인지요?)

▷ 심폐정지 발생 시 응급처치의 순서는 다음과 같습니다.

① 심정지를 확인하는 순간 즉시 순환의 회복을 위하여 심장압박(흉부압박)을 80~100회/분의 속도로 시행하면서(Circulatory support) 주변의 의료진에 도움을 요청함(Call for help).

② 환자에게 산소공급을 하기 위하여 기도유지(Airway keep)를 하고 100% 산소로 환기를 시행함(Breathing : artificial ventilation with 100% oxygen)

③ 응급소생에 필요한 약제들(Drugs : epinephrine, lidocaine, norepinephrine, dopamine, dobutamine 등)을 투여하고 심실제세동기(Defibrillator)를 사용하여 심장기능을 정상으로 돌아오게 노력함.

9 마취과 의사는 응급소생술에 비교적 능숙한지요?(기도 삽관, 응급약물 투여가 가능한지요?)

▷ 마취과 전문의라면 4년간의 교육, 수련과정에서 응급소생술(기도 삽관, 응급약제들의 투여 등)에 대해 충분한 교육을 받았을 것이기 때문에 응급소생술에 능숙하다고 할 수 있습니다. 마취과 전공의 교육과 수련과정에서 응급소생술은 중요한 분야의 하나입니다.

10 기도유지의 방법에는 어떠한 방법들이 있는지요?(병원 내에서 기도유지를 위한 가장 적절한 방법은 기관내 삽관인지요?)

▷ 기도유지 방법은 다음과 같습니다.

① 기구 없이 손으로 기도를 유지하는 방법

· 두 손으로 한 손은 환자의 머리를 아래로 떨어뜨리고 다른 한 손은 턱을 위로 치켜 올려주는 방법(head tilt-chin lift)

· 턱의 양쪽을 두 손으로 치켜 올려주는 방법(jaw-thrust)

② 기도유지기를 사용하는 방법

· 구강을 통해 기도유지기(oropharyngeal airway) 삽입

· 비강을 통해 기도유지기(nasopharyngeal airway) 삽입

③ 기관 내 튜브 삽관법(endotracheal intubation) : 가장 확실한 기도유지 방법이나 기구와 숙련도가 필요한 방법이며 의사가 시행하여야 함.

11 자발호흡이 없는 경우에는 기도유지뿐 아니라 적절한 양압환기가 이루어져야 환자에게 산소를 공급해 줄 수 있는지요?(호흡이 없는 환자에게 산소마스크를 씌운다고 해서 환자에게 산소가 공급되는지요?)

▷ 환자의 자발호흡이 없는 경우에는 bag과 mask를 사용하거나 기관 내 삽관을 하여 환자에게 양압환기의 방법으로 산소를 투여해야 합니다.

12 기도 삽관이 시행되기 전까지 압착마스크(앰부용 마스크) 및 산소를 연결한 앰부배깅을 통해 양압호흡을 시행하여야 하는지요?

▷ 환자의 자발적 호흡이 없을 경우에는 Ambu bag을 사용하여 환기(양압 호흡)를 시켜주는 것이 일반적인 환기방법입니다.

13 기관 내 삽관은 숙련도를 요구하지만, 앰부배깅은 용수기도확보법에 의하여 확보된 기도를 통하여 앰부백으로 산소를 공급하는 방법으로 특별한 숙련도를 요구하지 않는다는데, 사실인지요?(즉 간호사도 쉽게 할 수 있는 방법인지요?)

▷ 문항의 내용이 사실입니다. 다만 이 방법도 충분한 기도확보와 환기를 시키기 위하여는 기본 교육과 경험은 필요합니다.

14 자발호흡이 없는 환자에게 양압호흡을 통한 산소공급이 되지 않을 경우 환자의 예후는 어떠한지요?

▷ 호흡이 중단되어 산소공급이 차단된 시간이 5분 이상으로 길어지면 시간이 지날수록 체내 장기가 저산소성 손상을 받을 위험이 커집니다(특히 뇌조직의 경우).

15 심폐정지로 순환과 호흡이 없는 환자에게 몇 분 동안 산소공급이 안되면 저산소성 뇌손상 내지 사망에 이르게 되는지요?

▷ 환자의 심폐정지 전 상태에 따라 약간의 차이는 있으나 평균적으로 5분 이상 산소공급이 차단되면 장기손상의 위험이 커지고 산소공급 차단 시간이 길어질수록 환자의 회복가능성이 줄어듭니다.

16 이 사건 CCTV를 보면, 19시 4분경 간호사가 심폐정지의 환자를 발견하고 바로 심폐소생술을 시행하거나 바로 의사를 호출한 것이 아니라, 처음에는 산소통을 가져가고, 그 후에는 산소를 공급할 수 있는 줄과 마스크(마스크인지, 비강배관인지 확인 안 됨)를 가져간 후 19시 6분경에서야 의사를 호출하였고, 이후 의사가 도착하기 전까지 간호사들은 전화통화를 하였고, 19시 13분경이 되어서야 의사가 도착하였으며, 19시 16분경 마취과에서 사용하는 앰부가 병실로 들어가는 것이 확인되었고, 19시 17분경 기관 내 삽관을 시행할 수 있는 후두경 등이 병실로 들어가는 것이 확인되는 등 19시 17분경 이후에서 기관 내 삽관이 시행된 것으로 보이는 바, 환자에 대한 응급소생술을 적절한지, 아니면 지연되었는지요?

▷ CCTV에 촬영된 동영상을 본 결과 CCTV의 화면이 간호사실과 복도만을 보여주고 있어 병실 안에서 환자에게 응급처치를 한 상황을 알 수가 없으므로 환자에게 신속하고 적절한 응급소생술이 시행되었는지 여부를 CCTV 동영상 내용만으로 판단하기는 어렵습니다. 그러나 위 문항의 기술 내용으로 볼 때는 심폐기능이 정지된 환자에 대한 초기 대응이 조금 지연된 것으로 추정됩니다. 다만 간호기록지를 보면 의사에게 알리기 전 심장마사지(실제로는 흉부압박술임)를 시행하고 환자에게 산소를 5ℓ/분 투여하였고 의사 도착 이후 앰부백(Ambu bag)을 사용하거나 기관 삽관을 시행하여 환기를 시켰고 19시 20분경에는 혈압과 맥박이 돌아왔으며 피부 색깔도 분홍색(pinkish)으로 돌아온 것으로 기록되어 있습니다.

17 의사가 심폐정지 호출을 받고도 7분 만에 도착하였고, 심폐정지 발견 후 14분 후에 기관 내 삽관을 위한 준비가 시행되었다는 것은 적절한 응급처치라고 볼 수 있는지, 아니면 지연된 응급처치인지요?

▷ 문항의 기술 내용으로 볼 때는 응급처치가 지연된 것으로 추정됩니다. 그러나 의사가 도착하기 전이라도 기본적인 심폐소생술(구강 대 구강 호흡법, 흉부압박법 등)이 시행되었는지, 기관 삽관 전이라도 다른 방법(구강 대 구강 호흡법, 기구를 사용한 호흡법)으로 환기를 유지하였는지에 따라 응급처치의 지연 여부를 판단할 수 있으나 보내준 자료(동영상, 진료기록)만으로는 정확한 판단을 하기 어렵습니다.

18 이 사건 환자는 위와 같은 지연된 소생술에도 기도 삽관과 앰부배깅이 시행되자 몇분 후에 바로 자발순환이 회복되었는바, 5분 안에 적절한 응급소생술이 시행되었다면 심각한 저산소성 뇌손상을 예방하거나, 적어도 사망에 이르지는 않았을 것으로 보이는지요?

▷ 이 환자에서 발생한 심폐정지의 직접 원인이 무엇인지에 따라 예후가 다를 수 있기 때문에 이 환자의 경우 5분 안에 적절한 응급소생술이 시행되었다면 뇌손상을 예방하였거나 혹은 저산소성 뇌손상의 정도를 경감시켜 사망을 방지할 수 있었을지 여부는 판단하기

어렵습니다.

19 심폐소생술 후 자발호흡이 회복되었다고 하더라도 산소를 지속적으로 공급하여야 하는지요?

▷ 심폐정지가 발생하였던 환자에서 회복을 확인할 수 있는 기준은 자발호흡과 자발적 순환의 회복 뿐 아니라 의식의 완전한 회복이 가장 중요합니다. 따라서 환자의 의식이 회복될 때까지는 자발호흡이 있더라도 지속적인 산소투여가 필요할 것으로 생각합니다.

■ 폐색전증에 대하여

1 폐색전증으로 심폐정지가 발생하기 위해서는 어느 정도의 색전이 발생하여야 하는지요?

▷ 심폐정지를 발생시킬 수 있는 폐색전의 정도를 수치로 말하기는 어렵습니다. 다만 중요하고 큰 폐혈관이 막히거나 폐순환의 50% 이상이 폐혈전으로 막힐 경우(대량 폐색전 발생) 폐경색과 폐동맥 고혈압이 발생하고 이어서 심폐정지가 발생할 가능성은 높습니다. 그리고 이미 심폐질환을 가지고 있던 환자들의 경우에는 적은 범위의 폐혈관 폐색으로도 급성 폐동맥 고혈압을 일으킬 수 있습니다.

2 폐색전으로 심폐정지가 발생할 정도의 폐색전이라면 CT Pulmonary angio 3D(enhance) 촬영에서 확인되지 않을 수 있는지요?

▷ 폐색전이 발생하였더라도 CT Pulmonary angio 3D(enhance) 촬영에서 확인되는 경우는 70~80%, 확인되지 않은 경우가 20~30%로 알려져 있습니다. 더 자세한 내용이 필요하면 영상의학과 폐혈관 분야 전문가에게 문의하시기 바랍니다.

3 망인의 나이, CT Pulmonart angio 3D(enhance) 촬영상 폐색전의 증거가 없었던 점, 망인의 부검감정서상 확인된 폐색전의 크기, 정도 위치, 심폐정지 후 9분 후에 기도 삽관 및 양압호흡이 시행되었으나 자발순환이 쉽게 회복된 점, 망인은 저산소성 뇌손상으로 5일 정도 침상에 누워 있다 사망한 점 등에 비추어 볼 때, 망인의 심폐정지 원인이 폐색전이라고 볼 수 있는지요?

▷ 이 환자의 진료기록부를 살펴본 결과 다음과 같이 판단, 혹은 추정합니다.

① 환자 진료기록이나 마취기록으로 볼 때 환자는 병행마취하 수술 중에는 특별한 상황이 없었고 수술 후 병실로 옮겨진 후 18시 50분경까지도 혈압, 맥박, 체온이 정상으로 안정되어 있었고 의식상태도 명료한 것으로 기록되어 있었습니다.

② 환자에서 청색증이 발현되고 심폐정지가 발생한 것을 확인한 후 흉부압박술(진료기록에는 심장마사지로 기록되어 있으나 실제로는 흉부압박술을 시행한 것으로 보임)을 시행하고, Ambu bag으로 산소를 투여한 기록은 있으며 튜브의 기관 내 삽관은 지체되었던 것으로 보입니다. 심폐소생술 결과로 순환은 돌아왔으나 의식은 돌아오지 않은 것으로 기록되어 있습니다.

③ 환자가 전원된 OO대 OO병원과 OOO대 서울OO병원에서도 환자의 의식 회복과 순환과 호흡을 정상으로 유지하기 위한 소생술이 계속 시행되었습니다.

④ OOO대 서울OO병원에서 CT Pulmonary angio 3D(enhance) 촬영에서는 폐혈전색전의

증거가 없는 것으로 판독되었습니다.

⑤ 환자의 부검소견에서는 '환자의 종아리 깊은 정맥에 형성된 혈전이 수술 후 떨어져 나와 허파동맥의 내강을 폐쇄하는 혈전색전증이 발생하여 4월 10일 전신 청색증과 의식소실이 나타났을 가능성이 있고 심장동맥 내강의 고도협착(80% 좁아짐)이 크지 않은 혈전색전증으로 인한 심정지 발생과 사망의 가능성을 높였을 가능성이 추정된다'고 기술하고 사인을 허파동맥 혈전색전증 가능성이 있다고 하였습니다.

⑥ 이상의 사실로 볼 때 ④의 CT Pulmonary angio 3D(enhance) 촬영소견은 간접적으로 상(image)을 보는 것이고 20~30%의 잘못된 판독의 가능성이 있는데 비하여 부검소견은 직접 환자의 사체를 검안하여 그 결과를 기록하는 것이므로 부검소견이 더 신빙성이 있을 것으로 생각되며 참고서적들의 내용과도 부합합니다. 그리고 마취약제나 마취방법으로 인해 심정지가 발생하였을 가능성은 마취기록과 간호사기록, 시간대별 환자 상태 변화를 볼 때 가능성이 낮을 것으로 판단합니다. 따라서 감정인은 환자의 심폐정지가 갑자기 발생한 원인은 기존의 관상동맥질환과 급성 폐혈전색전증에 의한 것으로 추정하나 정확한 원인규명은 보내준 자료만으로는 한계가 있음을 말씀드립니다.

Ⅶ. 서울고등법원 감정결과 보완촉탁에 대한 회신(피고 측)

[2011나 00000 손해배상(의)]

감정사항

■ 인공기도 삽관에 대하여

피고병원은 망인에게 전신마취 하 자궁근종 절제술 계획하여 4월 10일 12시경 수술실에서 인공기도 삽관을 시도하였으나, 망인의 턱이 작아 인공기도 삽관에 실패하였습니다.

1 일반적으로 전신마취를 위해 수술실에서 인공기도 삽관을 시행하는 경우, 인공기도 삽관 전 처치로 투여하는 약물은 무엇인지요?

▷ 마취유도제로는 주로 thiopental sodium, propofol, midzolam, ketamine, etomidate 등을 정맥으로 투여하며 기관 삽관을 시행하기 위한 근이완제로는 succinylcholine, rocuronium, vecuronium 등을 사용합니다.

2 일반적으로 위 약물의 작용시간은 어느 정도인지요?

▷ 위 문항1에서 답변한 약물의 작용시간은 다음과 같습니다.

① 마취유도제

· thiopental sodium : 정상인에서 정맥투여 후 30초 이내에 의식이 소실되고 작용시간은 5~10분 정도이며 20분 이내에 깨어남.

· propofol : 30초 이내 의식이 소실되며 작용시간은 5~10분 정도이며 깨어나는 시간은 thiopental보다 더 빠름.

· midzolam : 작용 발현시간은 30~60초이고 작용시간은 15~30분 정도임.
· ketamine : 작용 발현시간은 15~60초이며 작용시간은 10~20분 정도임.
· etomidate : 작용 발현시간은 15~45초이고 작용시간은 3~12분 정도임.

② 근이완제

· succinylcholine : 작용 발현시간은 60초, 작용시간은 7~10분 정도임.
· rocuronium, vecuronium : 모두 작용시간은 30~60분 정도임.

3 인공기도 삽관을 시행하면서 인공기도 삽관 전 처치 약물을 추가적으로 투여하는 경우는 어떤 경우인지요?

▷ 투여된 약제가 용량이 부족하여 충분한 의식소실이나 기도 삽관에 충분한 근이완을 일으키지 못하였을 경우 추가 투여를 할 수 있습니다.

4 환자의 턱이 작아 인공기도 삽관을 시도하는 경우에도 인공기도 삽관 전 처치 약물을 추가로 투여할 것으로 보이는지요?(마취유도 및 근이완 등이 불충분하여 인공기도 삽관에 실패하는 경우에는 추가로 전 처치 약물을 투여할 수 있지만, 해부학적 구조로 인하여 인공기도 삽관에 실패하는 경우에는 추가로 전 처치 약물을 투여할 이유가 없지 않은지요?)

▷ 문항에서 기술한 대로 마취유도 및 근이완 등이 불충분하여 기도 삽관에 실패하는 경우에는 추가로 전 처치 약물을 투여하여 재삽관을 시도해볼 수 있으나 해부학적 구조문제로 인하여 기도 삽관에 실패하는 경우(주로 환자가 기도 삽관이 어려운 해부학적 기도 구조를 가진 경우 : difficult airway라 함)에는 환자의 안전을 위하여 재삽관 시도보다는 환자를 깨우는 경우가 많습니다.

5 만일 인공기도 삽관에 실패하였다면, 인공기도 삽관 전 처치 약물 이외에 전신마취를 위한 마취약제는 전혀 투여되지 않은 것이 아닌지요?

▷ 진료기록부에 마취유도 후 기도 삽관에 실패한 과정과 그 이후의 처치에 대한 마취기록이 없어 위 문항에 대한 정확한 답변을 할 수가 없으나 기도 삽관이 실패하였다면 전신마취 유지를 위한 약제는 투여하지 않았을 것으로 추정합니다.

6 피고병원은 4월 10일 12시경 전신마취를 위해 인공기도 삽관을 시도하였으나 실패하였고, 그로부터 4시간 뒤인 16시경 리도카인 경막외마취 및 부피바카인 척추마취 등 병행마취 하에 이 사건 수술을 시행하였는데, 12시경 인공기도 삽관 전 처치 약물의 효과가 16시경까지 지속되어 이후 마취 및 망인의 경과에 영향을 미쳤을 것으로 보이는지요? 만일 그렇다면 그렇게 판단할 근거는 무엇인지요?

▷ 위 문항의 답변에서 기술한대로 진료기록부에 마취유도 후 기도 삽관에 실패한 과정과 그 이후의 처치에 대한 마취기록이 없어 정확한 답변은 어려우나 16시 이후의 마취기록을 볼 때 16시경 부위마취를 시작할 때의 혈압은 120/60㎜Hg, 맥박수는 65회/분, 호흡수는 10회/분으로 기록되어 있으며 척추나 경막외마취를 시행하기 위해서는 환자의 협조가 필요하기 때문에 이때 환자가 의식과 부위마취를 위해 자세 변화를 취할 수 있는 능력

은 가졌을 것으로 추정합니다(의식이 없는 환자에게 척추마취와 경막외마취를 시도하는 경우는 거의 없음). 따라서 12시 이전의 기도 삽관을 위해 투여된 약제들로부터 환자는 회복되었을 것으로 추정합니다.

▪ 병행마취에 대하여

피고병원은 4월 10일 16시경 2% 리도카인(lidocaine) 120㎎를 투여한 경막외마취와 5% 부피바카인(bupivacaine) 10㎎를 투여한 척추마취를 시행하는 등 병행마취 하에 17시 40분까지 이 사건 수술을 시행하였고, 이후 병실로 이실조치하여 모니터 적용하에 상태 변화를 관찰하던 중 19시 4분경 갑작스럽게 청색증 및 미약한 맥박 등의 상태 변화를 보여 심폐소생술을 시행하였습니다.

1 망인의 키는 168㎝, 체중은 62㎏이었는데, 피고병원이 리도카인 경막외마취 및 부피바카인 척추마취 등 병행마취를 위해 사용한 위 두가지 약물이 동시에 적용하는 점을 고려할 때, 피고병원이 투여한 위 약물의 용량이 과도한 용량이라고 볼 수 있는지요?

▷ 척추-경막외 병용마취 시 마취의 범위에 영향을 미치는 인자들은 환자의 키, 복강내압, 환자의 자세, 천자부위, 주입 속도 등이므로 이들 사항들을 고려하여 수술의 종류에 따른 마취부위를 정하고 마취제의 농도와 용량을 결정하여야 합니다.

하복부 수술의 경우 척수마취 시에는 0.5~0.75% 부피바케인 12~14㎎을 투여하며, 경막외마취 시에는 1~2% 리도카인 150~300㎎(최대 용량 : 500㎎)을 투여합니다. 이 환자에게는 0.5% 부피바케인 10㎎과 경막외마취를 위해 2% 리도카인 120㎎이 투여되었는데 환자의 키와 투여된 용량만으로 볼 때는 과도한 용량은 아니라고 생각합니다.

2 피고병원이 이 사건 수술 시 투여한 리도카인 및 부피바케인의 용량, 망인이 38세의 젊은 여성으로 키 168㎝, 체중 62㎏이었던 점, 갑상선 기능항진증 이외에 특이 병력이 없었던 점 등에 비추어 볼 때, 위와 같은 피고병원의 마취효과는 어느 정도 유지될 것으로 보이는지요?

▷ 척추마취나 경막외마취에서 마취작용시간의 범위는 환자에 따라 다양하기 때문에 일률적으로 마취효과가 유지되는 시간을 예견하기는 어렵습니다. 평균적으로 경막외로 2% 리도카인 150~500㎎을 투여하는 경우 작용시간은 60~120분 정도이고, 척추마취로 0.5% 마케인을 14~30㎎을 투여하는 경우 작용시간은 75~150분인바, 이 환자의 경우에는 약제가 1회적으로 투여되었다면 투여된 용량을 고려할 때 60~120분 정도 유지되었을 것으로 추정합니다.

3 만일 피고병원이 이 사건 수술 중 마취 유도를 위해 경막외 카테터를 이용하여 추가적으로 2% 리도카인을 투여하였다고 한다면, 마취효과가 최대 언제까지 유지될 수 있을 것으로 보이는지요?

▷ 경막외 카테터를 이용하여 추가적으로 2% 리도카인을 투여하였다고 한다면 마취효과는 연장될 수 있으며 연장시간은 투여시점과 투여량에 따라 결정됩니다.

4 이 사건 수술 중 마취 용량 및 마취약제의 효과 등에 비추어 볼 때, 피고병원이 마취약제의 부작용 가능성에 비추어 언제까지 망인의 상태를 면밀히 관찰하였어야 할 것으로 보이는지요? 즉 언제부터 통상적인 수술환자와 마찬가지로 일반병실에서 주기적인 관찰을 통해 환자의 상태를 확인하여도 무방할 것으로 보이는지요?

▷ 회복실의 장비와 인력이 잘 운영되고 있는 대학병원이나 대형종합병원에서는 전신마취를 시행받은 환자의 경우에는 회복실로 나온 후 15분 동안은 5분 단위로 환자의 생체활력징후를 체크하고 그 이후는 15분 단위로 체크하는 것이 원칙이며 부위마취를 받은 환자의 경우는 운동신경과 감각신경 마비가 어느 정도 회복되었는지를 주기적으로 확인함과 동시에 특히 척추와 경막외마취를 시행한 경우에는 혈압의 변화를 면밀히 관찰하여야 합니다.

회복실이 갖추어지지 않은 의원이나 병원에서는 병실에서 그 기능을 수행하여야 하며 환자가 병실에 도착 후 30분~1시간 정도(환자 상태가 안정되는 데 필요한 시간)는 환자 상태를 면밀히 관찰하여야 할 것으로 생각합니다.

5 만일 피고병원이 18시경까지 회복실에서 망인의 상태를 집중관찰하다가 이후 일반병실로 이실조치하였다고 한다면, 19시 4분경 망인에게 발생한 청색증 및 호흡곤란 등 이상증상의 발생을 예방할 수 있었을 것으로 보이는지요?

▷ 환자에게 발생한 청색증 및 호흡곤란 등 이상증상의 발생 원인이 무엇인지에 따라 예방 가능성 여부가 달라질 것으로 생각합니다. 즉 환자의 상기 증상이 마취약제의 잔류효과(작용시간의 연장)와 관련된 것이라면 회복실에서 30분 이상 좀 더 면밀히 환자 상태를 관찰하였다면 예방이 가능하였을 수도 있습니다. 그러나 원인이 예측할 수 없는 돌발적인 합병증에 의한 것이었다면 회복실에서 계속 관찰하였더라도 예방은 어려웠을 것으로 생각합니다.

6 만일 피고병원이 경막외 카테터를 삽입 시 잘못된 수기에 의해 경막하 공간에 삽입하였고, 그로 인하여 리도카인이 척수강 내에 주입되었다고 한다면, 이 사건 수술 중 혹은 수술 후 망인에게 어떠한 증상이 언제부터 발생하였어야 할 것으로 보이는지요?

▷ 경막외 카테터를 잘못 삽입하여(경막하 공간에 삽입)하여 리도카인이 척수강 내에 주입되었다면 약제 주입 후 5~15분(리도카인 작용 발현시간) 사이에 마취부위의 상승과 교감신경차단 효과로 호흡곤란, 혈압하강 등의 증상이 나타났을 것으로 추정합니다.

7 망인의 경우 이 사건 수술 후인 18시 8분경 의사가 수술 후 상태를 확인할 당시 특이소견이 없었고, 18시 56분에도 간호사와 정상적으로 대화를 나누었으나, 19시 4분경 갑작스럽게 청색증 등 호흡곤란 증상이 발생하였는데, 19시 4분경 발생한 망인의 상태변화가 이와 같은 고도의 관상동맥질환에 의해 발생한 것은 아닌지요?

▷ 그 이전까지 특이 소견이 없던 환자가 19시 4분경 갑작스럽게 청색증을 보이고 호흡곤란 증상을 일으킨 원인이 무엇인지를 정확히 알 수는 없으나 환자의 신체 내에서 순환이나

호흡에 갑작스런 장애를 초래하는 문제가 발생하였던 것으로 추정됩니다.

즉 환자의 부검감정서에 의하면 환자는 오른쪽 허파동맥의 내강에서 혈전이 형성된 소견, 심장의 양쪽 심실내부에서 응고된 혈액이 들어 있는 소견, 종아리 근육의 깊은 곳에 위치한 정맥에서 혈전이 형성된 소견 등과 함께 고도의 심장동맥경화 소견[왼쪽 관상동맥의 전하행가지(anterior descending branch of left coronary artery)의 내강이 동맥경화로 인해 80% 가량 좁아진 소견]을 보이고 있는 것으로 기록되어 있습니다. 이와 같은 소견들을 고려할 때 환자에서 갑작스런 혈전색전증의 발생과 기존의 관상동맥협착이 청색증, 호흡곤란, 의식소실을 일으켰을 가능성을 추정할 수는 있습니다.

■ 응급조치에 대하여

피고병원은 이 사건 수술 후 17시 37분경 망인을 일반병실로 이실조치한 이후 모니터를 이용하여 상태 변화를 관찰하던 중이던 19시 4분경 망인에게 전신이 창백해지고, 맥박이 미약하며, 혈압이 잡히지 않는 등의 이상증상이 확인되었고, 이에 피고병원의 간호사가 즉시 산소를 공급하고, 19시 6분경 피고 홍OO에게 연락하였으며, 이후 수동 혈압계 및 체온계 등을 통해 망인의 상태를 확인하였고, 19시 13분경 호출을 받고 도착한 의사와 함께 기도 삽관 및 심장마사지 등의 응급처치를 시행하였습니다.

1 피고병원은 17시 37분경 망인을 일반병실에 이실조치한 후 망인에게 적용한 모니터는 간호사 스테이션의 모니터와 연동되어 있었는데, 이와 같은 피고병원의 모니터 시스템에 비추어 볼 때, 망인에게 정상범위를 벗어난 활력징후의 변화가 발생하면 간호사 스테이션에서도 망인의 상태 변화를 동시에 확인할 수 있을 것으로 보이는지요?

▷ 위에 기술한 내용대로 환자에게 적용한 모니터가 간호사 스테이션의 모니터와 연동되어 있었고 간호사 스테이션에서 간호사가 계속 환자의 상태를 감시하였다면 환자의 활력징후 변화를 즉시 확인할 수 있었을 것입니다.

2 100병상 미만의 우리나라 산부인과 의원의 인력 및 시설 등을 고려할 때, 피고병원이 평일 정규 진료시간 이후 심폐정지가 발생한 망인에게 취한 위와 같은 응급조치가 지연되었다고 볼 수 있는지요?

▷ CCTV에 촬영된 동영상을 본 결과 CCTV의 화면이 간호사실과 복도만을 보여주고 있으므로 병실 안의 상황을 알 수가 없어 환자에게 신속하고 적절한 응급소생술이 시행되었는지 여부를 CCTV 동영상 내용만으로 판단하기는 어렵습니다.

환자 상태가 악화된 시점부터의 확인할 수 있는 CCTV의 기록은 다음과 같습니다.

19:04	간호사가 환자의 청색증 및 심폐정지 발견
19:06	의사 호출(전화), 19:13 의사 도착
19:16	앰부백 병실로 들어감
19:17	기도 삽관이 이루어진 것으로 추정됨
19:21	자발순환이 회복된 것으로 추정됨

간호기록지를 보면 환자의 상태 악화 발견시간과 의사에게 알린 시간 간격은 2분이었고 그 사이에도 심장마사지(실제로는 흉부압박술임)를 시행하고 환자에게 산소를 5ℓ/분 투여하였고 그 이후(의사가 도착한 이후로 추정됨) 앰부백을 사용하거나 기관 삽관을 시행하여 환기를 시켰고 19시 20분경에는 혈압과 맥박이 돌아왔으며 피부색깔도 분홍색(pinkish)으로 돌아온 것으로 기록되어 있습니다. 이러한 내용을 보면 예기치 못한 갑작스런 심폐정지 발생상황과 개인의원의 시설과 인력 등을 고려할 때 환자의 소생을 위하여 의료진이 노력한 것으로 보입니다. 다만 환사에서 심폐정지 발생부터 의사가 도착할 때까지 9분간 환자에게 얼마나 효율적인 심폐소생술이 시행되었는지 여부는 알 수 없습니다.

3 망인은 피고병원에서 심폐소생술을 시작하여 소외 OO대병원에서 심폐소생술을 지속한 후 서울OO병원으로 전원하여 '①R/O cardiac arrest, ②R/O respiratory arrest d/t PTE' 진단하에 치료를 받다가 4월 15일 사망하였고, 이후 부검감정상 '허파동맥의 혈전색전증 가능성 있음'으로 확인되었는데, 만일 위 당시 피고병원의 응급조치 및 심폐소생술이 보다 조기에(증상 발생 후 5분 이내) 시행되었다면 망인의 예후가 달라졌을 것으로 보이는지요?

▷ 이 환자에서 발생한 심폐정지의 직접원인이 무엇인지에 따라 예후가 다를 수 있기 때문에 이 환자의 경우 5분 안에 적절한 응급소생술이 시행되었다면 뇌손상을 예방하였거나 혹은 저산소성 뇌손상의 정도를 경감시켜 사망을 방지할 수 있었을지 여부는 판단하기 어렵습니다.

4 망인의 경우 부검소견상 좌전하행 관상동맥의 내강이 최대 80% 가량 좁아진 소견 및 심근세포의 비후 소견이 확인되었습니다.

① 일반적으로 1차 의료기관에서 호흡정지 및 심정지가 발생하여 심폐소생술을 시행 받은 환자들의 예후는 어떠한지요?

② 위와 같은 망인의 상태에 비추어 볼 때 적절한 심폐소생술 후 아무런 후유증 없이 회복될 가능성은 어느 정도로 보이는지요?

▷ ① 호흡정지 및 심정지가 발생하여 심폐소생술을 시행 받은 환자들의 예후는 일률적으로 말하기는 어렵습니다. 예후에 영향을 주는 요인들로는 심폐정지가 발생한 환자를 얼마나 빨리 발견하여 효율적인 심폐소생술을 시행하느냐가 가장 중요합니다만 심폐정지가 발생하기 전 환자의 전신상태(기존의 만성질환으로 이미 저산소증 상태에 있을 경우, 심한 심혈관질환, 폐질환 등으로 전신상태가 악화되어 있을 경우에는 예후가 나쁨)와 심폐정지의 발생원인(수술 중이나 수술 후 갑자기 발생하는 악성고열증, 심한 양수색전, 공기색전, 혈전색전, 지방색전에 의한 폐색전증 등도 예후가 나쁨)도 예후에 영향을 줄 수 있습니다. 그리고 1차 의료기관에서 심폐정지 발생시는 대학병원이나 대형종합병원 등의 2차, 3차 의료기관에 비해 의료인력, 의료장비, 시설, 응급 의약품 등의 부족으로 신속하고 효율적인 소생술을 시행하는데 어려움이 있어 상대적으로 예후가 나쁠 수 있을 것으로 생각합니다.

② 환자는 고도의 심장동맥경화 소견(왼쪽 관상동맥의 전하행가지의 내강이 동맥경화로 인

해 80% 가량 좁아진 소견)이 있었고 갑작스런 심폐정지 발생의 원인이 급성 폐동맥 혈전색전증에 의한 것이었다면 신속하고도 적절한 심폐소생술이 이루어져졌더라도 후유증 없이 완전히 회복되었을 가능성은 낮았을 것으로 추정합니다. 참고로 부검소견을 인용하면 허파동맥혈전색전증의 경우 사망한 사람의 약 1/3에서 1시간 이내에 사망하였으며, 60%의 경우에서는 전혀 예견치 못한 상황에서 사망하였으며, 정확하게 진단이 이루어져 치료가 실시된 경우는 약 7%에 불과한 것으로 기록되어 있습니다.

▪ 부검소견에 대하여

망인에 대한 부검소견상 좌전하행 관상동맥의 내강이 최대 80% 가량 좁아진 소견 및 심근세포의 비후 소견이 확인되었고, 우측 폐하엽으로 들어가는 폐동맥 내강에 형성된 Y자 모양의 혈전(길이 2㎝ 가량, 직경 0.6㎝ 가량)과 우측 폐 실질에 있는 작은 폐동맥의 내강에 혈전이 형성된 소견이 확인되었습니다.

1 일반적으로 위와 같은 관상동맥질환이 발생하는 원인은 무엇인지요?

▷ 관상동맥질환은 관상동맥내강이 죽상경화(atherosclerosis)로 좁아져 충분한 혈류(산소)를 심장에 보내지 못하는 질환으로 심근허혈의 가장 중요한 원인이며 관상동맥질환을 가져오는 위험인자로는 고지혈증, 고혈압, 당뇨병, 흡연, 고령, 남성, 가족적(유전적) 소인, 비만, 뇌혈관, 말초혈관질환의 병력 등이 있습니다.

2 망인은 이 사건 당시 38세의 젊은 여성으로, 키는 168㎝, 체중은 62㎏이었고, 갑상선 기능항진증 외에 특이병력이 없었는데(4월 14일 서울OO병원에서 시행한 갑상선기능 검사 결과는 정상으로 확인되었습니다), 망인에게 위와 같은 고도의 관상동맥질환이 발생한 원인은 무엇으로 보이는지요?

▷ 보내준 자료만으로는 이 환자가 비교적 젊은 나이에 고도의 관상동맥질환을 가진 원인을 알 수가 없습니다.

3 망인에게 심근세포의 비후 소견이 확인된 이유는 무엇인지요? 부검소견상의 관상동맥질환 혹은 그 외 다른 심장기능저하 상태가 장기간에 걸쳐 서서히 진행된 상태임을 의미하는 것은 아닌지요?

▷ 심근세포의 비후소견은 환자가 심장이 비대해 있었을 가능성을 보여주며(참고로 한국 여자 성인의 정상 심장 무게는 200~250gm 정도인데 비해 환자의 심장 무게는 325gm 이었음) 비대한 심장은 심장수축에 많은 에너지(산소)를 소모하여 심근허혈을 가져올 수 있고 체내 조직으로의 혈액공급에 지장을 줄 수 있습니다. 고혈압 환자에서는 좌심실이 비대할 경우 심장질환의 위험성을 예견하는 지표(predictor)가 될 수 있습니다.

4 위와 같은 망인의 고도의 관상동맥질환 상태에 비추어 볼 때, 갑작스럽게 돌발적인 심정지가 초래될 수 있을 것으로 보이는지요?

▷ 관상동맥의 중요한 여러 가지가 심하게 막혀 있을 경우(심한 허혈성 심장질환)에는 급성 심근경색으로 심정지가 발생할 가능성이 매우 높으나 이 환자의 경우 관상동맥질환만으

로는 돌발적인 심정지가 초래될 가능성은 높지 않을 것으로 추정합니다.

5 일반적으로 폐색전증으로 돌발적인 호흡곤란 및 심정지 등의 급격한 임상증상이 발생하는 폐색전증의 중증도는 어느 정도인지요? 즉 폐혈관이 몇 %가량 폐색되어야 급격한 임상증상이 나타나게 되는지요?

▷ 폐동맥 혈전색전증의 임상증상은 일반적으로 폐순환의 50% 이상이 막히면(대량 폐색전) 급격한 증상이 나타날 수 있으나 막힌 폐혈관의 정도뿐 아니라 색전의 수, 막힌 부위에도 영향을 받습니다. 즉 색전이 폐동맥 주간(main stem)을 막으면 폐로 가는 혈류가 일시에 차단되므로 즉시 사망할 수 있으며 큰 폐동맥 혹은 중간 크기의 폐동맥을 막으면 오른쪽 심장이 급속히 확장되어 급성 폐심장증(acute cor pulmonale)으로 수 시간 이내 사망할 수도 있습니다.

6 부검소견상 확인된 망인의 폐색전증 정도에 비추어 볼 때, 망인의 우측 폐동맥은 몇 %가량 폐색된 것으로 보이는지요?

▷ 보내온 자료만으로는 환자의 우측 폐동맥이 몇 %가량 폐색된 것인지는 알 수 없으며 자세한 내용은 부검 감정의에게 문의하기 바랍니다.

7 위에서 본 바와 같이 망인의 경우 고도의 관상동맥질환이 확인되었는데, 망인에게 고도의 관상동맥질환이 있었던 점에 비추어 볼 때, 부검소견상 확인된 폐색전증만으로도 돌발적인 호흡곤란 및 심정지 등의 급격한 임상증상이 초래될 수 있을 것으로 보이는지요?

▷ 이 환자는 기존의 관상동맥질환과 함께 수술 후 발생한 급성 폐색전증으로 돌발적인 호흡곤란과 심정지 등의 급격한 임상증상이 초래되었을 가능성이 있습니다.

8 일반적으로 D-dimer는 교차결합되어 있던 섬유소가 플라스민에 의해 잘린 후 생성되는 생성물로서 급성 정맥혈전색전증에서 특징적으로 증가하기 때문에 폐색전증의 진단 및 배제 등에 유용하게 이용된다고 하는데, 사실인지요?

▷ 섬유소의 분해산물인 혈청 d-dimer의 분석결과는 폐색전증의 배제검사(exclusion test)로서 이용되고 있으며 결과가 음성이면 폐색전증이 배제될 가능성이 높아 폐색전이 의심되는 환자에서 제한된 임상적 유용성을 가지고 있으나(폐색전증을 가진 환자의 10%에서는 결과가 음성으로 나왔다는 연구보고도 있음) 양성 결과는 고도로 비특이적(non specific)이라 진단에 큰 도움이 되지 않는 것으로 알려져 있습니다. 더 자세한 내용이 필요하면 호흡기내과 전문의에게 문의하기 바랍니다.

9 OOOO병원이 4월 11일 1시 10분경 시행한 CT pulmonary angio 3D 검사상 폐색전증 소견은 확인되시 않았으나(다만, 당시 망인의 호흡 등에 의해 폐 CT 영상의 질이 좋지 않았습니다), 19시 58분경 시행한 혈액 검사상 D-dimer의 수치가 8.93(정상범위 1.3 이하 mcg/mℓ FEU)로 증가되어 있었는데, 이와 같은 검사 결과에 비추어 볼 때, 망인에게 폐색전증이 발생한 시점을 예측할 수 있는지요?(즉 부검상 확인된 폐

색전증이 4월 10일 19시 4분경 발생한 것으로 보이는지, 아니면 4월 11일 1시 10분 이후 새롭게 발생한 것으로 보이는지요?) 그렇게 판단한 근거는 무엇인지요?

▷ 문항8의 답변을 참조하시기 바라며 더 자세한 내용은 호흡기내과 전문의에게 문의하기 바랍니다.

⑩ 이 사건 수술의 마취약제 및 효과, 이 사건 수술 후 망인의 상태 변화, 서울 성모병원의 검사 결과, 부검 결과 등을 종합하여 볼 때, 4월 10일 19시 4분경 망인에게 나타난 상태 변화의 원인은 무엇으로 보이는지요? 만일 복합적인 원인에 의한 것이라면 각각 상태변화에 기여한 기여도는 몇 %로 예상되는지요?

▷ 이 환자에서 4월 10일 19시 4분경 발생한 청색증, 호흡곤란, 심정지 등의 증상의 원인을 정확하게 단정할 수는 없으나 위 각 문항에서의 질의 내용에 대한 답변에서 기술한 것처럼 환자에서 갑자기 발생한 급성 폐색전증이 원래 환자가 가지고 있던 심장질환(관상동맥질환)과 복합되어 발생한 것으로 추정할 뿐입니다. 그러나 각각의 상태 변화에 기여한 기여도를 %로 표시하기는 어렵습니다.

§ 사례2 정형외과

I. 사건 개요

환자(76세 여자)는 2009년 3월 목욕을 하다 미끄러져 OOO대 OOOO병원에서 골절로 인한 수술을 받았으며 약 2년이 지난 후 수술한 부위의 철심이 살에 닿아 통증이 있어 문의하니, 기구제거술을 하면 아무 문제가 없다고 하여 2011년 9월 6일 동 병원에서 기구제거 수술(1차 수술)을 받았음. 퇴원 전날(2011년 9월 10일) 환자는 의사로부터 운동을 하라는 말을 듣고 가벼운 산책을 하였는데 통증이 느껴져 엑스레이와 CT를 찍어보니 철심을 제거한 바로 윗부분(좌대퇴골 경부)이 골절되어 있다는 것을 알게 되었음. 의사와 상담한 결과 인공관절 수술을 받는 것이 좋겠다는 권유를 받고 환자는 수술을 결정하였고 통증이 심하였으나 추석 연휴 때문에 진통제 처치만을 받았으며 2011년 9월 13일 인공관절 수술(2차 수술)을 받았음. 환자는 수술 도중 심정지 상태가 2~3분 초래되어 심폐소생술을 시행한 후 급히 봉합을 하고 중환자실로 옮겨 응급처치를 받았으나 그 후 의식불명상태에 있다가 2012년 1월 9일 사망하였음(진료기록부 내용).

II. 서울OO지방법원 민사OO단독 진료기록 감정촉탁에 대한 회신

[2011 가단 000000 손해배상(의)]

감정사항

▪ 마취 과정에 대하여

1 인공관절 수술 1주일 전 동일부위에 수술(1차 수술)을 받고 침상에 누워 지낸 76세의 고령자가 2차 수술로 전신마취를 할 경우 심장쇼크와 부작용의 위험성은 어느 정도인지요?

▷ 단순히 고령의 환자가 1주일 간격으로 두 차례의 전신마취를 시행받았다고 하여 전신마취에 따른 부작용으로 심장기능 장애(심정지 포함)를 일으킬 위험성이 어느 정도라고 일률적으로 말할 수는 없습니다. 최근에는 마취 분야의 지식, 마취약제, 마취방법, 마취장비, 환자감시 기구 등의 발전으로 환자의 연령과 전신마취 시행 간격이 짧은 것 자체가 마취위험도에 큰 영향을 주지는 않습니다. 전신마취에 따르는 위험도를 증가시키는 요인들은 연령보다는 수술과 마취시점에서의 환자 자신의 심폐혈관 기능을 포함한 전신 신체상태(수술 전 상태), 시행받으려는 수술의 종류와 부위(수술 난이도), 수술시간 등이 위험도에 더 큰 영향을 미칠 수 있습니다.
그러나 이 환자의 경우에는 하지의 골절상태 자체와 그 치료를 위한 하지수술, 수술시간, 장시간의 침대생활(자유롭게 움직이지 못하는 상태) 등이 마취와 수술 중에 혈전색전증이나 지방색전증을 유발하여 심정지를 일으킬 위험성이 위의 요인들을 가지지 않은 환자들에 비해 높은 것은 사실입니다.

2 전신마취의 부작용으로 환자가 깨어나지 못할 수도 있는 상황에서 인공관절 수술이 불가피한 상황이었는지요?

▷ 이 환자의 경우에는 전신마취의 부작용으로 환자가 깨어나지 못한 것은 아닌 것으로 판단합니다(문항1의 답변을 참조하시기 바랍니다). 그리고 마취와 수술 전 환자의 상태가 전신마취를 견디기 어려운 상태(예 : 심폐기능 부전 상태를 포함한 생명을 위협할 수 있는 심한 전신질환을 가진 상태)도 아니었던 것으로 보이며 진료기록부에 의하면 환자가 심한 통증을 호소하여 환자 및 보호자가 수술을 받기를 강력히 원하였으나 추석 연휴로 인해 오히려 수술이 지연된 것 같은 내용의 기록을 볼 때 인공관절 수술을 시행한 것에는 문제가 없는 것으로 판단합니다.

3 반치환술 하는 경우 보통 전신마취를 하고 수술을 하는지요?

▷ 이 수술의 경우 전신마취와 부위마취(척추마취와 경막외마취) 중 어느 방법을 사용할 것인가 하는 것은 남낭 마취과 의사의 판단에 달려 있습니다. 두 마취방법 모두가 대퇴골 수술 시에 사용할 수 있는 마취방법이나 수술 중 환자의 불편함을 줄여주는 측면에서는 전신마취를 시행하는 경우가 많습니다.

4 마취제의 투여량은 적정하였는지요? 마취 과정에서의 과실은 없는지요?

▷ 마취기록지를 살펴본 결과 마취제의 투여량은 모두 적절하였으며(마취유도제로서 profofol 120㎎, 마취유지 목적으로서의 remifentanil 2㎎, sevoflurane 사용), 마취의 전 과정을 통해 충분한 환자감시를 한 것(혈압, 심전도, 맥박산소포화도, 호기말 이산화탄소분압을 지

속적으로 측정하였음)으로 보아 마취분야의 과실은 없었던 것으로 판단합니다.

▪ 수술 중 상황에 대하여

1 2차 수술 과정 중 혈전증과 지방색전증을 보이며 환자에게 심장 쇼크가 왔는데 그 원인은 무엇때문인지요?

▷ 환자의 심기능 부전(심장 쇼크) 원인은 혈전색전증이 발생하였을 경우에는 하지의 과응고된 혈전이 정맥 순환혈류내로 들어가 주요 폐혈관(폐동맥 등)을 막아 폐순환을 방해함으로 심정지를 일으켰을 수 있고 지방색전증이 발생하였을 경우에는 골절된 뼈 내의 지방세포가 파열되어 지방방울(fat globule)이 골수혈관(medullary vessel)의 찢어진 부위를 통해 혈관 내로 들어가 폐모세혈관-폐포막에 독성작용을 일으켜 급성호흡부전증이 발생하여 심기능 부전을 일으켰을 수 있습니다.

2 1차, 2차 수술과정이 적절하였는지요?

▷ 수술과 관련하여서는 정형외과 전문의에게 문의하시기 바랍니다.

3 수술 도중 환자의 심장이 마비되면서 혈압이 저하되었는데 그 원인은 무엇인지요?

▷ 2번 문항과 같은 내용의 질문으로 생각됩니다.

환자의 심정지 원인은 혈전색전증이 발생하였다면 하지의 과응고된 혈전이 정맥 순환혈류 내로 들어가 폐혈관을 막아 폐순환을 방해함으로 심정지를 일으켰을 수 있고 지방색전증이 발생하였다면 골절된 뼈 내의 지방세포가 파열되어 지방방울(fat globule)이 골수혈관(medullary vessel)의 찢어진 부위를 통해 혈관 내로 들어가 폐모세혈관-폐포막에 독성작용을 일으켜 급성호흡부전증이 발생하여 심정지를 일으켰을 수 있습니다.

▪ 응급처치 과정에 대하여

1 응급처치가 적절하였는지요?

▷ 마취기록지와 심폐소생술 기록지에 의하면 수술 도중 환자의 혈압 하강, 느린맥 발생, 산소포화도의 하강, 심전도 상에 부정맥 소견 등이 나타나자 즉시 수술을 중단하고 기관 삽관 튜브를 통해 100% 산소를 투여하면서 혈압상승제인 epinephrine, dopamine, dobutamine과 항콜린성 약제인 atropine을 투여하였고 중환자실로 환자를 옮겨간 후에도 계속 심폐소생 약제를 투여하고 심장마사지를 시행한 것으로 기록되어 있는 것을 볼 때 응급처치는 적절하였다고 판단합니다.

▪ 기타

1 환자와 같은 2차 수술 도중 지방색전증과 혈전색전증 등을 일으켜 심장마비가 올 수 있는 확률은 어느 정도인지요?

▷ 위의 환자는 연령, 하지 골절, 30분 이상의 수술 시간, 장시간의 침대생활 등을 고려할 때 지방색전증이나 혈전색전증과 관련한 위험인자들을 가지고 있었으며 일부 연구에 의하

면 고관절 수술에 따르는 임상적으로 의미 있는 폐색전의 발생빈도는 20% 정도이며 치명적 폐색전의 발생빈도는 1~3% 정도로 보고되고 있습니다. 따라서 이 환자에서 심장마비 발생가능성은 치명적 폐색전의 발생빈도(1~3%)와 유사할 것으로 생각합니다.

2 혈전색전증과 지방색전증의 원인은 무엇인지요?

▷ 혈전색전증과 지방색전증의 원인과 발생기전은 다음과 같습니다.

① 혈전색전증(thromboembolism)

심부 정맥혈전증(deep vein thrombosis : DVT)과 폐색전증(pulmonary embolism)은 골반과 하지 뼈의 정형외과적 수술에 따르는 유병율과 사망률의 중요한 원인일 수 있다. 추가적인 위험 인자들은 비만, 고령(60세 이상), 30분 이상의 수술, 압박띠(tourniquet)의 사용, 하지 골절, 4일 이상의 부동상태(immobilization) 등이다. 심부 정맥혈전증을 가졌을 가능성이 상당히 높으면서 고관절 수술이나 무릅 재건술을 시행받는 환자들은 혈전색전증 발생의 고위험군 환자에 속하는 것으로 알려져 있다. 일부 연구에 의하면 고관절 수술에 따르는 임상적으로 의미있는 폐색전의 발생빈도는 20% 정도이며 치명적 폐색전의 발생빈도는 1~3% 정도로 보고되고 있다. 주요 병태생리적 기전은 정맥혈류 정체와 수술시의 국소적이거나 전신적인 염증반응에 의한 과응고 상태(hypercoagulable state)가 정맥혈전증을 발생시키는 것으로 알려져 있다.

② 지방색전증(fat embolism)

지방색전증은 장골골절(long bone fracture) 수술환자에서 발생할 수 있으며 발생빈도는 낮으나 발생하면 잠재적으로 치명적일 수 있는(사망률 10~20%) 증후군이다.

지방색전 증후군은 장골이나 골반골절 후 호흡곤란, 혼동(confusion), 출혈점(petechia)의 증후와 함께 72시간 내에 발생하며 심폐소생술, 지방의 정맥 내 투여, 지방흡인술(liposuction)에 이어 발생할 수도 있다. 발생기전은 골절된 뼈 내의 지방세포가 파열되어 지방방울(fat globule)이 골수혈관(medullary vessel)의 찢어진 부위를 통해 혈관 내로 들어가게 되고 증가된 자유 지방산(free fatty acid)의 수치가 폐모세혈관-폐포막에 독성작용을 일으켜 혈관작용성 amine과 prostaglandine의 분비를 일으켜 급성호흡부전증을 일으킬 수 있다.

3 1주일 간격으로 고령(76세)의 환자에게 동일부위에 전신마취를 하고 2차 수술을 하는 것이 적절했는가에 대한 소견을 밝혀주십시오.

▷ 마취 부분과 관련하여서는 위의 환자에게 1주일 간격으로 전신마취를 시행한 것 자체는 문제가 없다고 생각합니다. 즉 환자에게 투여된 휘발성 흡입마취제는 대부분 마취가 끝난 후 짧은 시간(수 시간)내에 폐를 통해 체외로 배설되며 투여된 정맥마취제도 신장과 간을 통하여 12~24시간 이내에 대부분 배설되기 때문에 1주일 정도가 지나면 먼저 사용한 마취약제의 잔류효과는 거의 없습니다. 따라서 1차 수술 후 환자의 상태가 2차 수술을 필요로 하는 경우 1주일 간격으로 다시 전신마취를 시행하는 것은 문제가 없다고 생각합니다.

5부

환자의 기존 질환 및 수술 전 상태 관련 사고

01

심혈관 질환 관련 사례

§ 사례1 내과

I. 사건 개요

환자(70세 여자)는 2010년 10월 5일 식욕부진, 체중감소, 구토 증상, 좌측 옆구리 통증을 호소하며 OO시 OOO 대학병원에 내원하였으며 정확한 진단을 위하여 입원을 권유받았고 입원 직후 시행한 복부초음파 검사에서 좌측 요관방광 이음부 결석(ureterovesical junction stone)에 의한 물콩팥증(hydronephrosis)으로 진단되었습니다.

환자는 다음 날 심전도 및 심초음파 검사를 시행받았으며 검사결과 심전도에서는 좌심방 비정상, 비정상 T파(허혈의심), 좌심실 비대 소견을 보였고 흉부경유 심초음파(Transthoracic echocardiogram : TTE)에서는 경도의 대동맥판 역류 소견과 경도의 삼첨판 역류(Tricuspid regurgitation)를 의심하는 소견을 보였습니다.

환자는 10월 8일 10시 10분에 내시경실에 도착하여 전투약제로 algiron 5㎎을 투여받았고 국소마취제인 xylocaine이 식도 입구 주위에 분무되었으며(spray) 미다졸람 2.5㎎을 정맥으로 투여받았습니다. 내시경 직후(10시 25분) 환자는 활력징후가 안정되어 있었으나 병실에 도착 후(10시 30분) 전신 청색증과 맥박측정이 되지 않았으며 즉시 심폐소생술을 시작하면서 환자를 중환자실로 옮겼습니다. 중환자실에 도착 시(10시 40분) 환자는 의식은 혼수상태였고 순환과 호흡도 정지 상태여서 앰부백으로 산소를 투여해주었고 계속 심장마사지(실제는 흉부압박)를 하는 등 심폐소생술을 시행하였습니다. 이후 환자는 인공호흡기로 호흡을 유지하였으나 의식을 회복하지 못하고 계속 혼수상태(coma state) 내지 혼미한 상태(stuporous state)에 있다가 동년 11월 28일 사망하였습니다.

Ⅱ. 서울OO지방법원 제OO민사부의 진료기록 감정 촉탁서에 대한 회신

[2010가합000000 손해배상건]

감정사항

■ 환자의 기왕증, 주 증상 및 추정 진단에 대하여

1 환자가 2010년 10월 5일 처음으로 내원하였을 당시, 환자의 기왕증, 주 증상 및 추정 진단 내용은 무엇인지요?

▷ 환자는 내원 당시 식욕부진, 체중감소, 구토증상, 좌측 옆구리 통증을 호소하였고 정확한 진단을 위하여 입원을 권유받았으며 입원 직후 시행한 복부초음파검사에서 좌측 요관방광 이음부 결석(ureterovesical junction stone)에 의한 물콩팥증(hydronephrosis)으로 진단되었습니다.

2 환자에 대해 2010년 10월 6일 심전도 검사 및 심초음파 검사가 시행된 것으로 보이는 바, 그 검사 결과는 어떠하였는지요?

▷ 심전도 검사 결과는 좌심방 비정상, 비정상 T파(허혈 의심), 좌심실 비대 소견을 보였고 흉부경유 심초음파(Transthoracic echocardiogram : TTE)에서는 경도의 대동맥판 역류 소견과 경도의 삼첨판 역류(Tricuspid regurgitation)를 의심하는 소견을 보였습니다.

3 결국 환자의 갑작스러운 좌측 옆구리 통증의 원인은 무엇이었는지요? (혹은 무엇으로 추정되는지요?)

▷ 좌측 옆구리 통증의 원인은 좌측 요관방광이음부 결석(ureterovesical junction stone)으로 인한 물콩팥증(hydronephrosis)에 의한 것으로 추정됩니다.

■ 2010년 10월 8일 경과에 대하여

• 내시경 검사

1 이 환자에 대한 내시경 검사 시작 및 종료 시점은 언제인지요?

▷ 간호기록지상 10시 10분에 내시경실에 도착하여 10시 15분에 미다졸람(midazolam) 2.5㎎을 정맥으로 투여 받았고 이어 내시경 검사를 받았으며 10시 25분에 종료된 것으로 기록되어 있습니다.

2 내시경 검사 시작 직전 환자의 활력징후 등 임상 양상은 어떠하였는지요?

▷ 환자의 활력징후는 안정되어 있고 상태는 환자가 통증은 견딜 만하다고(tolerable) 말한 것으로 경과기록지에 기록되어 있습니다.

• 내시경 검사를 위해 투약한 약물

3 의료진이 2010년 10월 8일 환자에게 내시경 검사 전후 투약한 약물은 어떤 약물들인지요?

▷ 전투약제로 algiron 5㎎을 투여하였고 국소마취제인 xylocaine을 식도입구 주위에 분무하였으며(spray) 미다졸람 2.5㎎을 정맥주사하였습니다.

Algiron은 항무스카린 제제(antimuscarinic drug)로서 위장관계, 담도계, 비뇨기계의 경련 및 기능적 운동장애의 치료제로 사용되고, 소화관 내시경 검사 시의 전투약제(십이지장의 무긴장증과 오디괄약근의 이완 목적)로 주로 사용되는 약제입니다.

Xylocaine(lidocaine)은 amide계의 국소마취제로서 임상에서 가장 흔히 사용되는 국소마취제이며 미다졸람(midazolam)은 아래의 문항에서 답변하였습니다.

4 일반적으로 미다졸람 약물의 분류는 어떠한지요?

▷ 미다졸람은 benzodiazepine 계열의 수면·진정제의 한 종류입니다.

5 일반적으로 미다졸람 약물의 효능·효과는 어떠한지요?

▷ 진정과 불안 해소, 수면작용을 효능·효과로 가졌으며 수술 전 환자의 불안 해소와 진정 목적, 마취유도의 목적, 일반적인 신정 목적, 항경련제로 사용되고 있습니다.

6 일반적으로 미다졸람 약물의 심장·혈관계 이상반응(혹은 부작용), 호흡기계 이상반응(혹은 부작용)은 무엇이 있는지요?

▷ · 심혈관계 : 적정량의 범위에서는 경미한 심혈관억제 작용을 가졌으며 혈압, 심박출량, 말초혈관저항을 약간 떨어뜨립니다.

· 호흡기계 : CO_2 에 대한 환기반응을 억제하나 정맥으로 투여하거나 다른 호흡억제 약제와 함께 투여되지 않는다면 큰 의미가 없으며 마취유도 목적으로 다량을 정맥투여한 후 호흡정지가 발생할 수도 있으나 barbiturate계열 약제에 비해서는 발생빈도가 낮습니다.

7 일반적으로 미다졸람 약물을 신중하게 투여하여야 하는 환자는 어떤 경우인지요?

▷ 심한 심혈관계나 호흡기계 질환을 가진 환자나 노약자, 다른 호흡억제제(opioid 종류)를 사용하고 있는 환자에서는 신중하게 투여하여야 합니다.

8 일반적으로 고령자, 쇠약 환자에서 미다졸람 약물의 용법·용량은 무엇인지요?

▷ 통상적으로 투여하는 용량보다는 용량을 줄여 사용하는 것이 원칙이나 환자에 따라 약제의 반응이 다양하기 때문에 일정한 용법·용량이 있기보다는 환자의 상태와 약제에 대한 환자의 반응을 고려하여 약제의 용량을 조절하여 사용하는 것이 바람직합니다.

9 일반적으로 미다졸람 약물의 이상반응 혹은 부작용의 위험성에 대비하기 위해 투약 전후 갖출 필요성이 있는 인력이나 시설의 정도는 얼마인지요?

▷ 미다졸람은 수면·진정제 중 비교적 안전영역이 넓은 약제이나 호흡억제나 순환억제가

간혹 발생할 수도 있기 때문에 이에 대비하여 산소, 마스크-앰부백 등 환자에게 직접 산소를 투여할 수 있는 기구와 승압제의 비치, 환자감시 장비 등이 필요할 수 있으며 환자 상태를 지속적으로 감시할 수 있는 인력(의사 혹은 간호사)도 필요할 것으로 생각합니다.

10 미다졸람 약물 투약 전반의 과정에서 환자에 대해 감시해야 할 필요가 있는 사항은 무엇인지요?

▷ 환자의 호흡상태, 혈압, 맥박, 산소포화도 등의 감시가 필요합니다.

11 2010년 10월 8일 환자에 대한 미다졸람 처방 용량은 어떠했는지요?

▷ 미다졸람 2.5㎎을 정맥으로 천천히 주입한 것으로 기록되어 있습니다.

12 2010년 10월 8일 환자에 대한 미다졸람 투약 시작 시점 및 투약 종료 시점은 언제인지요?

▷ 10시 15분에 미다졸람(midazolam) 2.5㎎을 정맥으로 투여하였으며 투약 시작 시점과 종료 시점은 1분 이내였을 것으로 추정합니다.

• 내시경 종료 이후 일반병실까지의 경과

13 내시경 검사 종료 이후 일반병실로 이동할 때까지의 시간 동안, 환자를 관찰한 의료진의 성명 및 면허 종류는 어떠하였는지요?

▷ 환자가 내시경 검사 종료 이후 병실로 이동하는 동안 환자를 관찰한 의료진의 성명과 면허 종류는 진료기록부에서 찾지 못하였으며 내시경 검사 중 환자의 상태에 대한 기록 내용은 김OO란 이름으로 서명이 되어 있고 직책은 간호사인 것으로 추정됩니다.

14 환자가 일반병실에 다시 도착한 시각 및 당시 환자의 활력징후 및 임상 양상은 어떠한지요?

▷ 일반 병실에 도착한 시간은 10시 30분이었고 도착 후 소견은 전신 청색증을 나타내고 맥박측정이 되지 않은 것으로 기록되어 있습니다.

• 중환자실에서의 경과

15 중환자실에 도착한 시각 및 당시 환자의 활력징후 및 임상 양상은 어떠한지요?

▷ 10시 40분에 도착하였고 의식은 혼수상태였고 순환과 호흡도 정지 상태로 호흡은 앰부백으로 산소를 투여해주었고 계속 심장마사지(실제는 흉부압박)를 하고 있는 상태였습니다.

16 중환자실에서 기관 삽관술이 시행되었는지요?

▷ 10시 47분에 기관 튜브 삽관이 시행된 것으로 기록되어 있습니다.

17 중환자실에 도착하였을 당시 환자는 복부 팽창 소견이 관찰되었는지요?

▷ 복부팽창(abdominal distension) 소견이 관찰되었던 것으로 기록되어 있습니다.

• 기타 경과

18 이 사건 경과기록지에 따르면, 소화기내과 의료진은 2010년 10월 8일 환자에 대해 저산소성 허혈성 뇌손상을 의심하였는지요?

▷ 환자가 10월 8일 환자실에서 시행한 뇌파(EEG) 검사에서 광범위한 뇌기능장애(diffuse cerebral dysfunction) 소견을 보였고 저산소성 허혈성 뇌병증의 가능성에 대한 기록이 있는 것으로 보아(R/O hypoxic ischemic encephalopathy) 소화기내과 의료진이 환자가 저산소성 허혈성 뇌손상을 받았을 가능성을 의심하였을 것으로 추정합니다.

19 의료진은 2010년 10월 8일 환자의 심정지 발생 이후 심초음파 검사를 시행한 것으로 보이는바, 그 검사 결과는 어떠하였는지요?

▷ 중등도의 폐동맥 고혈압(폐동맥압 : 50mmHg)과 함께 대동맥판 역류와 삼천판 역류 소견이 있다고 하였습니다.

20 2010년 10월 8일 환자에 대해 시행된 첫 동맥혈가스분석 검사 결과 관련 질문입니다.

① 첫 동맥혈가스분석 검사 시행 시각은 언제이고, 그 검사결과는 어떠한지요?

② 검사 결과는 환자의 어떤 상태를 반영하는지요?

▷ ① 검사 결과는 pH 7.126, pCO_2 71.8mmHg, pO_2 20.7mmHg, HCO_3^- 23.1mmol/ℓ, BE -7.7mmol/ℓ, Total CO_2 22.1mmol/ℓ, O_2 content 4.0mℓ/dℓ, Oxygen saturation 18.9%로 기록되어 있으며(진료기록부 100쪽, 진단검사결과 보고서 10/82쪽 참조함) 진단 검사 결과 기록지에서 시행시각은 찾지를 못하였으나 검사 결과로 볼때 환자에게서 심폐정지가 발생한 직후에 시행한 검사로 추정됩니다.

② 환자는 심한 저산소혈증과 과탄산혈증으로 대사성산증과 호흡성산증을 동시에 나타내 보이고 있으며 이러한 소견은 심폐기능의 현저한 장애나 심폐정지 발생 직후에 나타나는 소견입니다.

21 신경과 의료진은 2010년 10월 8일 환자에 대해 저산소성 허혈성 뇌손상을 의심하였는지요?

▷ 협의진단기록지(consultation report)에 의하면 신경과 의료진은 소화기내과의 요청을 받고 환자를 진료한 후 저산소성 허혈성 뇌병증의 가능성을 배제하여야 한다(R/O hypoxic ischemic encephalopathy)고 기록한 것으로 보아 환자에 대해 저산소성 허혈성 뇌손상을 의심하였던 것으로 생각합니다.

▪ 2010년 10월 8일 이후부터 11월 28일 사망 시점까지

1 의료진은 환자의 사망 전 뇌 영상검사 혹은 뇌파검사를 시행한 것으로 보이는 바, 검사결과는 어떠하였는지요?

▷ 뇌의 컴퓨터 단층촬영(brain CT)에서는 뇌의 고랑(sulci)과 뇌의 수조공간(cisternal spaces)의 윤곽이 분명치 않고(poor delineation) 뇌실질은 부기(swelling of brain parenchyme)를 보였으나 수차례의 뇌파검사에서는 모두 광범위한 뇌기능장애 소견을 보인다고 기록되어 있습니다.

2 환자는 2010년 10월 8일 심정지 발생 이후 2010년 11월 28일 사망 시점까지 의식상태가 어떠하였는지요?

▷ 환자는 의식을 회복하지 못하고 계속 혼수상태(coma state) 내지 혼미한 상태(stuporous state)에 있었던 것으로 간호기록지에 기록되어 있습니다.

3 환자에 대한 2010년 10월 8일 상부위장관 내시경 검사결과는 어떠하였는지요?(위암이 확인되었는지요?)

▷ 식도에서는 식도와 위 접합부에 경미한 역류성 식도염 소견을 보였고, 위에서는 위축성 점막변화와 위 날문방(pyloric antrum)에서 다발성 미란(erosion) 소견을 보였으며 십이지장에서는 특이소견이 없었습니다. 위조직 검사 소견에서는 장의 화생(intestinal metaplasia)과 더불어 만성위염 소견을 보였고 위암은 확인되지 않았습니다.

■ 심폐소생술 및 저산소성 뇌손상 관련

1 심폐소생술의 개념은 무엇인지요?

▷ 심폐소생술은 환자가 호흡기능이 정지되어 폐를 통한 자발적인 산소섭취와 외부로 탄산가스를 배출할 수 있는 능력을 잃거나, 순환기능이 정지되어(심정지) 조직으로의 산소운반 능력을 상실하였을 때 인위적으로 산소를 공급해주고 순환이 이루어지도록 해주어 신체 내의 저산소증이나 저산소혈증을 방지해주는 소생술을 말합니다.

2 심폐소생술을 시행하는 이유는 무엇인지요?

▷ 인체 내 장기 중 특히 뇌는 4~5분 이상 산소공급이 중단될 경우 치명적이며 비가역적 손상을 입게 되어 식물인간이나 뇌사상태가 될 가능성이 높으므로 심폐기능 정지 시에는 환자의 완전한 소생을 위하여 신속하고도 효과적인 심폐소생술의 실시가 필요합니다.

3 심폐소생술 중 기관내 삽관의 이유는 무엇인지요?

▷ 심폐소생술을 시행할 때 가장 기본적인 소생술은 기도확보 및 유지, 100% 산소에 의한 충분한 폐환기, 흉부(심장)압박법인데 기관 내 삽관은 기도의 안전한 확보와 충분한 폐환기를 위하여 반드시 시행하여야 하는 방법입니다.

34 『해리슨 내과학 교과서』 등에 따르면, 저산소성 허혈성 뇌병증(hypoxic-ischemic encephalopathy)은 저혈압이나 호흡부전 때문에 뇌로 산소운반이 부족하여 일어나고, 혈액순환이 3분에서 5분 이내에 되돌아오면 완전히 회복되지만 3분에서 5분 이상 저산소-허혈이 지속되면, 어느 정도 영구적인 뇌손상을 받는 것이 통례라고 하는바, 이러한 의학적 사실이 타당한지요?

▷ 문항에서 기술한 내용이 모두 사실입니다.

■ 환자의 심정지 및 저산소성 뇌손상 발생원인 관련

1 환자의 2010년 10월 8일 심정지 발생원인은 무엇인지요?

▷ 진료기록부상으로는 환자의 정확한 심정지 발생원인을 알 수 없습니다.

2 환자의 저산소성 뇌손상의 주된 발생 시점은 언제인지요?

▷ 간호기록지에 의하면 환자는 10시 25분 내시경 검사를 끝내고 병실로 갈 시점에서는 활력징후가 안정되어 있다고 기록되어 있으나 병동에 올라온 직후인 10시 30분 전신 청색증을 나타내고 맥박이 측정되지 않았다고 기록된 것으로 보아 환자에게 저산소성 뇌손상을 초래하게 한 호흡과 순환장애 혹은 심폐정지(cardiopulmonary arrest)는 환자가 내시경실에서 병동으로 옮겨가는 과정에서 발생하였을 것으로 추정됩니다.

3 환자의 저산소성 뇌손상의 주된 발생원인은 무엇인지요?

▷ 전신청색증을 나타내고 경동맥 등에서 맥박이 촉진되지 않은 것으로 보아 호흡과 순환장애로 인해 뇌조직으로의 산소공급이 불충분하여 저산소성 뇌손상이 발생한 것으로 추정됩니다.

4 환자의 저산소성 뇌손상을 초래할 만한 후천적 질환이 있는지요?

▷ 환자의 입원 후 검사소견은 다음과 같습니다.

① 심전도 검사 : 좌심방의 이상, 비정상 T파(허혈의심), 좌심실 비대소견을 보였음.
② 흉부경유심장초음파(TTE) : 경도의 대동맥판 역류소견과 삼천판막 역류 소견을 보였음.
③ 복부초음파검사 : 좌측 요관방광이음부 결석(ureterovesical junction stone)에 의한 물콩팥 증(hydronephrosis)으로 진단되었음.
④ 위내시경검사 : 식도와 위 경계부위에 경미한 역류성 식도염 소견을 보였고, 위에서는 위축성 점막변화(C-III 형), 날문방(pyloric antrum)에 다발성 미란(erosion) 소견을 보였음.

그러나 이러한 소견과 증상들을 환자에게서 급작스런 호흡과 순환장애를 일으켜 저산소성 뇌손상을 초래한 직접적인 원인으로 보기는 어렵습니다.

§ 사례2 성형외과

I. 사건 개요

(1) 원고 이OO(42세 여자, 이하 '환자'라 합니다)은 과거 수원 소재 성형외과에서 1차 코수술을 시행받았으나 이후 콧대가 너무 높고 코끝이 뾰족하며 부자연스럽다고 호소하며 그 교정을 위해 장OO 성형외과를 방문하였습니다. 이에 담당의사는 환자의 콧대를 약간 낮추는 시술과 코끝에 자가연골을 이식하여 모양을 예쁘게 만드는 시술을 계획하고 설명하였으며 마취와 수술에 관련한 부작용과 합병증의 가능성에 대하여 자세히 설명하고 환자의 자필서명을

받았으며, 2009년 9월 14일 16시 45분경 처치와 시술을 시작하였습니다.

(2) 수술 개시 전인 2009년 9월 14일 16시 45분경 환자의 활력징후는 혈압 110/70㎜Hg, 맥박수 75회/분, 산소포화도 99%로 지극히 정상적이었으며, 의사는 기면마취를 위한 정맥루트를 확보하기 위하여 좌측 팔의 정맥에 정맥주사로 5% 포도당 수액을 투여하기 시작하였고, 기면상태 유도를 위해 16시 50분경 미다졸람(midazolam) 2.5㎎, 16시 52분경 케타민(ketamine) 25㎎을 각 정맥으로 투여하였습니다. 그 직후 16시 53분경 환자의 혈압은 120/80㎜Hg, 맥박수는 88회/분, 산소포화도 98%로 지극히 정상적이고 안정적인 상태였으며 의사는 국소마취제인 리도카인(lidocaine)과 국소마취제가 혈류로 흡수되어 발생할 가능성이 있는 국소마취제의 독성효과를 예방하고 수술 부위의 출혈을 감소하기 위한 목적으로 성형외과 수술 시 국소마취제에 희석해야 하는 에피네프린을 1:200,000 농도로 섞은 주사제를 수술 부위인 코끝과 콧대에 주사하였습니다.

(3) 그 후 16시 55분경 갑자기 환자의 맥박수가 190회/분으로 증가되어(당시 혈압은 130/80㎜Hg, 산소포화도 98%로 모두 정상이었습니다.) 의사는 환자에 대하여 약 1~2분 정도 안구마사지를 실시하였으며 그러자 16시 47분경 맥박수가 85회/분으로 회복되었습니다. 그런데 이후 16시 58분경 다시 맥박수가 160회/분으로 증가하기 시작하여 의사가 다시 안구마사지를 실시하자 맥박수가 100회/분으로 안정되다가 16시 59분경 갑자기 맥박과 호흡이 멈추는 현상이 나타났으며 이에 의사는 즉시 환자에 대하여 기관 삽관을 실시하고 산소를 5ℓ/분의 용량으로 공급하면서 앰부배깅을 통한 인공호흡을 실시하였으며 주먹으로 환자의 흉부를 1회 가격하여 심장에 충격을 가하자 맥박이 다시 뛰기 시작하여 75회/분으로 뛰었으며 당시 혈압이 70/40㎜Hg, 산소포화도는 85%였습니다.

(4) 그러나 그 직후 다시 맥박과 호흡이 정지되어 16시 59분경부터 의사는 심장마사지를 실시하면서 에피네프린 1앰플을 정맥주사하였으며 17시경 심폐소생술에 필요한 응급약물인 비본®(Bivon, 중탄산염)을 투여하였고 17시 2분경 119 구급대에 신고를 하면서 계속하여 심장마사지, 앰부배깅을 통한 산소공급 등 심폐소생술을 실시하면서 에피네프린을 심장으로 직접 주사하여 투여하였으며 비본®(Bivon, 중탄산염)을 정맥으로 투여하는 등 환자의 소생에 가능한 모든 방법을 동원하며 최선을 다하였습니다.

(5) 이후 17시 9분경 119 구급대가 도착하였는데 구급대는 환자 이송을 위한 들것만을 들고 들어와 급히 이송하려 하여 의사는 급히 심장제세동기를 요청하였으며 17시 11분경 119 구급대가 가져온 심장제세동기로 1회 심장충격을 가하자 심박동이 뛰기 시작하였으나 호흡은 여전히 정지된 상태여서 계속적으로 앰부를 통한 인공호흡과 산소를 공급하였으며 17시 13분경 심장제세동기로 2차 심장충격을 가하자 심박동과 자가 호흡이 회복되기 시작하여 혈압 90/60㎜Hg, 맥박 158회/분 산소포화도 90%, 호흡수 25회/분의 상태에서 17시 14분경 OO의료원으로 119를 통하여 응급 이송조치를 하였습니다.

(6) OO의료원에서 발작성 심실상성빈맥의 진단하에 투약과 제세동 등의 응급처치 후에 병실사정으로 서울OO병원으로 다시 이송된 후 시행한 정밀검사에서 환자는 선천적으로 심장의 전도계에 이상이 있는 방실결절회귀성빈맥(atrioventricular nodal reentry tachycardia, AVNRT)이라는 질환이 존재하는 것으로 밝혀졌습니다.

Ⅱ. 서울OO지방법원 제OO민사부 진료기록 감정촉탁서에 대한 회신 (1)

[2010가합 00000 손해배상(의)]

감정사항

■ 성형외과 의원 진료기록부 중 마취약물에 대하여

1 의사는 환자에게 코 성형수술을 시행하기 전 수면마취를 유도하기 위해 미다졸람(midazolam) 2.5㎎과 케타민(ketamine) 25㎎을 정맥주사하였는데 이러한 의사의 약물 신택, 용량 결정, 투여방법 등에 의학적인 살못이 있는지요?

▷ 미다졸람은 benzodiazepine 계열의 수면·진정제로서 수면마취 시 흔히 사용되는 약제이며 통상 사용량은 진정 목적으로는 0.01~0.1㎎/㎏을, 마취유도 목적으로는 0.1~0.4㎎/㎏을 정맥투여 합니다.

케타민은 phencyclidine계 유도체로서 중추신경계의 특정부위에 작용하여 탁월한 진통효과를 나타내고 해리성마취(dissociative anesthesia) 상태를 보이는 특성을 가지고 있으며 성인에서는 마취에서 깨어날 때 환각현상을 나타낼 수도 있습니다. 사용량은 마취유도 목석인 경우 1~2㎎/㎏을 정맥으로 투여합니다.

수면마취를 위한 두 약제의 선택과 사용량, 그리고 투여방법에는 문제가 없는 것으로 판단합니다.

2 의사는 위의 약물을 투여하고 환자가 잠든 이후에 코 부위에 '2% 리도카인+1:200,000 에피네프린'으로 부분마취를 시행하였는데, 이러한 의사의 부분마취 시행이 의학적 원칙에 부합하지 않는지요?(만약 의학적 원칙에 부합하지 않다면 그 이유와 근거 문헌을 제시해주시기 바랍니다.)

▷ '2% 리도카인+1:200,000으로 희석한 에피네프린'으로 수술 부위에 부분마취를 시행하는 것은 부분마취 시술 시에 일반적으로 사용하는 방법입니다.

3 의사가 사용한 마취약물 중, 약품 설명서에 과민반응이 일어날 것을 대비하여 사전에 과민반응 검사를 실시해야 한다는 주의사항이 있는 약물이 있는지요?

▷ 위의 사용약제들에 대한 약품설명서의 주의사항에 과민반응을 나타낸 전력이 있는 환자에서는 약제 사용을 하지 말라는 항목은 있으나 모든 환자를 대상으로 약제 사용 선 과민반응 여부 검사를 시행하여야 한다는 항목은 없는 것으로 알고 있습니다.

4 ① 실제 임상 의료현장에서 환자에게 마취를 시행하기 전, 마취약에 의한 부작용이나 과민반응이 나타날 것을 대비하여 모든 마취약에 대한 사전 테스트를 실시하고 있는지요?

② 리도카인에 대한 과민반응이 있는지 여부를 알아내기 위해 모든 환자에게 모든 병원에서 이에 대한 사전 테스트를 실시하고 있는지요?

▷ ① 마취 분야에서 사용되는 대부분 약제들의 경우 과용량이나 병합 사용의 경우 나타날 수 있는 부작용이나 과민반응에 대비하여 약제투여 중이나 투여 후에 환자감시 장치(patient monitoring system)를 사용하여 환자 상태 변화(특히 활력징후 변화)를 면밀하게

지속적으로 관찰하는 것은 매우 중요하며 반드시 필요하나 모든 마취약제에 대한 사전 테스트는 대부분의 경우 시행하지 않고 있습니다.

② 리도카인은 아마이드(amide) 계열의 국소마취제로서 안전역이 넓어 국소마취 시에 가장 자주 사용되는 약제이며 사용 시에 약제의 용량과 사용부위에 따른 주의를 하면서 환자 상태 변화를 면밀히 관찰하면 안전하게 사용할 수 있는 약제로 알려져 있습니다. 리도카인을 사용하는 환자에게 모든 병원에서 과민반응 여부를 알기 위한 사전 검사를 실시하지는 않는 것으로 알고 있습니다.

5 환자는 OO의원에서 코 수술을 받기 전인 2007년 12월경 다른 성형외과의원에서 코 성형수술을 받은 것으로 기록되어 있는데, 첫 번째 코 성형수술 후 별다른 문제가 없었던 환자에게 다음 수술 시 심장에 문제가 생길 가능성이 있다는 것을 예상하기가 쉬운지요?

▷ 환자가 수술 전 검사에서 특별한 이상소견이 없었고 과거병력에서도 특이소견이 없었다면 코 성형수술과 같은 소수술을 시행하면서 심장기능에 문제가 발생할 것을 예측하기는 어려웠을 것으로 추정합니다.

6 2007년 12월경 다른 성형외과에서 코 성형수술을 받았다면 거의 필수적으로 극미량(1:200,000)의 에피네프린 혼합 리도카인액, 미다졸람, 케타민 등(만일 수면마취를 안 하고 국소마취만 하였다면 미다졸람, 케타민 등은 사용하지 않을 수도 있음)을 사용하였을 것으로 추정되는지요?

▷ 코 수술과 같은 소수술을 하는 경우 수술 부위에 1:200,000의 에피네프린 혼합 리도카인액을 사용하는 것은 수술 중 출혈을 감소시키기 위한 통상적인 부분마취 방법이므로 사용하였을 것으로 추정합니다.

7 일반적으로 심장병에 대한 특별한 병력이나 과거력, 또는 이를 의심할 수 있는 증상이나 징후가 없는 젊은 여성에 대하여 부분마취로 하는 비교적 간단한 수술을 시행할 때도 반드시 사전 심전도 검사를 하도록 의학교과서에서 지침을 내리고 있는지요?

▷ 수술환자에 대한 수술 전 검사항목에서 심전도 검사는 40세 이상의 남성환자와 50세 이상의 여성환자, 그리고 특별한 임상 적응증을 가진 환자(예 : 고혈압, 심계항진, 협심증이나 심근경색의 병력 등)에서 시행하는 것이 원칙입니다(『마취통증의학 교과서』, 여문각, 2010년 개정판).

■ 서울OO병원 진료기록부에 대하여

1 OO병원에서 환자의 심장 이상 유무를 평가하기 위한 심도자 시술 시 대퇴부를 국소마취 시키기 위해서 사용한 약물은 리도카인(Lidocaine)이 맞는지요(전기생리검사 보고서(Electrophysiologic Study Report) 참조)?

▷ 심도자 시술 시 대퇴부를 국소마취 시키기 위해서 사용한 약물은 2% 리도카인(Lidocaine)이 맞습니다.

2 서울OO병원 의료진이 위 약물을 사용하기 전 과민반응 여부를 알아보기 위해 사전 테스트를 시행하였다는 기록이 있는지요?

▷ 전기생리검사 보고서에서 리도카인의 과민반응 여부를 알아보기 위해 사전 테스트를 시행하였다는 기록을 찾지 못하였습니다.

3 위 약물로 대퇴혈관 부위를 마취한 후에 환자에게 과민반응 또는 발작성 빈맥, 심정지와 같은 증상이 나타났는지요?

▷ 위의 보고서의 기록에 환자에서 위에 기술된 증상이 나타났다는 기록은 찾지 못하였습니다. 관련된 원문 기록은 다음과 같습니다.

"고주파 도자절제술(RFCA : Radiofrequency Catheter Ablation) 시행 후, 환자는 전기생리 검사실에서 양호한 상태였다."

Ⅲ. 서울OO지방법원 제OO민사부 진료기록 감정촉탁서에 내한 회신 (2)

[2010가합 OOOOO 손해배상(의)]

감정사항

1 원고 이OO은 2009년 9월 14일 의사 장OO가 운영하고 있던 장OO 성형외과에서 코 성형수술을 하기 위하여 의사 장OO가 마취약으로 어떠한 약품을, 어느 정도 원고 이OO에게 투여하였는지요?

▷ 환자에게 코 성형수술을 시행하기 전 수면 마취를 유도하기 위해 미다졸람(midazolam) 2.5㎎과 케타민(ketamine) 25㎎을 정맥 주사하였고 코 부위에 '2% 리도카인+1:200,000 에피네프린'으로 부분마취를 시행한 것으로 기록되어 있습니다.

2 위 약품 투여 이후 원고 이OO에게 어떠한 반응이 생겼는지요?

▷ 장OO 성형외과의원의 진료기록부에는 다음과 같이 기록되어 있습니다.

① 약제투여 후 16시 55분경 갑자기 환자의 맥박수가 190회/분으로 증가되어(당시 혈압은 130/80㎜Hg, 산소포화도는 98%로 정상이었음) 환자에 대하여 약 1~2분 정도 안구마사지를 실시하자 16시 57분경 맥박수가 85회/분으로 회복되었고 이후 16시 58분경 다시 맥박수가 160회/분으로 증가하기 시작하여 다시 안구마사지를 실시하자 맥박수가 100회/분으로 안정되다가 갑자기 맥박과 호흡이 정지되었음.

② 16시 59분경 즉시 환자에게 기관 삽관을 실시하고 산소를 5ℓ/분의 용량으로 공급하면서 앰부배깅을 통한 인공호흡을 실시하였으며 주먹으로 환자의 흉부를 1회 가격하여 심장에 충격을 가하자 맥박이 다시 뛰기 시작하여 75회/분으로 뛰었으며 당시 혈압이 70/40㎜Hg, 산소포화도는 85%였음.

③ 그러나 그 직후 다시 맥박과 호흡이 정지되어 16시 59분경부터 심장마사지를 실시하면서 에피네프린 1앰플을 정맥주사하였으며 17시경 비본®(Bivon, 중탄산염)을 투여하였고 17시 2분경 119 구급대에 신고를 하면서 계속하여 심장마사지, 앰부배깅을 통한

산소공급 등 심폐소생술을 시행하였음.

3 위 약품들 중 그 투여로 인하여 위와 같은 부작용을 발생시킬 수 있는 약품은 어떠한 것들이며, 원고 이OO의 갑작스러운 부정맥과 호흡 및 맥박 정지 등의 위급상황을 유발하였다고 볼 수 있는 약품은 어느 것이고 그 가능성은 어느 정도인지요?

▷ 위의 약제들(미다졸람, 케타민, 리도카인+1:200,000 에피네프린)은 모두 현재 임상마취 분야에서 자주 사용되는 안전역이 매우 넓은 약제들이며 과량이나 고농도로 사용할 시에는 부작용이 발생할 수도 있으나 이 환자에서 사용한 용량으로는 갑작스러운 부정맥과 호흡 및 맥박 정지 등이 발생하였을 것으로 생각하기는 어렵습니다. 그러나 매우 드물기는 하나 약제에 대한 아나필락틱 과민반응(anaphylaxis)으로 위의 증상이 발생하였을 가능성을 전혀 배제할 수는 없습니다.

4 위 약품의 투여 후 16시 58분경 위 이OO의 호흡과 맥박이 없어졌는지요?

▷ 16시 58분경 2차 안구마사지 중 갑자기 맥박, 혈압과 호흡이 멈추는 현상이 나타난 것으로 기록되어 있습니다.

5 위와 같이 원고 이OO에게 심장박동 정지 등의 증상이 유발된 이후 의사 장OO가 행한 조치는 무엇이었는지요?

▷ 16시 59분경 즉시 환자에 대하여 기관 삽관을 실시하고 산소를 5ℓ/분의 용량으로 공급하면서 앰부배깅을 통한 인공호흡을 실시하였으며 주먹으로 환자의 흉부를 1회 가격하여 심장에 충격을 가하자 맥박이 다시 뛰기 시작하였고(75회/분), 혈압은 70/40㎜Hg, 산소포화도는 85%였던 것으로 기록되어 있습니다. 그러나 그 직후 다시 맥박과 호흡이 정지되어 16시 59분경부터 심장마사지를 실시하면서 에피네프린 1앰플을 정맥주사하였으며 17시경 비본® (Bivon, 중탄산염)을 투여하였고 17시 2분경 119 구급대에 신고를 하면서 계속하여 심장마사지, 앰부배깅을 통한 산소공급 등 심폐소생술을 시행하였습니다.

6 의사 장OO가 기도 내 삽관으로 호흡을 유지시키는 시술(인튜베이션)을 하였는지요?(진료기록부상에 인튜베이션 시술을 하였다는 취지의 기재가 있는지요?)

▷ 기관 삽관(endotracheal intubation)을 시행하고 앰부백(Ambu bag)을 연결하여 호흡을 유지시킨 것으로 기록되어 있습니다.

7 인튜베이션 시술은 심장이 정지된 응급환자에 대하여 심장정지로 인한 뇌손상 등을 방지하기 위하여 시술하는 일반적인 방법 중의 하나인지요? 혹은 인튜베이션을 시술하는 적응증 중의 하나가 심장정지와 호흡정지인지요?

▷ 인튜베이션(intubation)이란 용어는 환자의 자발적인 기도유지와 호흡이 어려울 때 기관 내 튜브를 삽입하는 것을 말하는 것으로 기관 삽관이라고 하며 기관 삽관은 환자에게서 호흡정지가 발생하였을 시 환자의 기도를 확보하기 위하여 가장 먼저 시행하는 심폐소

생술의 기본처치 방법으로 삽관된 튜브에 앰부백이나 인공호흡기를 연결하여 환자에게 100% 산소를 투여하면서 지속적으로 환기를 시킴으로 저산소성 장기(특히 뇌)손상을 방지하여줄 수 있습니다. 그리고 심정지가 함께 발생하였을 시에는 이러한 환기의 유지와 함께 심장기능의 회복을 위한 소생술(심장마사지, 승압제의 사용, 제세동기의 사용 등)을 동시에 시행하여야 환자의 저산소성 장기손상을 예방할 수 있습니다.

8 위와 같은 조치 후에 위 이OO의 맥박과 호흡이 돌아왔다 다시 호흡과 맥박이 없어졌는지요?

▷ 분항5의 답변 내용을 참조하시기 바랍니다.

9 이 때 위 장OO가 행한 조치는 무엇인지요?

▷ 맥박과 호흡정지 직후(16시 59분) 심장마사지를 실시하면서 에피네프린 1앰플을 정맥주사하였으며 17시경 대사성산증의 치료제인 비본®(Bivon, 중탄산염)을 투여하였고 17시 2분경 119 구급대에 신고를 하면서 계속하여 심장마사지, 앰부배깅을 통한 산소공급 등 심폐소생술을 실시하면서 에피네프린을 심장으로 직접 주사하여 투여하였으며 비본®(Bivon, 중탄산염)을 정맥으로 투여한 것으로 기술되어 있습니다.

10 위 장OO는 원고 이OO의 맥박과 호흡이 돌아왔다 다시 없어진 다음에 인튜베이션을 다시 실행하였는지요(진료기록에 다시 인튜베이션을 실행하였다는 취지의 기재가 있는지요?)

▷ 앞서 기관 삽관(intubation)을 시행한 이후 기관 튜브를 제거하였다는 기록이 없고 일반적으로 일단 심폐정지가 발생한 환자에게 기관 삽관을 시행하였으면 환자가 호흡과 순환기능 및 의식이 완전히 회복될 때까지는 기관 튜브를 유지하는 것이 원칙이므로 앞서 삽관된 기관 튜브가 계속 유지되고 있었을 것으로 추정합니다.

11 (만약 위 장OO가 인튜베이션을 실행한 적이 있다면) 인튜베이션을 119가 도착하기까지 지속적으로 실행하였는지요?

▷ 상기 성형외과 의원의 진료기록부에 의하면 17시 9분경 119 구급대가 도착하였고 급히 심장제세동기를 요청하여 17시 11분경 119 구급대가 가져온 심장제세동기로 1회 심장충격을 가하자 심박동이 뛰기 시작하였으나 호흡은 여전히 정지된 상태에서 계속적으로 앰부를 통한 인공호흡과 산소를 공급하였으며 17시 13분경 심장제세동기로 2차 심장충격을 가하자 심박동과 자가 호흡이 회복되기 시작하였다는 내용으로 볼 때 119 구급대가 도착할 때까지 인튜베이션 상태에서 인공환기는 계속 유지되었던 것으로 판단합니다.

12 의사 장OO가 원고 이OO에게 심장박동 정지의 증상이 발생하였을 때 인튜베이션 시술을 즉시 실행하고, 이를 119가 도착하기까지 지속적으로 실행하였다면 현재와 같은 저산소성 뇌손상을 방지하거나 저산소성 뇌손상의 발생가능성을 줄일 수 있었냐고 볼 수 있는지요?

▷ 진료기록으로 볼 때 환자의 심장박동 정지 즉시 인튜베이션을 시행하였고 119 도착 때까지 지속적으로 앰부백으로 계속 환기를 시켜준 것으로 추정됩니다.

문항6에서 답변한 것처럼 기관 삽관은 환자에게서 호흡정지와 심정지가 발생하였을 시 환자의 기도를 확보하기 위하여 가장 먼저 시행하는 심폐소생술의 기본처치 방법으로 삽관된 튜브에 앰부백이나 인공호흡기를 연결하여 환자에게 100% 산소를 투여하면서 지속적으로 환기를 시킴으로 호흡정지만 발생하였을 경우에는 저산소성 장기(특히 뇌)의 손상을 방지하여줄 수 있습니다. 그러나 심정지가 함께 발생하였을 때에는 이러한 환기의 유지와 함께 심장기능의 회복을 위한 소생술(심장마사지, 승압제의 사용, 제세동기의 사용 등)을 동시에 시행하여야 환자의 저산소성 장기손상을 예방할 수 있습니다.

13 인튜베이션 시술이 앰부배깅이나 심장마사지에 비하여 호흡정지 심장정지환자에게 뇌손상 등이 발생하는 것을 방지하기 위하여 더욱 효율적인 시술인지요?

▷ 인튜베이션 시술은 심폐기능이 정지된 환자에서 기도를 확보하는 방법으로서 인튜베이션 직후 즉시 앰부백이나 인공호흡기를 사용하여 100% 산소를 투여하여 주어야만 소생술을 시행하는 것으로 간주할 수 있습니다. 즉 인튜베이션은 호흡정지 상태인 환자에게 산소를 공급하기 위한 통로를 만들어 주는 것으로 앰부배깅(정확한 용어는 앰부백에 의한 환기 관리)과 분리된 별도의 소생술이 아니며 인튜베이션과 앰부백으로의 인공환기는 환자의 호흡을 인공적으로 유지하는 방법이고 심장마사지는 심장기능을 회복시키기 위한 방법이므로 이들은 심폐정지 환자에서 동시에 사용되는 심폐소생술이지 별도로 서로의 효능을 비교할 수 있는 것이 아닙니다.

14 원고 이OO에게 심장박동정지가 처음 발생한 시각과 의사 장OO가 119에 연락한 시각은 어떠한지요?

▷ 16시 58분에 처음 맥박과 호흡이 정지된 것으로 기록되어 있으며 119에 연락한 시간은 17시 2분으로 기록되어 있습니다.

15 119 구급대 도착 후 그로부터 지원받은 제세동기 사용에 따라 위 이OO의 심장박동이 회복되었는지요?

▷ 진료기록부에 의하면 17시 11분경 119 구급대가 가져온 심장제세동기로 1회 심장충격을 가하자 심박동이 뛰기 시작하였으나 호흡은 여전히 정지된 상태여서 계속적으로 앰부를 통해 인공호흡과 산소를 공급하였으며 17시 13분경 심장제세동기로 2차 심장충격을 가하자 심박동과 자가 호흡이 회복되기 시작하여 혈압 90/60㎜Hg, 맥박 158회/분 산소포화도 90%, 호흡수 25회/분의 상태로 회복되었던 것으로 기록되어 있습니다.

16 제세동기 사용으로 인하여 심장박동이 회복되기까지 원고 이OO의 심장박동이 정지되어 있던 시간동안 저산소성 뇌손상이 초래되었는지요?

▷ 환자가 저산소성 뇌손상을 받았다면 최소한 4분 이상 뇌에 충분한 산소가 공급되지 않았을 가능성이 큽니다. 진료기록부를 보면 16시 58분에 첫 심정지가 발생한 후 소생술로 잠깐 맥박과 혈압이 회복되었다가 다시 심정지가 발생한 시점(16시 59분)부터는 연속으로(17시, 17시 2분, 17시 6분) 심정지가 발생한 사실이 기록되어 있는 것으로 보아 이 시기

에 저산소성 뇌손상을 입었을 가능성이 커 보입니다.

17 심장박동이 어느 정도의 시간 동안 멈춰 있는 경우 위와 같은 저산소성뇌손상에 이르게 되는지요?

▷ 환자들의 상태에 따라 약간의 차이는 있으나 일반적으로 4~5분 이상 심정지로 인해 산소 공급이 중단되면 비가역적 뇌손상을 입는 것으로 알려져 있습니다.

18 마취 도중 심박동이 급격히 상승하고, 심장박동과 호흡이 정지되는 등의 증상이 발생하는 경우, 산소가 뇌에 공급되지 못하여 뇌가 손상될 것임을 예상하여 어떠한 조치를 취하여야 하는지요?

▷ 먼저 지속적인 환자 상태 감시를 통하여 심폐정지가 발생한 것을 빨리 인지하여야 하고 항상 심폐소생술을 즉시 시행할 수 있는 약제, 기구, 장비들을 주위에 비치하였다가 심폐정지 발생 시 즉각 대처하여야 하는 것(기도확보, 산소투여와 함께 충분한 환기, 심장마사지, 승압제의 투여, 심실제세동기의 사용 등)이 기본적인 원칙입니다.

19 환자의 상태나 사후의 조치 등에 비추어 위 이OO에게 심장의 정지가 발생한 직후에 제세동기를 사용하였다면 저산소성 뇌손상을 피할 수 있었다고 볼 수 있는지요?

▷ 심실 제세동기(ventricular defibrillator)의 사용은 심정지, 특히 심실세동(vetricular fibrillation) 발생 시 매우 효과적인 소생술이므로 첫 번째 심정지 발생 직후 사용하여 즉시 심장기능이 회복될 수 있었다면 저산소성 뇌손상 발생가능성을 줄일 수도 있었을 것으로 예상할 수는 있습니다.

참고로 모든 개인의원에서 환자의 심장기능 정지를 예상하여 심실제세동기를 상시 비치하는 것은 현실적으로 어려우며 진료기록에서 119 구급대가 심실제세동기를 가져와서 제세동을 실시한 시간이 17시 11분경으로 볼 때(첫 심정지 발생 13분 후) 이 환자에서 심실제세동기의 사용으로 저산소성 뇌손상을 피할 수 있었을지에 대하여는 추정하기가 어렵습니다.

20 원고 이OO의 심장박동 회복 이후 119에 의해 OO의료원으로 이송되었는바, 위와 같은 부작용 증상이 발생한 지 얼마의 시간이 경과한 뒤 원고 이OO이 서울 의료원으로 이송되었는지요?

▷ 성형외과 의원의 진료기록부에 의하면 처음 환자의 맥박이 느껴지실 않고 호흡이 멎은 시간은 16시 58분였고 119에 연락한 시간은 17시 2분, 119가 도착한 시간은 17시 9분, OO의료원으로 이송된 시간은 17시 14분로 기록되어 있습니다. 맥박과 호흡이 멎은 시점에서 이송될 때까지의 시간은 16분 정도 걸린 것으로 보입니다.

21 위 이OO이 OO의료원에 도착하였을 때 진료기록상 위 이OO은 어떠한 상태였는지요? 그리고 기도 삽관(인튜베이션)이 시행된 상태였는지요?

▷ OO의료원의 응급실 간호기록지에 의하면 첫 환자 상태 체크 시각은 17시 29분이었고 환자는 기도 삽관이 되어 있는 상태였고 이때 환자의 생체활력징후는 혈압 98/69㎜Hg, 맥박수 121회/분, 호흡수는 기록되어 있질 않고, 체온은 36.5℃이었고 의식은 혼미상태

(stuporous state)로 기록되어 있으나 17시 33분의 기록에는 혈압 98/70mmHg, 맥박수 196회/분, 호흡수 20회/분, 체온은 36.7℃이었고 의식은 혼수상태(coma state)로 기록되어 있어 차이를 보이고 있습니다. 응급실 의사기록지에는 혈압 98/69mmHg, 맥박수 121회/분, 호흡수 0/분, 체온 36.5℃였고 의식은 반혼수상태(semicoma state)로 기록되어 있어 17시 29분의 기록과 같습니다.

22 OO의료원 및 OOO대학교 OOOO병원에서는 원고 이OO의 갑작스러운 부정맥과 호흡 및 맥박 정지 등 증상이 리도카인에 의한 부작용 내지 과민반응으로 인한 것으로 진단(혹은 추정)한 바 있는지요?

▷ 두 병원 모두 환자의 갑작스러운 부정맥과 호흡 및 맥박 정지 등 증상이 약제(리도카인 포함)에 의한 과민반응(anaphylaxis)이나 악성 부정맥(malignant arrhythmia)으로 인한 것으로 추정될 수 있다고 기록되어 있습니다.

23 만약 리도카인 쇼크 혹은 리도카인으로 인한 부작용으로 인하여 원고 이OO이 현 상태에 이른 것이라고 진단하였다면, 의사가 리도카인 부작용 발생을 막기 위하여 리도카인 투입 전에 환자에 대하여 점검 또는 검사해야 하는 사항 및 이를 위해 필요한 의료행위는 무엇인지요?

▷ 리도카인은 아마이드(amide) 계열의 국소마취제로서 안전역이 넓어 국소마취 시에 가장 자주 사용되는 약제이며 사용 시에 약제의 용량과 사용부위에 따른 주의를 하면서 환자 감시 장치를 통하여 환자 상태 변화를 면밀히 관찰하면 안전하게 사용할 수 있는 약제로 알려져 있습니다. 일반적으로 리도카인을 사용하는 환자에게 투여 전에 특별한 검사를 시행하지는 않으나 환자에게 리도카인과 관련한 과거 병력(사용 후 부작용을 일으킨 경험 등)이 있는지를 물어보는 것은 필요할 것으로 생각합니다.

24 위와 같이 원고 이OO의 증상을 리도카인에 의한 부작용으로 진단하였다면, 그 이유는 무엇인지요?

▷ 두 병원 모두에서 환자의 증상을 리도카인이나 약물에 의한 anaphylaxis 혹은 malignant arrhythmia 발생으로 인한 것으로 추정진단 하였으나(R/O 혹은 추정진단이란 표현을 사용) 이것은 환자의 증상을 리도카인에 의한 부작용으로 확진을 한 것은 아니며 다만 리도카인과 1:200,000 에페네프린 용액을 투여한 직후 이러한 증상(심한 빠른맥, 맥박, 호흡소실)이 나타났기 때문에 관련성을 의심을 한다는 의미입니다. 실제 환자의 확진이 이루어지기 전까지는 의사들은 모든 가능성을 염두에 두고 R/O 혹은 추정진단이라는 표현을 사용합니다.

16 리도카인으로 인한 부작용으로 빠른맥이나 심장정지가 유발될 수 있는지요? (만약 리도카인으로 인한 부작용으로 빠른맥이나 심장정지가 유발될 수 없는데, OO의료원이나 OOO대학교 서울OO병원에서 원고 이OO의 빠른맥과 심장정지의 원인으로 리도카인으로 인한 부작용이라고 진단하였다면) OO의료원이나 OOO대학교 서울OO병원에서 원고 이OO의 빠른맥과 심장정지의 원인으로 리도카인으로 인한 부작용이라고 진단한 이유가 무엇인지요?

▷ 리도카인은 매우 안전한 국소마취제이나 다른 국소마취제와 마찬가지로 과량이나 고농

도로 투여되었을 경우에는 중추신경계와 심혈관계에 독성작용을 나타낼 수 있으며 중추 신경계 독성작용으로는 이명, 어지러움, 흥분으로부터 경련, 무의식, 호흡정지 등을 일으킬 수 있으며 심혈관계 독성작용으로는 고혈압, 빠른맥으로부터 심근억제, 심한 저혈압에 이어 느린맥, 심근전도 장애, 순환계 허탈까지 일으킬 수 있습니다.

두 병원에서는 환자의 빠른맥과 심정지의 원인으로 리도카인을 포함한 사용 약제들에 의한 과민반응 등을 추정 진단한 것이지 확진을 한 것은 아닙니다. 다만 추정 진단한 이유는 리도카인과 1:200,000 에페네프린 용액을 투여한 직후 이러한 증상(심한 빠른맥, 맥박, 호흡소실)이 나타났기 때문에 관련성을 의심하였을 것으로 판단합니다.

26 OO의료원에서 OOO대학교 서울OO병원으로 이송할 당시, 원고 이OO의 상태 및 그 후 치료에 따라 원고 이OO의 증상이 호전되었는지, 호전되었다면 어느 정도 회복되었는지요?

▷ 환자를 OO의료원에서 OOO대학교 서울OO병원으로 이송할 당시, 혈압은 93/62mmHg, 맥박은 108회/분, 호흡수는 20회/분, 체온은 36℃, 의식은 혼수상태(comatous state)였고, 환자는 발작(seizure) 증상을 보인 것으로 서울OO병원 진료기록부에 기록되어 있습니다. 서울OO병원에서의 치료에 의해 환자의 증상은 호전된 것으로 보입니다. 환자가 서울OO병원에서 퇴원할 당시(2009년 11월 6일)의 상태는 퇴원기록지에 생체활력징후는 안정되어 있고, 의식은 명료하나 의사나 간호사의 지시에 따르지는 못하는 것으로 기록되어 있으며 주증상은 저산소성 뇌손상(hypoxic brain damage)에 의한 인지기능 저하(cognitive dysfunction)와 사지마비(tetraplegia), 언어상실증(aphasia)을 보이는 것으로 기록되어 있습니다. 구체적으로는 현재 독립보행 가능하나 ADL이 수행되지 않고 전체적으로 의존적이며, 인지기능은 소리에 반응하여 쳐다볼 정도이고 언어기능은 한 단어 정도 말할 초보수준이며, 신경과와 재활의학과의 협진으로 재활치료를 계속하고 있고 앞으로도 재활치료가 필요할 것으로 기록되어 있습니다.

참고로 ADL은 Activities of daily living의 약어로서 개인이 실내나 실외에서 스스로 일상생활을 영위할 수 있는 능력을 말하며 ADL을 수행할 수 있는지 여부를 사람이(특히 장애를 가진 사람이나 노인) 활동할 수 있는 기능 상태의 기준으로 하고 있습니다.

27 OOO대학교 서울OO병원에서 원고 이OO에게 방실결절 회귀성빈맥(AVNRT)이 유발되고, 그에 대한 치료를 한 바 있는지요? 만약 치료를 하였다면 그 치료의 내용은 무엇인지요?

▷ OOO대학교 서울OO병원 심장내과에서는 전기생리 검사실에서 환자에게 방실결절 회귀성빈맥(AVNRT)을 유발시킨 후 치료를 위하여 고주파 전극도자 절제술(radiofrequency catheter ablation)을 시행하였습니다.

28 방실결절 회귀성빈맥은 어떠한 경우에 발병되는 것이며, 그 질환은 어떻게 발견하여 치료하는지요?

▷ 방실결절 회귀성빈맥(Atrioventricular nodal reentrant tachycardia)의 발생기전과 진단법, 치료법은 다음과 같습니다.

① 인체의 정상 방실결절(AV node)은 기능적으로 두 개의 전도 특성을 가지고 있는 방실

결절로에 의해서 생기는 것으로 전기전도 속도가 빠른 급속 방실결절로(fast AV nodal pathway)와 느리게 전기전도를 하는 특성을 갖는 완속 방실결절로(slow AV nodal pathway)가 있는데, 평소에는 급속 전도로를 통해서만 전기자극이 전달되므로 심전도에서 방실전도를 나타내는 PR 간격이 정상으로 나타남. 따라서 평소에는 완속 전도로를 통한 전도는 보기가 어렵지만 심방조기수축(atrial premature beat)이 결정적 순간에 나타나게 되면 급속 전도로를 이용한 전도가 차단되고 완속 전도로를 통해 전도되어 전기전도가 방실결절 내에서 천천히 진행되어 급속 및 완속 방실결절로가 만나는 방실결절로의 말단 부위에서는 전기전도가 심실로 전달될 뿐만 아니라 동시에 같은 전기전도가 급속 전도로를 통하여 심방 쪽으로 전기자극이 전달되게 되는데 이때 이 전도속도가 일정하게 맞아 떨어지면 급속전도로를 통하여 역행적으로 온 전기자극이 다시 완속 전도로를 통해 심실로 향하게 되어 회귀성빈맥이 지속됨.

② 진단은 빠른맥(빈맥) 출현 시 심전도 검사를 통해 진단이 가능하나 시간이 짧아 빠른맥 시 심전도 측정이 어렵다면 24시간 이상 장기간 심전도 검사(Holter monitoring), 운동부하 검사 등을 실시하며 최종적으로는 정밀한 전기생리학 검사를 시도하여 빠른맥을 유도하고 그 기전을 밝혀낼 수 있음.

③ 치료는 미주신경자극법(vagal manneuver)과 약물치료를 시행하는데 약물치료로는 아데노신(adenosine), 베타-차단제(beta-blocker), 칼슘통로 차단제(calcium channel blocker) 등이 사용되며 위 방법이 효과적이지 않을 때는 드물게 심율동 전환(synchronized cardioversion)을 시행함. 빈번히 재발할 경우에는 고주파 전극도자 절제술(Radiofrequency catheter ablation)이 필요함.

29 방실결절 회귀성빈맥을 유발하는 인자를 가진 환자가 보이는 평소 증상이 어떠한지요?

▷ 평소에는 특별한 증상을 나타내지 않다가 어떤 자극이 가해질 때에 매우 빠른 심박동수가 나타나기도 하고 이로 인해 환자가 심한 가슴 두근거림(palpitation), 호흡곤란, 흉통, 어지럼증이 발생할 수 있습니다.

30 방실결절 회귀성빈맥이 발생한 경우 일반적인 증상은 어떠한지요(예를 들어 어느 정도의 빠른맥이 어느 정도 시간동안 지속되고, 이러한 증상이 어느 정도 빈번하게 일어나는 것인지)?

▷ 빠른맥이 갑자기 발생하면 매우 빠른 심박동수로 인해 환자가 심한 가슴 두근거림(palpitation), 호흡곤란, 흉통, 어지럼증이 발생하며, 심한 경우 실신할 수도 있습니다.
이렇게 발생한 빠른맥은 저절로 멈출 수도 있고 지속될 경우 치료약물 투여로 멈추기도 하나 환자에 따른 차이 때문에 빠른맥의 정도, 지속시간, 발생 빈도는 일률적으로 이야기하기가 어렵습니다.

31 만약 방실결절 회귀성빈맥이 간헐적인 빠맥을 일으키는 질환에 불과하다면, 어떠한 외부적 요건의 개입 없이도 원고 이OO과 같이 심장박동 정지에 이르는 등의 위급한 상황이 발생하는 경우가 있는지요?

▷ 방실결절 회귀성빈맥으로 빠른맥이 생긴 경우 심정지의 발생은 드뭅니다. 보통 빠른맥

이 유발된 환자는 빠른맥으로 인해 심계항진(가슴 두근거림)과 같은 불편한 증상을 호소하지만 혈압은 오랜 시간 동안 정상으로 유지되는 경우가 많습니다. 그러나 심장기능이 저하되어 있는 경우에는 빠른맥이 유발된 후 심정지가 발생할 수 있습니다.

32 일반적으로 방실결절 회귀성빈맥을 일으키는 인자를 가진 환자가 그러한 인자로 인하여 심장정지에 이르게 되는 가능성이 어느 정도인지요?(정확한 데이터나 자료가 없으면 일반적으로 가능성이 높은지 낮은지 아주 낮은지 등에 대하여 답변 바랍니다.)

▷ 방실결절 회귀성빈맥이 발생하였더라도 그로 인하여 심장정지에 이르게 될 가능성은 정상 심장기능을 갖고 있는 환자에서는 매우 낮을 것으로 생각합니다.

33 방실결절 회귀성빈맥을 유발하는 인자를 가진 사람에게 리도카인을 투여하였을 경우 빠른맥이나 심장정지가 유발될 수 있는지, 혹은 리도카인을 투여하지 않은 경우보다 빠른맥이나 심장정지가 유발될 수 있는 가능성이 높아진다고 볼 수 있는지요? (만약 아니라면) 장OO 성형외과에서 원고 이OO에게 투여한 약제 중에서 방실결절 회귀성빈맥을 유발하는 인자를 가진 사람에게 투여할 경우 빠른맥이나 심장정지가 유발될 수 있는 약제는 어느 것인지요?

▷ 리도카인이 방실결절 회귀성빈맥을 유발할 수 있는지에 관련한 논문은 찾을 수 없었으나 에피네프린(epinephrine)과 관련한 논문은 검색할 수 있었습니다. 1989년 발표된 논문(Circulation 1989, 79:783~790)에 의하면 방실결절 회귀성빈맥이 있는 환자를 대상으로 에피네프린을 25~50㎍/kg/min으로 주입할 경우 15명의 방실결절 회귀성빈맥 환자 중 7명에서 빠른맥이 유발되었다는 보고가 있습니다.

34 리도카인에 대한 과민반응이 있는지 여부를 검사하기 위하여 일반적으로 채택하는 방법은 무엇인지요? 장OO 성형외과에서 그와 같은 검사를 실행한 적이 있는지요?

▷ 리도카인과 같은 amide 계열의 국소마취제는 아나필락시스(anaphylaxis) 과민반응을 거의 일으키지 않는 것으로 알려져 있으며 환자의 과거병력이나 피부반응검사로서 예측할 수 있는 경우도 있으나 전혀 예측할 수 없는 경우도 많으므로 모든 환자에서 예측 가능한 것은 아닙니다. 따라서 대부분의 의원이나 병원에서 리도카인 사용 시 통상적으로 과민반응 여부를 검사하지는 않는 것으로 알고 있습니다.

장OO 성형외과의 진료기록부에서는 과민반응에 대한 검사기록을 찾지 못하였습니다.

35 원고 이OO에 대한 OO의료원과 OOO대학교 서울OO병원에서의 전체적인 진단과 치료과정에서 리도카인으로 인한 부작용으로 인하여 빠른맥이나 심장정지가 발생하였을 가능성이 없다는 점이 증명되었는지요?

▷ 두 병원(OO의료원과 OOO대학교 서울OO병원)에서의 전체적인 진단과 치료과정에서 리도카인으로 인한 부작용으로 인하여 빠른맥이나 심장정지가 발생하였을 가능성이 없다는 점을 구체적으로 언급한 기록은 없으나 서울OO병원에서 심장기능 검사와 고주파 전극도자 절제술(radiofrequency catheter ablation)을 시행할 때 리도카인을 사용하였고 사용

전 과민반응 검사를 시행하였거나 리도카인 투여 후 어떤 부작용이 발생하였다는 기록이 없는 것을 볼 때 서울OO병원 심장내과 의사는 방실결절 회귀성빈맥이 리도카인으로 인해 발생하였다고는 생각하지 않은 것으로 추정됩니다.

36 방실결절 회귀성빈맥을 일으키는 인자가 있는지 혹은 방실결절 회귀성빈맥의 증상이 있는지 여부를 검사하는 방법은 무엇인지요? 장OO 성형외과에서는 그와 같은 검사를 한 적이 있는지요?

▷ 방실결절 회귀성빈맥은 대부분 이유 없이 갑작스럽게 발생합니다. 그러나 과로, 운동, 스트레스 등과 연관되어 발생할 수 있습니다.

방실결절 회귀성빈맥의 진단은 우선 환자의 병력을 청취하는 것이 중요합니다. 빠른맥의 시작이 발작적이고 분당 100회 이상의 맥박이 규칙적으로 뛰면 방실결절 회귀성빈맥을 의심할 수 있습니다. 정상일 때의 심전도는 정상 소견입니다만 빠른맥 발작 시 심전도를 검사하면 진단에 많은 도움이 됩니다. 개인의원에서는 환자에게 빠른맥 발생 시 심전도를 찍을 수 있는 병원으로 가서 빠른맥이 멈추기 전에 심전도를 찍도록 권고하고 있습니다. 대학병원에서는 전기생리학 검사를 통해 방실결절 회귀성빈맥을 확진할 수 있습니다. 전기생리학 검사는 혈관을 통한 검사로서 부정맥의 기전과 치료방침을 세우는 데 필수적인 최종적 검사입니다.

장OO 성형외과에서는 그와 같은 검사를 한 기록이 없습니다.

37 원고 이OO의 경우와 같은 심정지에 의한 뇌손상으로 인하여 심한 인지기능 장애, 언어 및 운동 장애가 발생한 경우, 이와 같은 증상들이 차후 호전되거나 악화될 가능성을 비교할 때 어느 쪽 가능성이 더 높은지요?(현재 이OO은 점차 위 장애정도가 심화되고 있다고 합니다.)

▷ 일시적인 심정지에 의해 환자가 저산소성 뇌손상을 받아 심한 인지기능 장애, 언어 및 운동 장애가 발생한 경우, 이와 같은 증상들이 차후 호전되거나 악화될 가능성을 예상하기는 어렵습니다. 즉, 환자의 예후에 영향을 줄 수 있는 요인들인 심정지에 따른 뇌손상의 범위와 정도, 초기의 적절한 치료여부, 지속적인 재활치료여부 및 치료에 대한 반응에 있어서 환자마다의 차이점 등으로 이 환자의 예후를 예상하기는 어려우나 처음 서울OO병원에 입원하였을 때의 상태에 비해서는 재활치료 등으로 현재 상태가 많이 호전되어 있는 것을 볼 때 지속적으로 언어치료나 재활치료를 받을 경우 일반적으로 현재상태의 유지 내지 호전될 가능성이 악화될 가능성 보다는 더 클 것으로 추정합니다.

38 정상적인 인지능력 등의 회복이 가능하다면 그 기대는 어느 정도이며, 회복의 정도에 있어서 종전과 같은 정상적인 상태로 돌아가는 완전한 회복까지 기대할 수 있는지요?

▷ 이미 뇌손상을 받아 각종 신체기능이 떨어진 환자에서 재활치료를 통하여 기능을 회복할 수 있는 정도에는 한계가 있을 것으로 생각합니다. 즉 앞으로 환자의 신체기능들이 호전되더라도 뇌손상을 받기 전의 완전한 정상기능으로 돌아오기는 힘들 것으로 추정합니다.

39 원고 이OO의 인지능력 등이 현재보다 더 악화될 가능성이 있다면, 예상되는 악화의 정도와 증상은 무엇인지요?

▷ 환자의 재활치료 과정에서 상태를 악화시킬 수 있는 특별한 상황(다른 질환의 병발이나 합병증의 발생 등)이 발생하지 않는다면 현 상태를 유지 할 수 있을 것으로 생각합니다만 장기적으로 볼 때는 적절한 치료와 재활훈련의 연속성 여부, 연령의 증가, 신체 상태의 쇠약 여부에 따라 악화 가능성을 전혀 배제할 수는 없을 것 같습니다.

02

수술 전 환자의 상태 관련 사례

§ 사례1 정형외과

I. 사건 개요

(1) 유OO(71세 남자, 이하 '망인'이라 합니다)은 5년 전 간경화, 2년 전 당뇨 진단으로 정기적인 검진을 통해 투약하며 지내던 중 2011년 6월 1일 자전거를 타고가다 넘어져 소외 OO OO병원에서 우측 상완골간부 골절 진단 하에 뼈를 맞추고 반기브스를 한 상태에서 OO병원으로 전원했습니다. 망인은 OO병원 정형외과에 입원했으며 병원 정형외과 주치의 박OO은 수술을 안 해도 죽지는 않으며, 망인이 고령이고 간경화 등의 기왕증이 있으니 모든 검사를 해보고 최상의 상태에서 안전하게 수술을 하자고 하였습니다.

(2) 6월 1일 OO병원 의료진은 망인의 입원 시 시행한 혈액 검사에서 PT : 18.8, PTT : 51.7, PT INR : 1.67, AST : 49, D-bilirubin : 0.92, T-bilirubin : 2.18, PLT : 39,000, Hb : 8.4 alb : 2.8, K : 5.62, BUN : 31.2, Creatinine : 1.71로 확인되자 소화기내과 협진을 하였고 소화기내과 의료진은 같은 해 1월 7일 촬영한 복부 CT결과(간경화와 비장비대, 주된 간문맥의 부분 혈전, 위와 식도, 직장 정맥류, 비장신장 단락, 경도의 복수, 위창자장간정맥의 2㎝ 정도의 이완된 동맥류)와 혈액 검사결과를 근거로 Child pugh score B 상태로 수술위험성이 높다고 판단하며, 수술 시 망인에게 적혈구농축액과 신선동결혈장을 수혈을 권고하였습니다.

(3) 6월 3일 의사병원 의료진은 망인의 심장초음파에서 Trivial TR with moderate pul HTN, Diastolic dysfunction으로 확인해 망인의 심장상태와 관련해서는 수술위험성이 높지 않다

고 판단하였습니다. 그리고 흉부 엑스레이에서 old TB with lung destruction in BUL(both upper lung)s, eymphysematous가 확인되었고 폐기능 검사에서 호기량이 63%로 저하되어 있었으나 호흡기내과 의료진은 수술위험성이 낮다고 판단하였습니다.

(4) 그러나 이와 같은 처치 후인 6월 6일 재혈액 검사에서도 alb : 2.4, BUN : 25.1, Na : 133.4, D-bilirubin : 0.95, T-bilirubin : 1.90, PLT : 30,000~35,000(수혈전후), Hb : 7.2~8.9(수혈전후), PT : 18.6, PTT : 61.9, PT INR : 1.62로 근본적인 간기능에 전혀 차이가 없어 여전히 수술위험성이 높은 상태였음을 알 수 있습니다. 의사병원 박OO 주치의는 이와 같이 간기능에 의한 수술위험도는 여전히 높음에도 불구하고 망인의 혈액응고 지연과 관련된 과다출혈만 고려한 채 간의 상태나 간기능에 따르는 수술의 위험과 관련된 아무런 대처 없이 전신마취 수술을 진행하였습니다.

(5) 망인은 6월 7일 14시경 수술실로 가서 같은 날 17시 55분경에 회복실을 거쳐 병실로 돌아왔으며, 의식은 명료하였습니다. 그러나 6월 8일 0시 40분경 의식상태가 혼미해지고 산소포화도가 82%로 떨어져 산소마스크를 부착했습니다. 이후 의식과 산소포화도는 정상으로 돌아왔으나 지속적으로 답답함을 호소하고 과민반응을 보였습니다. 이어 6월 8일 12시경에는 복부팽만이 심해지며 부적절한 호흡양상을 보였습니다. 같은 날 14시경 협진을 통해 소화기내과로 환자를 전과시키고, 16시 40분경에는 내과 중환자실에 입원시켜 치료를 시작했습니다. 그러나 지속되는 호흡곤란으로 6월 9일 기관 내 삽관을 하여 기계호흡을 시작했으나 폐기능뿐 아니라 간기능, 신기능이 지속적으로 저하되어 결국 6월 21일 환자는 사망에 이르렀습니다.

Ⅱ. OO지방법원 OO지원 민사O단독 진료기록감정촉탁에 대한 회신 (1)

[2012가단 00000 손해배상(의)]

감정사항

1 망인의 간기능 및 신기능과 관련해 수술 및 마취 시 투약된 약제들은 무엇이며 이와 같은 약제가 수술 후 망인의 간, 신장, 폐 등에 각 어떤 영향을 미칠 수 있는지요?

▷ 환자는 마취유도제로 pentothal sodium 350㎎, 기관 삽관을 위하여 succinylcholine 100㎎, 마취유지 동안의 근이완을 위하여 rocuronium(esmeron) 50㎎+5㎎을 투여받았으며 마취유지를 위한 주마취제로 Oxygen(2ℓ)-nitrous oxide(2ℓ)-sevoflurane을 투여받았습니다.

사용한 약제들의 간, 신장, 폐 등에 미치는 영향은 다음과 같습니다.

① Pentothal sodium : 간과 신장에 직접적으로 영향을 미치지는 않으나(혈압의 하강에 비례하여 간혈류나 신장혈류, 사구체 여과율은 감소시킬 수 있음) 약제가 주로 간에서 대사되고 대사산물은 신장으로 배설되기 때문에 간기능이 저하된 환자는 약제에 대한 내성이 감소되고 반복투여 시에는 더욱 심화되며 신장기능이 저하된 환자는 약제의 작용시간이 연장됨. 호흡계에 대한 작용은 용량에 비례하여 연수 및 교뇌호흡중추(medullary and pontine respiratory center)를 억제시키며 이산화탄소에 대한 호흡중추의

감수성과 저산소증에 대한 환기반응도 감소시킴.

② Succinylcholine : 작용 발현시간(1분)이 빠르고 지속시간이 짧아(7~10분) 기관 내 삽관 시 흔히 사용되는 약제이며 혈중 pseudocholinesterase에 의해 비교적 빠르게 분해됨. 따라서 혈중 pseudocholinesterase 농도가 낮은 환자(선천적으로는 이 효소의 비정형 유전인자를 가지는 경우, 후천적으로는 심한 간질환이 있는 환자, 영양 결핍 또는 임신 때 이 효소의 활성도가 떨어짐)에서는 작용시간이 연장될 수 있음. 간, 신장, 폐에 직접적인 영향은 미치지 않으나 약제의 부작용으로 ㉠전신근육의 수축으로 인한 안압, 두개내압, 복강내압의 일시적 상승이 일어 날 수 있으며, ㉡투여 시 혈중 칼륨수치를 증가시킬 수 있고(1회 투여 시 0.5mEq/ℓ 상승), ㉢심혈관계 영향으로 느린맥, 빠른맥, 고혈압을 일으킬 수 있으며, ㉣수술 후 근육통의 원인이 되기도 하며, ㉤악성고열증의 발생인자로도 알려져 있음.

③ Rocuronium : 비탈분극성 근육이완제로서 기관 삽관 및 마취중의 근육이완 유지를 위해 가장 자주 사용되는 약제이며 대사되지 않은 채 주로 간으로 배설되나 신장으로도 일부 배설됨. 작용시간은 심한 간질환이나 임신의 경우, 고령의 환자에서 연장될 수 있으나 간과 신장에 직접적인 영향은 미치지 않으며 호흡계에 미치는 영향은 약제의 기본 성격으로 호흡마비를 일으킴.

④ Sevoflurane : 전신마취 시에 가장 자주 사용되는 휘발성 마취제의 한 종류로서 간에 미치는 영향은 간문맥정맥의 혈류를 감소시키나 간동맥혈류를 증가시켜 전체 간혈류 및 산소운반은 유지되며, 신장에 미치는 영향은 신장혈류량을 약간 감소시킴. 호흡계에 미치는 영향은 호흡수는 약간 증가되나 일회호흡량의 감소로 인하여 분당호흡량의 감소와 이산화탄소 값의 증가를 초래하며 기관지확장 효과도 가지고 있음.

2 망인의 수술 시 사용된 마취제 등의 약제가 일반 정상적인 환자에게 사용하는 약제와는 달리 간 및 신장기능을 고려한 약제이거나 기왕증과 관련해 특별한 용량의 고려가 있었는지요, 아니면 일반적인 전신마취에 사용되는 약제를 일반적인 용량(키와 몸무게에 따른)을 사용한 것인지요?

▷ 사용한 마취약제들은 모두 간이나 신장기능에 직접적인 손상을 일으키는 약제는 아니며 다만 간이나 신장기능에 장애가 있는 환자에서는 약제의 대사나 배설의 지연으로 약제의 효과가 연장될 수 있습니다. 따라서 이들 약제들은 간, 신장기능이 정상인 환자는 물론 간이나 신장기능에 장애가 있는 환자에서도 사용할 수 있는 약제들이며 마취중이나 회복 시에 환자의 상태변화를 지속적으로 관찰하면서 변화발생 시 적절한 처치를 해준다면 사용에는 문제가 없을 것으로 생각합니다.

사용량에 대해서는 두의 약제 중 펜토탈 소디움의 투여량(350mg)이 환자 상태, 체중, 연령을 고려할 때 조금 많았던 것 같으나, 마취기록지를 살펴볼 때 혈압은 전 마취 과정에서 80~150mmHg/40~65mmHg 사이에서 유지되었고 혈압하강 시에는 승압제(ephedrine)를 수차례 투여하고 수액을 투여하여 혈압의 상승을 시도하였고 마취가 끝난 후 바로 의식이 돌아오고 생체활력징후가 안정되었던 것으로 보아 약제의 과다사용으로 인한 문제는 없었던 것으로 보입니다.

참고로 말하면 전신상태가 불량한 환자(주요 장기기능에 장애가 있는 환자)의 마취관리에서는 약제의 선택과 용량의 조절도 중요하지만 마취 과정에서 환자감시 장비들을 사용하여 환자의 생체활력징후들(혈압, 맥박, 호흡, 체온, 맥박산소포화도, 호기말 이산화탄소분압)의 변화를 지속적으로 관찰하고 변화가 있을 시 즉시 적절한 처치를 해주는 것이 더욱 중요합니다.

3 수술 과정 및 투약 등과 관련해 수술 전, 후 의사병원에서 망인의 간, 신, 폐 등의 저하된 기능에 따라 일반 정상적인 환자와 다른 처치를 시행한 것이 있다면 무엇인지요?

▷ 진료기록부를 살펴 본 결과 마취 의사와 수술 의사는 마취 및 수술 전에 환자의 과거와 현재의 병력 및 검사 결과를 통하여 환자 상태가 불량함을 알고(복수를 가진 간경화, 당뇨병, 폐질환, 심장질환 등을 가짐) 입원하여 수술까지의 기간(7일간) 동안 각종 주요장기의 기능검사와 혈액 검사를 시행하였고 당뇨와 간질환, 폐질환에 대해 약제투여와 치료를 하여 환자의 상태를 호전시키기 위해 노력을 하였고 출혈에 대비하여 혈액제제들(농축적혈구, 혈소판 농축액, 신선동결혈장)을 준비한 것으로 보입니다. 그리고 수술 전에 환자보호자들에게도 환자의 현재 상태와 그와 관련하여 수술에 따르는 위험성에 대하여 자세히 설명한 것으로 기록되어 있습니다.

마취와 수술과정에서는 이 환자의 전신상태가 불량함을 고려하여 환자감시 장비들을 사용하여 환자의 생체활력징후들(혈압, 맥박, 호흡, 심전도, 맥박산소포화도, 호기말 이산화탄소분압)의 변화를 지속적으로 측정하였고 변화가 있을 시 적절한 처치를 해준 것으로 마취기록지에 기록되어 있었습니다. 마취가 끝난 후에도 생체활력징후는 안정되어 있었고 의식이 바로 돌아온 것으로 보아 마취와 수술과정에는 특별한 문제발생이 없었던 것으로 추정합니다. 다만 위 환자의 상태를 고려하였을 때 혈압측정은 비침습적 방법보다는 침습적 방법(환자의 요골동맥에 카테터를 삽입하여 혈압을 직접적으로 측정하고 자주 혈액가스 검사를 하는 방법)을 사용하였으면 하는 생각은 들지만 병원과 의료진의 규모, 준비된 환자감시 장비의 성능 등이 대학병원이나 대규모 종합병원과는 다를 수 있기 때문에 당시의 의료진으로서는 환자 관리에 최선을 다하였다고 생각합니다.

환자는 수술을 받은 후에도 계속 각종 검사를 시행 받았고 환자에게 마스크를 통한 산소투여, 구강 내 흡인, 분무치료(nebulization)와 함께 기침, 심호흡을 하도록 교육하는 등의 환기 관리를 하여 환자의 맥박산소포화도를 정상으로 유지하기 위하여 노력하였으며 빈혈을 치료하기 위하여 농축적혈구와 신선동결혈장을 투여하는 등 대증요법을 시행하였습니다. 그러나 수술 다음 날 오후부터는 지속적인 환기 관리에도 불구하고 환자가 복부팽만감을 호소하며 호흡곤란이 계속되고 산소포화도가 떨어지면서 의식이 혼미해져 환자를 내과중환자실로 옮긴 것으로 보입니다.

4 중증의 간장애 및 신장애 환자에게 펜토탈과 같은 효능의 약물을 사용해야 할 경우 펜토탈 대신 사용할 수 있는 약제로는 어떤 것들이 있는지요?

▷ 마취유도제로 pentothal sodium을 대체하여 사용할 수 있는 약제로는 propofol이 가장

많이 사용되고 있으며 그외 etomidate, ketamine, midazolam이 사용될 수 있습니다. 그러나 이러한 약제들도 중증의 간장애나 신장애 환자에서 사용할 때는 pentothal sodium 과 마찬가지로 약제사용에 따른 부작용(작용시간의 연장 등)에 대해 주의하여 사용하여야 합니다. 중증의 간장애 및 신장애 환자에게서 특별히 안전한 약제는 없으며 약제투여 후 환자 상태의 관찰과 관리가 더 중요합니다.

Ⅲ. OO지방법원 OO지원 민사O단독 진료기록 감정촉탁에 대한 회신 (2)

[2012가단 00000 손해배상(의)]

감정사항

■ 망인에게 신기능 장애가 있었는지 여부

1 신기능 장애 여부를 평가하는 검사에는 무엇이 있는지요?

▷ 신기능 장애 여부를 평가하기 위해서는 주로 혈액화학검사에서 혈액요소질소(blood urea nitrogen : BUN)와 creatinine 수치검사를 시행하고 소변검사에서 단백뇨, 혈뇨, 당뇨의 존재여부를 확인합니다.

2 수술 전 시행한 검사 결과, 망인에게 신기능 장애가 있었다고 볼 수 있는지, 있었다면 그 정도는 어느 수준인지(수술에서의 위험도 포함), 수술 직전 검사 결과는 어떠했는지, 수술 당시 망인의 신기능 장애가 있었는지, 있었다면 어느 정도인지요?

▷ 2011년 6월 1일 입원 당시 시행한 검사에서 BUN 수치는 31.2㎎/㎗, creatinine 치는 1.71 ㎎/㎗로 정상보다 높았으며 수술 전 6월 6일 시행한 재혈액 검사에서도 BUN 수치가 25.1 ㎎/㎗ 이었던 것으로 볼 때 신기능 장애는 있었던 것으로 추정되며 마취와 수술에 따르는 위험도는 경도 내지 중등도 정도라고 생각합니다.

참고로 BUN의 정상치는 7~20㎎/㎗ 사이이고 creatinine 치는 0.7~1.3 ㎎/㎗ 사이입니다

■ 펜토탈소디움 투여의 적정성 여부

1 마취유도 시 사용하는 약물에는 무엇이 있으며, 그중 신기능 장애 환자에 대한 절대적 금기 약물이 있는지요?

▷ 마취유도 시 사용하는 약물에는 마취유도제로 pentothal sodium이 현재 가장 많이 사용되고 있으며 그 다음 자주 사용되는 약제는 propofol이고 그 외 약제로는 etomidate, ketamine, midazolam이 사용되고 있습니다.

신기능 장애의 심한 정도에 따라 사용에 주의를 하여야 할 약물은 있으나 (주로 신장을 통하여 대사되거나 배설되는 약물의 경우 배설이 늦어져 환자가 마취로부터 깨이나는 시간이 늦어질 수 있음) 신기능 장애 환자에 대한 절대적 금기약물은 없습니다. 신기능 장애가 매우 심한 만성신부전의 경우에도 혈액투석을 시행하여 신기능을 유지하고 있는 경우에는 약물의 사용에 큰 문제가 없을 것으로 생각합니다.

2 (펜토탈 소디움이 금기 약물임을 전제로) 펜토탈 소디움을 투여해서는 안 될 정도의 신기능 장애란 어느 수준을 말하는 것인지, 망인이 그런 정도의 수준이었는지요?

▷ 펜토탈 소디움(pentothal sodium)뿐 아니라 모든 약제들을 투여해서는 안 될 정도의 신기능 장애란 만성신부전에서처럼 양쪽 신장의 혈액투석 기능이 모두 파괴된 상태를 말할 수 있으나 이 경우에도 인공적인 혈액투석을 시행하면 마취약제의 투여가 가능하며 이 환자는 만성신부전 상태는 아니었던 것으로 보입니다.

Pentothal sodium은 신기능 장애가 있는 환자에서 금기약물은 아니나 약물 작용시간이 연장되므로 요독증 환자나 배설시간이 연장되는 노인의 경우에는 감량하여 사용하는 것이 안전합니다. 이 환자의 경우에도 pentothal sodium이 금기약물은 아니나 환자의 연령과 신기능 상태를 고려할 때 사용 시에 주의는 필요한 환자라 생각합니다.

▪ 펜토탈 소디움 주사량의 적정성

1 성인 환자에게 사용될 수 있는 펜토탈 소디움의 통상적인 용량은 얼마인지요?

▷ 성인 환자에게 사용될 수 있는 펜토탈 소디움(pentothal sodium) 의 마취유도에 필요한 적정 용량은 3~6㎎/kg(정맥투여)입니다.

2 의사 병원이 망인에게 사용한 펜토탈 소디움의 용량은 얼마였으며, 통상적인 용량의 범위 내에 있었는지요?

▷ 환자에게 투여된 용량은 350㎎이었으며 환자의 체중이 45㎏이었음을 고려할 때 45×3(135㎎)에서 45×6(270㎎) 사이가 통상 사용량이므로 투여한 용량은 그 용량을 조금 초과하는 용량이었다고 생각합니다.

▪ 펜토탈 소디움과 신기능 악화의 연관성

1 펜토탈 소디움의 투여가 수술 후 망인의 신기능 악화(BUN/Cr) 상승와 인과관계가 있는지요?

▷ 펜토탈 소디움은 투여 후 작용 발현 시간이 빠르며, 비교적 빨리 대사되고 배설되는 약물이기 때문에 과량 투여되었을 경우 투여 초기에 혈압하강, 호흡억제 등의 부작용이 나타날 수 있지만 전신마취하에서는 호흡은 인위적으로 조절관리 되기 때문에 호흡억제가 문제가 되지는 않으며, 혈압하강 시에는 수액투여와 승압제를 사용하여 혈압을 정상으로 유지해주면 문제가 없습니다. 다만 환자가 간기능과 신기능에 장애를 가진 경우 체내에서 약제의 대사와 배설이 지연되어 의식의 회복은 늦어질 수 있으며 혈압이 심하게 하강할 경우 신장혈류와 사구체 대사율을 감소시킬 수는 있으나 약제 자체가 신기능에 직접적인 독성작용을 갖지는 않으므로 인과관계가 있다고 생각하지 않습니다.

2 신기능 장애 환자가 펜토탈 소디움에 유의해야 할 이유는, 대사 지연에 따른 마취 각성 지연 때문인지 직접적인 신장 독성이 있는 약물이기 때문인지요?

▷ 위의 문항에서 답한 것처럼 펜토탈 소디움은 직접적인 신장독성 작용을 가지고 있지는 않으며 다만 투여 초기의 혈압하강, 호흡억제 등에 의한 생체활력징후 변화에 대한 감시

가 필요하며 신기능이 저하된 환자에서는 배설의 지연으로 의식의 회복은 늦어질 수 있습니다.

3 수술 후 BUN/Cr 상승이 펜토탈 소디움 350㎎ 1회 사용으로 유발되었다고 볼 수 있는지요?

▷ 펜토탈 소디움 350㎎의 1회 투여가 환자의 BUN/Creatinine 상승에 영향을 주었다고는 생각되지 않습니다.

4 망인의 신기능 악화의 원인이 무엇인지요?

▷ 이 환자는 수술 전에 신기능 장애를 가지고 있었고 마취 및 수술 후의 회복과정에서 다른 장기들의 기능악화와 함께 신기능도 악화되었을 가능성이 큽니다.

5 망인의 시망 원인은 무엇인지요?

▷ 환자는 입원 당시 기왕증으로 간경화(5년 전 진단)와 당뇨병을 가져 계속 치료를 받아오던 상태였고, 2011년 1월 7일 복부 CT 소견에서는 간경화와 비장 비대, 경도의 복수, 간문맥의 부분 혈전, 위, 식도, 직상의 정맥류, 비장신장 단락, 위창자 장간정맥의 동맥류가 보였으며 간경화 2기로 진단받았습니다.

수술 전(2011년 6월 3일) 심장초음파 검사에서는 중등도의 폐동맥 고혈압과 함께 경도의 삼첨판 역류소견을 보여 중등도의 수술위험성이 있다는 판정을 받았고 흉부방사선 소견에서는 양측 폐상엽의 일부 파괴와 폐기종 소견을, 폐기능 검사에서는 만성폐쇄성 폐질환의 소견을 보여 중등도의 수술위험성을 가진 것으로 판단되었습니다.

6월 1일의 혈액 검사 소견에서는 출혈성 소견, 간기능 장애 소견, 신기능장애 소견, 빈혈 소견을 보였고 6월 6일 재혈액 검사 소견에서도 앞서 검사 결과와 유사한 소견을 보였습니다.

따라서 이 환자는 수술 전에 이미 각종 주요 장기들(심장, 폐, 간, 위, 식도, 신장)에서 중등도 이상의 기능장애가 있었으며 수술 후의 회복 과정에서 다발성으로 각 장기의 기능들이 악화되어 다발성 장기부전(multiple organ failure : MOF)의 발생으로 사망한 것으로 추정합니다.

§ 사례2 외과, 산부인과

I. 사건 개요

(1) 2008년 10월 17일

환자(58세, 여자)는 대장내시경 검사 중 대장폐쇄로 검사 진행 못하고 시행한 CT 결과 골반에 mass가 있고 장의 기계적 폐색 있어 OOO대학교 OOOO병원 응급실로 내원함. 내원 당시 혈압 200/150mmHg임.

(2) 2008년 10월 24일

난소암 재발(1986년 난소암 진단하에 양측 난소 및 난소낭종절제술 후 9회의 항암치료 받음) 진단하에 전자궁적출술, 양측 림프절제술 및 직장에 암 전이가 있어 대장절제술, 장루조성술, 요관에도 전이되어 왼쪽 요관 절제한 뒤 D-J 카테터 삽입술 받음.

① 총 마취시간은 9시간 15분이었고, 마취 중 처음 두 시간 동안의 혈압은 110~180/70~80mmHg, 심박동수는 60~70회/분으로 변화가 심하다가 그 이후에는 혈압이 80~90/50~60mmHg으로 낮아지고, 심박수는 80~110회/분으로 증가함.

② dopamine 159mg을 투여하면서 혈압을 유지하였으나 수술 시작 3시간 후부터는 혈압이 더욱 하강하여 epinephrine 1mg에서 40mg까지 증량하여 수축기 혈압을 80~110mmHg로 유지함.

③ 실혈량 2,500cc 이상으로 확인되어 팩 적혈구 13units 수혈하였고 총 요량은 900mℓ였음.

④ 수술이 끝난 후 의식수준이 반혼수~기면(semicoma~drowsy) 상태로 떨어져 중환자실로 이송함. 중환자실로 이송 직후 활력 징후 135/85-92-33-33.5℃, 산부인과와 신경과 협진함.

(3) 2008년 10월 26일

① 두부 MRI : 양쪽 측두 및 후두엽, 관자엽과 오른쪽 이마엽의 뒷부분, 양쪽 후대 뇌동맥 부분에 급성 경색과 급성 국소적 경색 관찰됨.

② 목 MRA : 왼쪽 내경동맥의 완전 폐쇄, 오른쪽 내경 동맥의 심한 협착.

③ 두부 CT : 양쪽 중간 대뇌 동맥과 후 대뇌 동맥 영역의 급성 경색.

(4) 수술 후 현재 상태

① 시신경 손상으로 양안 실명 상태.

② 의식 명료하나 구음장애 있음(발음이 불분명함).

③ 좌측 편마비 있음.

④ 단기기억 상실로 5분적 일도 기억 못 하며 판단력 흐려져 독자적인 생활이 불가능한 상태임. 말수가 적어지고 우울해하며 정신과 치료도 같이 받음.

Ⅱ. 서울OO지방법원 제OO민사부 진료기록 감정촉탁서에 대한 회신

[(2009가합 OOOOOO 손해배상(의)]

감정사항

■ 수술 중 출혈 여부에 관하여

1 이 사건 마취기록지에 의하면 2008년 10월 24일 8시 20분 180/100이던 혈압이 수술 중 11시 무렵 92/75, 14시 50분 무렵 90/63, 16시 50분 무렵 84/51까지 떨어졌는바, 위와 같은 혈압 저하는 수술 중 출혈로 인한 것으로 볼 수 있는지요?

▷ 환자의 수술 중 출혈 여부를 정확하게 평가하기 위해서는 한 순간의 혈압변화 보다도 지속적인 혈압변화의 추이를 살펴보아야 할 것입니다. 이 환자의 경우 마취기록지에서 환자의 10월 24일 11시부터 16시 50분 사이의 혈압변화를 보면 수축기압은 110~84mmHg, 확장기압은 76~48mmHg로 비교적 낮게 유지된 사실과 10시 45분부터 17시 25분까지 계속하여 농축적혈구(Packed RBC) 3250mℓ(13units)가 투여되었고, 13시부터 13시 30분까지 신선동결 혈장(Fresh frozen plasma : FFP) 900mℓ(5units)가 투여된 사실로 볼 때 혈압저하는 수술 중 출혈과 관련된 것으로 추정됩니다.

2 위 수술 당시 15시경 맥박은 101회 이상으로 상승하여 16시 30분경에는 116회까지 상승한 바 , 위와 같이 맥박수가 상승한 것도 수술 중 과다출혈로 인한 것으로 볼 수 있는지요?

▷ 맥박의 일시적 상승도 체내 수액의 부족이나 혈액의 부족 시 나타날 수 있는 현상이나 한 순간의 맥박수 자체보다는 맥박수의 변화추이가 더 중요할 것으로 생각합니다. 맥박수가 분당 101회라고 하여 출혈을 의심할 수는 없으나 16시 40분까지 계속 상승하였다면 위에 서술한 농축적혈구의 투여시기와 일치하므로 출혈과 관련이 있을 것으로 추정합니다. 즉, 이 기간에 계속 농축적혈구와 신선동결 혈장이 투여된 것을 볼 때 수술 중 계속 출혈은 있었을 것으로 추정됩니다.

3 수술 중 또는 수술 직후 환자가 출혈(실혈)로 혈압이 감소하였다면 어느 정도 실혈이 있어야 위와 같이 혈압이 감소하고 맥박수가 증가하는 등 활력징후에 영향을 미치는지요?

▷ 출혈과 혈압, 맥박수 등 활력징후와의 관계는 환자의 원래의 건강상태(심혈관 및 폐질환의 존재유무 등), 출혈의 속도, 출혈량 등 여러 가지 요소의 영향을 받기 때문에 일률적으로 말하기는 어렵습니다. 그러나 대체적으로 수술 전 심폐기능을 포함하여 전신 건강상태가 양호한 성인환자의 경우에는 전체 혈액량의 10% 이내, 혹은 Hb 농도가 7~8g/dℓ (Hematocrit 21~24%)될 정도까지의 실혈에는 수액의 공급만으로도 생체활력징후의 큰 변화 없이 견딜 수 있는 것으로 알려져 있습니다. 그러나 심폐기능에 이상이 있는 환자나 노인 환자의 경우에는 전체 혈액량의 5% 이상의 소실이 있거나 Hb이 10g/dℓ 정도까지 하강하면 수혈을 하는 것이 더 안전할 것으로 생각합니다. 이때는 수혈을 하지 않을 경우 생체활력징후의 변화가 심하게 나타날 수 있고 생명에 위협이 초래될 수 있습니다.

4 환자에 대해 병원이 수술 동안 수혈한 혈액성분과 혈액량은 어떠한지요?

▷ 수술 중 10시 45분부터 17시 25분까지 계속하여 농축적혈구(Packed RBC) 3,250mℓ(13units)가 투여되었고, 13시부터 13시 30분까지 신선 동결혈장(Fresh frozen plasma : FFP) 900mℓ (5 units)가 투여되었습니다.

5 수술 중 실혈로 인해 혈압이 저하되는 등 활력징후의 변화가 생기는 경우 수혈에 관한 판단은 수술집도의가 하는지, 아니면 마취과 의사가 하는지요?

▷ 수술 중 실혈로 인해 활력징후의 변화가 생기는 경우(심한 혈압의 하강 등) 수혈에 관한

판단은 마취과 의사가 수술집도의와 의논하여 함께 하는 것이 일반적입니다.

6 피감정인의 경우처럼 수술 중 과다출혈로 인해 활력징후의 변화가 일어나는 경우 마취과 의사는 어떠한 조치를 취해야 하는지요?

▷ 마취과 의사의 판단으로 출혈이 과다하여 활력징후에 변화가 있다고 생각될 경우에는 즉시 수술 의사에게 출혈상태를 말하고 마취과 의사는 급히 수혈과 수액투여를 하고 필요하면 승압제를 투여하면서 환자의 활력징후를 정상으로 회복시키기 위해 노력하고 수술 의사는 빨리 출혈부위의 혈관을 결찰하거나 출혈부위를 압박하는 등으로 지혈을 시키도록 노력하여야 합니다.

7 광범위한 수술시에 전혈(whole blood) 또는 혈장이 대량 소실되면 동맥혈압이 하강하는지요?

▷ 체내에서 전혈(whole blood) 또는 혈장이 대량 소실되면 동맥혈압이 하강합니다. 참고로 혈압(blood pressure)=심박출량(cardia output)×전신혈관저항(systemic vascular resistance)으로 계산되며 심박출량은 일회 박출량×심박수/분입니다. 그리고 혈액량은 1회 박출량(stroke volume)의 중요 구성요소입니다.

8 수술 중 앙와위(supine position, 배와 가슴을 위로하고 바로 누운 자세)를 취하고 있는 환자에서 출혈이 계속되더라도 급성 대량 출혈이 아니면 혈압하강이 늦게 나타나는 경우가 많은지요?

▷ 앙와위(누운 자세)에서는 서 있거나 앉아 있는 자세에 비해 소량 출혈 시나 출혈이 서서히 진행되는 경우에는 혈압하강이 늦게 나타날 수 있습니다.

9 수술 중 마취과 의사는 수술 중 대량 출혈이 있는 경우 지속적인 혈압하강의 가능성을 염두에 두고 관찰하여 환자에게 혈압하강이 발생하는 경우 즉시 수혈 및 수액 보충, 또는 승압제를 투여하여야 하는지요?

▷ 위 문항의 기술 내용이 사실입니다.

10 피감정인이 수술 후 뇌경색이 발생하였는데 수술 직후 발생하는 급성 뇌경색의 원인으로 색전증, 동맥경화증, 손상된 동맥의 혈전, 동맥의 압박 등의 원인이 있는데, 그 중 가장 흔한 원인은 무엇인지요?

▷ 수술 중이나 직후 발생하는 급성 뇌경색의 원인으로는 혈전이나 공기에 의한 색전증, 기존의 뇌혈관질환의 악화(뇌동맥 경화증의 악화, 뇌동맥류 파열, 경동맥의 심한 협착 등), 심한 혈압하강으로 인한 뇌혈류의 감소, 심한 저산소증 등이 있으며 가장 흔한 원인은 색전증으로 알려져 있습니다.

■ 수술 후 발생한 급성 뇌경색증과 관련하여

1 총 9시간의 마취시간에서 볼 수 있듯이 오랜 시간 동안의 수술, 수술 중 80~90/50~60㎜Hg이 지속적인 저혈압, 지혈제 투여, 저체온 등의 요소들이 혈액의 점도를 증가시켜 뇌혈류를 감소시킬 수 있고, 혈류가 감소하는 경우 혈전형성에 기여하여 색전증의 위험 요인으로 작용할 수 있는지요?

▷ ① 심한 저혈압은 뇌조직으로의 관류압을 감소시켜(hypoperfusion state) 뇌경색을 일으키는 요인의 하나일 수 있으나 위에 기술된 혈압의 범위에서는 단일 원인으로 뇌경색을 일으킬 가능성은 낮을 것으로 생각합니다. 뇌동맥류의 수술 시에는 인위적으로 저혈압을 유도하는 저혈압의 마취방법(induced hypotensive technique)을 사용하기도 하나 이로 인한 뇌경색 발생률이 일반 환자에 비해 더 높다는 보고는 없습니다.

② 체온이 심하게 떨어질 경우(32℃ 이하)에 혈액의 점도를 증가시킬 수 있으나 특정 수술(인공 심폐기를 사용하는 심장수술, 대동맥 수술 등)때를 제외하고는 이 정도의 저체온 상태로 마취와 수술을 시행하는 경우는 없기 때문에 이 환자에서 저체온이 혈전을 유발하여 색전증의 위험요인으로 작용하였을 가능성은 매우 낮을 것이라고 생각합니다.

장시간의 마취 및 수술도 혈전형성에 한 요인으로 작용할 수도 있으나 그 빈도는 매우 낮은 것으로 알려져 있고 마취중 지혈제를 투여한 기록은 찾지를 못하였습니다.

결론적으로 이 환자에서 장시간의 마취 및 수술, 저혈압, 저체온이 환자의 혈전생성과 뇌경색 발생에 직접적 영향을 미쳤는지 여부에 대해서는 판단할 수 없습니다.

2 저혈량증 상태에 이르는 경우 혈류의 속도가 지연될 수 있는지요?

▷ 과다출혈 등으로 인한 저혈량증 발생 시 혈류속도가 느려질 수는 있습니다.

3 혈류가 느려지고 정체되는 경우 혈전이 만들어 질 수 있는지요?

▷ 혈류가 느려져 혈액정체 시 혈전발생의 가능성은 증가합니다.

4 피감정인은 이 사건 수술 직후부터 의식이 혼미한 상태로 수술 다음날 검사한 두부 MRI 결과 양쪽 측두 및 후두엽, 관자엽과 오른쪽 이마엽의 뒷부분, 양쪽 후대뇌 동맥 부분에 급성 경색과 급성 국소적 경색, 목 MRA 결과 왼쪽 내경동맥의 완전 폐쇄, 오른쪽 내경 동맥의 심한 협착, 두부 CT 결과 양쪽 중각대뇌 동맥과 후 대뇌 동맥 영역의 급성 경색이 발견되었는바, 수술 이전에 위와 같은 급성 경색이 발생한 것인지, 아니면 수술 중 또는 수술 이후 발생하였을 가능성이 높은지요?

▷ 마취 및 수술 중에는 뇌경색이 발생하더라도 인지하기가 어려우며 수술 후에 시행한 MRI, MRA, CT 결과로 정확한 뇌경색 발생시점(수술 이전, 수술 중 또는 이후)을 예측하기는 어려울 것으로 생각합니다.

5 수술 중에 MRI와 MRA 소견과 같이 경색이 발생한 원인은 무엇으로 볼 수 있는지요?

▷ '수술 중 출혈여부에 관하여'의 문항1에서 기술한 것처럼 수술 중이나 직후 발생하는 급성 뇌경색의 원인으로는 혈전이나 공기에 의한 색전증, 기존의 뇌혈관질환의 악화(뇌동맥 경화증의 악화, 뇌동맥류 파열, 경동맥의 심한 협착 등), 심한 혈압하강으로 인한 뇌혈류의 감소, 심한 저산소증 등이 있으며 장시간의 수술, 환자의 수술 전의 전신상태(진행된 암을 가진 환자 등)도 경색유발 요인으로 작용할 수 있습니다.

이 환자의 경우에는 난소암이 재발되었고 대장과 요로, 방광에도 암세포가 전이(metastasis)되어 있는 상태였고 추정이지만 환자는 수술 전부터 경색을 가지고 있었을 가능성이 높아 보입니다. 따라서 이 환자의 뇌경색은 수술 전의 환자 상태(진행된 암과 기존의 뇌경색)와 수술과 마취과정에서 발생한 복합 요인들(장시간 수술, 출혈로 인한 혈압하강 등)이 함께 작용하여 경색을 악화시켜 MRI와 MRA 소견과 같은 경색을 보였을 가능성이 있을 것으로 추정합니다.

6 수술 중 과다실혈에 의한 저혈압 상태가 위 MRI, MRA에서 발견된 경색에 영향을 미친 것으로 볼 수 있는지, 그리고 그 이유는 무엇인지요?

▷ 위의 문항에서 기술한 것처럼 수술기간 동안 출혈로 인해 혈압이 낮게 유지된 기간이 있었으나 저혈압이 단일 원인으로 작용하여 환자의 뇌혈류 상태에 직접적으로 심각한 영향을 주어 경색을 일으켰을 가능성 보다는 이미 환자가 수술 전부터 가졌던 질환과 경색상태가 수술과 마취과정에서의 복합요인들로 인해 악화되었을 가능성이 높을 것으로 생각합니다.

7 수술 중 활력징후(vital sign)를 보면 11시 무렵 혈압이 92/74로 저하되었을 당시 마취과 전문의가 어떠한 조치를 취하였는지(수액량, 수혈성분 및 수혈량, 승압제 투여 여부 및 용량), 이로 인해 어느 정도 시간이 흐린 후 혈압이 정상범위로 회복되었는지요? (수술 시작 직후 혈압이 180/100인 점을 참작하여 답변하여 주시기 바랍니다.)

▷ 11시경 환자에게 이미 농축적혈구가 투여되고 있었고(250㎖), 여러 종류의 수액(Hartman 용액 1,000cc 정도, 생리식염수 500~600cc 정도, Pentaspan 용액 500cc 정도)이 투여되고 있었으며 승압제는 dopamine(159㎎을 생리식염수에 희석하여 총용량 50㎖로 만듬)이 투여되기 시작하였습니다. 환자는 그 이후 12시 15분까지는 수축기압은 97~85mmHg 사이를, 확장기압은 76~61mmHg 사이를 유지하였고 12시 20분부터 수축기압이 100mmHg 이상으로 상승하였고, 확장기압은 역시 76~61mmHg 사이에서 유지되었습니다.

8 위와 같이 혈압이 정상 범위 내로 돌아온 후 다시 14시 45분경 혈압이 90/57로 저하되어 16시 55분 114/75로 회복되기까지 약 2시간가량 저혈압 상태에 있었는바, 위 시간 동안의 혈압은 피감정인이 수술 직전 혈압이 180/100인 점에 비추어 상당한 저혈압 상태라고 판단할 수 있는지요?

▷ 환자들은 수술 직전(마취가 시작되기 전)에는 수술에 대한 불안감, 긴장 등으로 평상시 보다 혈압이 상승하는 경우가 많으므로 마취 전에 한두 번 측정한 혈압(180/100mmHg)을 환자 혈압의 기준으로 삼을 수는 없습니다. 그리고 14시 45분부터 16시 55분까지의 혈압변화 범위(수축기압 101~81mmHg, 확장기압 71~48mmHg)는 비교적 낮은 혈압이기는 하나 환자의 상태에 심각한 영향을 줄 정도는 아니라고 생각합니다.

9 위 저혈압 상태에 있는 14시 45분부터 16시 55분까지 혈압을 올리기 위해 의료진이 투여한 수액량, 수혈량은 얼마나 되고, 승압제의 투여가 있었는지요?

▷ 농축적혈구(500㎖)와 Hartman 용액(1,000㎖), 생리식염수(1,000㎖)는 지속적으로 투여되고 있었고 승압제로는 16시 10분에 ephedrine 40㎎이 투여되었고 16시 50분에 epinephrine 1㎎이 투여되었습니다

10 위와 같은 저혈압 상태에도 불구하고 승압제의 투여가 없었던 이유는 무엇인지, 위 혈압의 변화 추이에 비추어 승압제의 투여가 필요한 것은 아닌지요?

▷ 마취기록지에 승압제가 투여된 것으로 기록되어 있습니다. 승압제로는 11시부터 dopamine(159㎎을 생리식염수에 희석하여 총용량 50ml로 만듬)이 투여되었고, 16시 10분에 ephedrine 40㎎이 투여되었고 16시 50분에 epinephrine 1㎎이 투여된 것으로 기록되어 있습니다.

11 승압제나 적절한 수액 및 수혈로 저혈압을 해소하는 경우 혈류정체에 의한 혈전생성을 억제할 수 있는지요?

▷ 적절한 수액투여나 수혈은 체내 수액 및 혈액량을 증가시켜주므로(preload의 증가) 혈압을 상승시켜주고 승압제는 심장 수축력을 증가시키거나 전신 혈관저항을 증가시켜 혈압을 상승시켜주는 역할을 함으로 이러한 저혈압의 치료가 혈전생성을 억제하는 데 도움이 될 것으로 생각합니다. 그러나 혈압상승이 혈전생성의 억제에 직접적으로 얼마만큼의 작용을 하는지 여부에 대해서는 판단할 수가 없습니다.

▪ 급성 뇌경색의 관리와 관련하여

1 수술 후 뇌경색 발생 위험이 높은 환자에게 수술 전 예방적으로 항응고치료나 뇌혈관 조영술 등을 고려해 볼 수 있는지요?

▷ 마취나 수술 중에 발생하는 뇌경색의 원인이 다양하므로('수술 중 출혈여부에 관하여'의 문항10의 답변을 참조하시기 바랍니다) 일률적으로 예방적 치료방법을 말하기는 어렵습니다. 다만 수술 전 증상이나 소견으로 뇌경색이 의심되었을 경우에는 뇌혈관 촬영술이 진단에 도움이 될 수 있으며 혈전이 경색의 원인인 경우에는 항응고제의 투여가 도움이 될 수 있을 것으로 생각합니다.

2 본 환자에게 수술 전 항응고치료나 뇌혈관 조영술 등이 시행되었는지요?

▷ 진료기록부에서 수술 전에 항응고치료나 뇌혈관 조영술 등을 시행한 기록은 찾지 못하였습니다.

3 수술 중 본 환자의 평소 혈압(고혈압 병력 있음)을 고려한 적절한 혈압 유지, 충분한 수분 공급과 혈액 희석, 알맞은 산소 분압과 이산화탄소 분압을 유지함으로써 뇌관류를 적절히 유지하는 등의 뇌경색 발생을 예방하기 위한 조치가 적절히 이루어졌는지요?

▷ 진료기록부(특히 마취기록지)를 살펴본 결과 환자의 과거 병력, 현재의 전신 상태, 수술의 광범위함(9시간 30분이 걸린 대수술이었음), 많은 량의 출혈에 비하여 환자에 대한 마취관리(수액투여와 수혈, 승압제의 사용, 산소분압과 이산화탄소분압의 유지 등)는 적절하게 이루어진 것으로 생각합니다.

| 저자 약력 |

권무일

학력

1972. 2. 서울대학교 의과대학 졸업
1983. 2. 서울대학교 대학원 졸업(의학박사 학위 취득)

경력

1972. 2.~1977. 2. 서울대학교병원 인턴 및 전공의 과정 수료(마취과 전문의)
1977. 2.~1980. 4. 육군 군의관 근무(육군 소령으로 예편)
1980. 5.~현재 경희대학교 의과대학 전임강사, 조교수, 부교수, 교수
1995~2001 경희대학교병원 마취과 과장, 수술부장,
1999~2001 경희대학교 의과대학 마취과학교실 주임교수
1994~2006 대한마취과학회 상임이사(의무, 학술, 법제), 평의원
1998~2002 대한중환자의학회 감사, 부회장
1998~2006 서울북부지방검찰청 의료자문위원
2004~현재 대한의사협회공제회 심사위원
현재 경희대학교 의과대학(의학전문대학원) 마취통증의학과 교수

저서

『중환자 진료학』(1996, 공저)
『사고유형을 통해 본 의료사고의 실제』(2005)
『마취과학』(2009, 공저)
『마취통증의학』(2010, 공저)
『의료사고의 실제』(2011)

의료사고 사례분석

초판 1쇄 발행 2014년 1월 27일
초판 2쇄 발행 2014년 6월 12일

지은이 권무일
펴낸이 조인원
펴낸곳 경희대학교 출판문화원

주소 서울특별시 동대문구 경희대로 26
전화 02-961-0106~8, 팩스 02-962-8840
설립 1960년 9월 16일 제5-8호
등록 1977년 11월 8일 제6-5호
홈페이지 http://www.khupress.com
전자우편 press@khu.ac.kr

ISBN 978-89-8222-462-1 (93510)